生 药 学

王跃华　张　浩　主编

科学出版社

北京

内 容 简 介

本书共十八章，其中前八章概述了生药学的定义及任务、起源与发展、生药的分类与记载、生药的化学成分、生药的鉴定、生药的采收加工与储藏、药用植物组织培养技术、生药的有效性和安全性评价及生药资源的开发利用与保护等，结合 2010 版《中华人民共和国药典》，适当补充了现代生药研究的新进展、新技术、新方法，增加了有害物质检查。从第九章至第十八章共收载生药 118 种，其中重点生药 36 种，常用生药 82 种。重点生药分别从来源、原动物或植物形态、采制、产地、性状、显微特征、化学成分、理化鉴定、含量测定、药理作用和功效等方面较全面地进行了叙述，并附有原植物图、生药性状图和显微特征图，部分生药还附有薄层色谱图、高效液相色谱图和指纹图谱。常用生药简述了生药来源、产地、性状、化学成分、药理作用及功效。

本书适用于医药院校或其他高教院校药学类专业本科生，也可作为药学工作者及相关人员的参考资料。

图书在版编目（CIP）数据

生药学/王跃华，张浩主编. —北京：科学出版社，2015.3
ISBN 978-7-03-043803-4

Ⅰ. ①生… Ⅱ. ①王… ②张… Ⅲ. ①生药学 Ⅳ. ①R93

中国版本图书馆 CIP 数据核字（2015）第 052579 号

责任编辑：吴美丽/责任校对：郑金红
责任印制：赵　博/封面设计：铭轩堂

科 学 出 版 社 出版
北京东黄城根北街 16 号
邮政编码：100717
http://www.sciencep.com
文林印刷厂 印刷
科学出版社发行　各地新华书店经销
*
2015 年 3 月第 一 版　开本：787×1092 1/16
2015 年 3 月第一次印刷　印张：18　插页：6
字数：420 000
定价：45.00 元
（如有印装质量问题，我社负责调换）

《生药学》编写委员会名单

主　编　王跃华　张　浩

副主编　刘　瑛　邹　亮

编　者（按姓氏汉语拼音排序）

李　涛　刘　涛　刘　瑛　聂忠莉

邱爱东　宋　芹　孙雁霞　王跃华

邹晓勇　严铸云　游元元　张　浩

张　珏　张志锋　庄元春　邹　亮

前　言

生药学是以天然来源的、未经加工或只经简单加工的、具有医疗或保健作用的植物、动物和矿物为研究对象，研究生药内在质量和变化规律，探讨生药资源和可持续利用的一门科学。

随着生命科学与现代分析技术的快速进步，生药学有了较大的发展，编写一本及时反映生药学现代研究成果与应用现状的教材，具有非常现实的意义。《生药学》编写委员会成员在进行了大量准备工作的前提下，通过多次会议，抓住建设精品课程的契机，由成都大学和四川大学牵头组织了一批国内生药学专家、教授及相关学科领域的一线教学与科研工作者，编撰本教材，力求反映生药学的基本知识、基本技能和研究领域的最新进展。

本教材与现有的教材比较，主要特点与创新点包括：简化药材性状与显微描述，突出重点特征；重点药材文中用*标示的化学成分描述及代表性结构式采用近年来的成熟研究成果；增加显微组织照片（作为彩照附页）；及时跟踪药材主产区变化。

同时，随着分析手段与方法的发展，分析仪器的逐渐普及，许多已广泛应用于生药研究[特别是高效液相色谱法（high-performance liquid chromatography，HPLC）已大量应用于生药真伪鉴定与品质评价]中。因此，本教材在各论的编写方面，重点药材尽量附成熟的 HPLC 图谱，有条件的附指纹图谱。

本教材共分十八章，是由成都大学、四川大学、成都中医药大学、泸州医学院、成都医学院和西南民族大学等多所高校的多位学者共同完成的。编者均为各自研究领域的专业人员，有学科带头人，也有年轻的学者。许多章节还进行了交叉编写，力图发挥各位编者的专长。全书由王跃华教授、张浩教授主编，并负责统稿和定稿工作。在编写过程中得到科学出版社的大力支持，在此表示深切的谢意！尽管编者在本书的内容与形式方面力求做得更好，但由于水平有限、时间匆促，加之生药学的研究更新进步较快，书中可能存在不足之处，敬请广大读者批评指正，我们将通过以后的工作进行修正、充实和完善。

在本书出版之际，感谢上述参编单位在编写过程中提供的帮助，感谢成都大学教材建设专项基金对本书的资助，并感谢相关专家学者在本书编写过程中提出的宝贵建议，还要感谢参编院校历届参加生药学课程学习的学生们，他们在教学过程中的互动完善了编者对本书编写的思路。

编　者

2015 年 3 月

目　　录

图版

第一章

绪　论

用于预防、治疗、诊断人的疾病，并规定有适应证、用法和用量的物质称为药物。药物的来源很广，在古时，几乎所有的药物均来源于天然的植物、动物、矿物或它们的加工品，其中植物尤其是草类植物占大多数，故称其为"本草"。随着化学工业、药物制剂、生物科学和其他学科的发展，出现了人工合成的化学药物和生化药物，因此，如今的药物来源更为广泛。其中，来源于天然的、未经加工或只经简单加工的植物、动物和矿物类药材，统称为生药（crude drug）。从广义上说，生药包括一切来源于天然的中药材、草药、民族药材和提制天然化学药物的原料药材，兼有生货原药之意。生药也称为天然药物。

中药（Chinese materia medica）指中医用以治病的药物，是根据中医学的理论和临床经验应用于医疗保健的药物。中药可包括中药材、中药汤剂和中成药（Chinese patent medicines，成方制剂）。中药材是指中医使用的药材，既可以是炮制后供调配中医处方并煎服的饮片，也可是供药厂生产中成药或提取有效成分（生产化学药物）的原料药。中药通常是经过炮制成饮片后才能供中医使用或制成中成药，所以中成药不简单等同于天然药物。

草药一般是指局部地区民间草医用以治病或地区性口碑相传的民间药，其中也有是本草记载的药物。一些疗效较好的草药往往逐渐被中医所应用或作为药材被收购，于是又将中药和草药统称为中草药（Chinese traditional and herbal drugs）。

道地药材（famous-region drug）指来源于特定产区的货真优质的生药，是中药材质量控制的一项独具特色的综合判别标准的体现。传统的中医临床经验及近代研究均表明，产于不同地区、不同生态条件下的同一物种来源的生药，其质量差异很大。讲究道地药材是我国历代医家保证生药质量的成功经验。

我国是世界上药用植物和生药种类最多、应用历史最久的国家，生药资源种类达12 800种，其中植物11 100种，占总数的87%。因此，我们在研究和应用生药及学习相关学科的内容时，必须首先掌握生药学的知识。

第一节　生药学的定义和任务

生药学（pharmacognosy）是应用本草学、植物学、动物学、化学（包括植物化学、药物分析化学、生物化学等）、药理学、中医学、临床医学和分子生物学等学科理论知识和现代科学技术来研究生药的基源、鉴定、有效成分、生产、采制、品质评价及资源可持续性开发利用等的一门学科。

由于药学专业各门课程教学内容的分工不同，目前生药学的主要教学内容侧重在生药的品质评价（来源、性状、显微、理化鉴定）、生药及其制剂的品质标准的建立与评价和资源开发等。学习生药学的主要目的和任务如下所述。

（一）准确识别、鉴定生药基源的种类

生药的种类繁多、来源十分复杂，加上各地用药历史、用药习惯的差异，生药的名称不统一，造成"同名异物"、"同物异名"现象十分普遍而严重，如同名为"贯众"的药材原植物有9科17属50种蕨类植物。一些名贵的中药材，如冬虫夏草、天麻、西洋参、林下参、麝香、牛黄等，在市场上往往出现各种伪品。此外，同一生药，在不同地区人们称呼它们的名称往往不一，造成众多的同物异名现象，如爵床科植物穿心莲，又名一见喜、榄核莲、苦草、四方莲、圆锥药须草等。因此，如果缺乏生药鉴定知识，往往会造成生药来源不一或鉴定错误，轻则造成资源浪费，重则出现毒性作用甚至威胁患者生命。《中华人民共和国药典》（《中国药典》）收载的生药中存在不少生药为多来源的情况，对它们进行鉴定需要有丰富的生药学知识。

（二）调查、考证药用植物和生药资源

中华人民共和国成立以来，虽然已开展了三次大规模中药资源调查，基本摸清了我国的中药资源的家底，但人类对客观事物的认识是无穷的，新的药用植物或同种植物新的用途不断被发现，如过去本草著作无记载或认为无药用价值的萝芙木、长春花、喜树、红豆杉等，至今已从中提取到有效的降血压或抗癌成分，如利血平、长春新碱、喜树碱和紫杉醇。为了合理地、可持续地利用和开发这些植物资源，必须首先能识别它们，并进行资源调查，摸清它们及其近缘种类的分布、生境、资源蕴藏量和濒危程度等，以便更好地保护野生资源或创造适宜条件引种栽培，保证药源供应。要做到这些，就要有广博的植物学、生药学及其相关学科的知识和技能。

我国古代大量的本草著作是研究我国医药学历史和发掘新药的伟大宝库，是我国科技文化的重要遗产。本草文献的内容十分丰富，内含植物学、动物学、矿物学、生药学、农学、药理学、药剂学、临床医学、预防医学等内容，是由多学科组成的独特学术体系。但由于历史条件所限，每种药物来源缺乏科学的拉丁名记载，插图也较粗糙，在考证古代文献时，也要有丰富的植物学知识和识别植物的能力，才会判断准确。本草著作在药用动植物的栽培、饲养及生药的采收、加工、炮制、储藏保管等方面，也都积累了极为丰富的经验。运用生药学知识和方法，将有助于我们发掘这个祖国医宝库，并加以提高。

（三）制订生药或其制剂的质量标准，并对其进行品质评价

利用植物学、植物化学、分析化学等相关学科的研究方法，对生药进行性状、显微特征、理化鉴别，并测定生药的浸出物、指标性化学成分的含量，以及对重金属、农药

残留量、黄曲霉毒素等进行定量和限量检查，建立生药的品质评价方法。同时其为《中国药典》、卫生部部颁标准及申报新药研究资料等提供生药或其制剂的质量依据。

（四）通过植物类群之间的亲缘关系，寻找紧缺药材的代用品和新资源

我国虽有丰富的植物物种，但有些国外发现有特效的药用物种我国不一定有。利用植物类群之间的亲缘关系，可能较快地找到国产资源代用品，因为亲缘关系越近的物种其体内所含的化学成分越近似。比如在 50 多年前，我国植物学和药学专家在云南、广西、海南等地，找到了完全能取代印度产降血压资源植物蛇根木（*Rauwolfia serpentina*）的国产同属植物萝芙木（*R. verticillata*）等多种植物。类似例子，不胜枚举。

（五）利用植物生物技术，扩大繁殖濒危物种、活性成分高含量物种和转基因新物种

应用植物细胞具有全能性的特点，用植物体某一部分组织或细胞，经过培养，在试管内繁殖试管苗（微繁殖）和保存种质，或利用这种方法进行脱病毒和育种。利用细胞工程使植物体培养物产生高含量的次生代谢产物，如利用紫草（*Lithospermum erythrorhizon*）培养细胞生产紫草素、利用长春花（*Catharanthus roseus*）培养细胞生产利血平和利用毛花洋地黄（*Digitalis lanata*）培养细胞生产地高辛等。近年来，利用 R_i 质粒转化使植物受伤部位产生大量的"毛状根"（hairy root），能产生高含量的药用成分。此外，利用 DNA 重组技术（DNA recombinant technique）可以从生物体内分离出目的基因，将这些基因转化到药用植物体内，产生优良性状的转基因植物。

（六）为中药材生产规范化服务

根据我国制药工业的发展和国内外医药市场的需要，要求中药及其原料的质量标准化。中药标准化包括药材标准化、饮片标准化和中成药标准化，其中中药材的标准化是基础，它是中药产品开发、研制和应用一系列过程的源头。中药材要做到标准化，必须使药材生产过程规范化与规模化，即要按照中药材生产质量管理规范（good agricultural practice，GAP）的要求生产药材。要做到这些，就要掌握丰富的植物生长和引种栽培等知识，学会记录或了解中药材产地生态环境、种质和繁殖材料、栽培与养殖管理、采收与初加工等一系列相关知识和技能。学好生药学课程有关内容，将会为中药材生产的标准化、中药现代化和国际化打下一定的专业基础。

第二节 生药学的起源和发展

一、我国药物知识的起源和本草沿革

药物知识的来源，可以追溯到远古时代。人们在寻找食物的同时，通过反复尝试，发现了许多有生理作用的物质，可以用来防治疾病，因此有"药食同源"之说。我国古代记载药物来源及应用知识的书籍多称为本草，由于所载药物大多为植物，有以草为本之意。本草著作所记载的内容，是我国古人在长期同疾病作斗争中积累起来的宝贵经验，

也是世界医药学的宝贵遗产。现将我国历代主要本草列表简介如下（表 1-1）。

表 1-1　我国历代主要本草简介

书　名	作　者	年　代	说　明
神农本草经	不详	东汉末年（公元 25～220）	载药 365 种，分上、中、下三品：上品为 120 种，多服久服不伤人；中品 120 种，无毒、有毒均有；下品 125 种，多毒，不可久服。原书已失传，现传者为后人根据古本草内容所作的辑本。该书为我国现存最早的本草著作
本草经集注	陶弘景（452～536）	南北朝（502～549）	以《神农本草经》为据，复增汉魏以后名医所用药 365 种（共 730 种）。凡 7 卷，首叙药性之源，论病名之诊，次分玉石、草、木、虫兽、果菜、米食各一品，有名未用三品，以朱书神农（旧作），墨书别录
新修本草（唐本草）	苏敬、李绩等 12 人	唐高宗时（659）	于显庆四年（659）全书告成，增药 114 种，分玉石、草木、人、兽、禽、虫鱼、果、米谷、菜、有名未用 9 部，凡 20 卷，目录 1 卷，别为医图 25 卷，图经 7 卷，共 53 卷（一说另有图目 1 卷计 54 卷）世谓之唐新本草，又称新修本草。现存有残卷（11 卷半）及日本传抄本
本草拾遗	陈藏器	唐开元中	以神农本草经虽有陶苏补集之说，然遗沈尚多，故别为序列 1 卷，拾遗 6 卷，解纷 3 卷，总曰《本草拾遗》
开宝本草（开宝详定本草）	刘翰、马志等 9 人。卢多逊等刊正，重复定，李方等看详	宋开宝 6～7 年（973～974）	取唐、蜀本草详校，仍取陈藏器拾遗相参，刊正别名，增药 133 种，新旧药合 983 种，并目录共 21 卷，开宝七年重加详定，称《开宝重定本草》
嘉祐本草	掌禹锡、林亿等	宋嘉祐 2～6 年（1057～1061）	新补 82 种，新定 17 种，通计 1082 条（种），共 21 卷
图经本草	苏颂等	宋嘉祐 7 年（1062）	凡 21 卷，考证详明，颇有发挥，但图与说异，两不相应，或有图无说，或有物失图，或说是图非。书已失传，但后世本草中有引证
证类本草（经史证类备急本草）	唐慎微	宋徽宗大观二年前（1108 前）	将嘉祐补注本草与图经本草合并，增药 600 多种，并收集了医家和民间的许多单方验方，补充了经史文献中得来的大量药物资料，使得此书内容更为充实，体例亦较完备，曾由政府派人修订三次，加上了"大观"、"政和"、"绍兴"的年号，作为官书刊行
救荒本草	朱橚	明初永乐四年（1406）	载本草之根苗花实可备荒者 414 种（整旧 138 种，新增 276 种），图其形状，著其出产苗叶花子性味食法，凡 4 卷（初为 2 卷，1559 年再版分为 4 卷）
本草纲目	李时珍（1518～1593）	明（1590～1596）	分 52 卷，列为 16 部，部各分类，类凡六十二，标名为纲，列事为目，增药 374 种，增方 8161。共药物 1892 种，方 11096 条。始于嘉靖壬子（1552），终于万历戊寅（1578），稿凡三易，而成是书。于作者死后三年（1596 年）在金陵（今南京）首次刊行
本草纲目拾遗	赵学敏	清（1765）	对本草纲目作了一些正误和补充，新增 716 种，附 205 种。凡纲目未载之重要药物如东洋参、西洋参、烟草、金鸡纳、鸦胆子、胖大海、西红花、冬虫夏草等皆收录之
晶珠本草	帝玛尔·丹增彭措	清（1735 年写完，木刻版印刷本于 1840 年问世）	是收载藏药最多的一部大典，被誉为藏族的本草纲目，该书收载的药物种类有 75% 为现今所用，其中 30% 属藏医专用，涉及 1200 个基原动、植物种
植物名实图考、植物名实图考长编	吴其濬	清道光 28 年（1848）	图考记载植物 1714 种，38 卷；图考长编描述了植物 838 种，22 卷。对于每种植物的形色性味、用途和产地叙述颇详，并附有精确插图，尤其着重植物的药用价值与同名异物的考证，所以虽非药物专著，亦有重要的参考价值

二、生药学的起源与我国生药学的发展

生药学一词的拉丁文为（*Pharmacognosia*），英文为（Pharmacognosy），德文为（Pharmakognosic）。此字是由希腊字"Pharmakon"（药物）和"gnosis"（知识）连合而成，意即"药物的知识"。汉文"生药学"一词，初见于 1880 年日本学者大井玄洞译著《生药学》，书中称"凡宇宙直接采取之药物，具有其天然之形状或因机械的制法变换其形貌而贩卖者，皆谓之生药，而讲求此等科学者，谓之生药学"。1934 年我国学者赵熵黄与徐伯鋆合编了《现代本草学——生药学》上册，谓："利用自然界生产物，截取其生产物之有效部分，备用于治疗方面者曰药材。研究药材上个方面应用之学理，实验而成一种之独立科学，曰生药学。"1937 年叶三多编写了《生药学》下册，这两本书的出版和被用作大学教材，标志着我国现代生药学的教学和研究的开始。

中华人民共和国成立后，党和国家十分重视生药学的研究和人才的培养，各省市先后设立了中医学院、中药学院（系）和中医药研究机构，并在各个药品检验所内成立了中药室，加强了中（生）药学的教学、研究和生药的质量检验工作。在各医（药）科大学药学专业普遍开设了生药学、中药鉴定学等课程，并先后出版和使用了全国统编和卫生部规划教材，其中使用较广的先后有李承祜（1952）、徐国钧和赵守训（1958）、徐国钧（1960）、楼之岑（1965）、任仁安（1984）、徐国钧（1987）、李家实（1996）、郑俊华（1999）和蔡少青（2003）等教授主编的《生药学》、《药材学》、《中草药学》和《中药鉴定学》，它们为我国的药用植物学和生药学教学和人才培养作出了重要的贡献。

半个多世纪以来，我国生药工作者为我国的中药及天然药物的基础研究，做出了许多重要的贡献。主要体现在以下几方面。

我国生药工作者开展了三次（1958、1966、1983）全国中药资源调查及品种整理工作。通过 1983～1987 年的第三次中药资源普查和专题研究，基本摸清了我国在 20 世纪 80 年代天然药物资源的种类、分布和民间应用情况。在调查研究工作中，各地相继发现了许多丰富的新药源。例如，新疆的紫草、甘草、贝母、阿魏、蛔蒿，青海的枸杞、党参，西藏的胡黄连、大黄，青海和西藏的东莨菪属植物，云南的砂仁、诃子、马钱子、儿茶、芦荟，广西的安息香，广东和广西的降香、苏木、土沉香、萝芙木、羊角拗，东北地区的缬草属植物、野生麦角等，而以上不少品种在过去是依靠进口的。此外，对作为甾体激素类和避孕药物合成原料的薯蓣属植物，也进行了广泛的调查研究，为制药工业提供了可靠的原料。

我国生药工作者先后出版了一大批生药鉴定的重要专著，如《中华人民共和国药典》、《中药志》、《中国药用植物志》、《中药大辞典》、《全国中草药汇编》、《新华本草纲要》、《中国本草图录》、《原色中国本草图鉴》、《中国中药资源》、《中国中药资源志要》、《中国中药区划》、《中国常用中药材》、《中国药材地图集》、《常用中药品种整理和质量研究》、《中华本草》等；此外，还出版了不少资源学专著和地区性药用植物志，如《中国药用真菌》、《中国药用地衣》、《中国药用孢子植物》、《中药资源学》、《浙江药用植物志》、《东北药用植物》、《新疆药用植物志》、《中国民族药志》等。

　　我国生药工作者创办了不少专门刊登生药学研究论文的期刊，如《中国中药杂志》、《中草药》、《中药材》、《中国天然药物》等。至今，我国学者每年发表的生药和天然药物研究的论文数量已为世界之最。

　　我国生药工作者在"七五"、"八五"期间（1986～1995），由国家科学技术委员会、国家中医药管理局牵头，在楼之岑教授和徐国钧教授领导下，组织国内众多医药院校、科研机构对 220 类（专题）中药进行了系统的品种整理和质量研究，研究内容包括本草考证和文献查考、药源调查、分类学鉴定、生药鉴定、理化分析、化学成分、采收加工、药理和毒理等项研究。其中许多项目已达到国内外领先水平。在"九五"期间，开展了"中药材质量标准的规范化研究"（1996～2000），最终建立了 80 种常用中药材国际参照执行的标准，2000 年 1 月又开始启动后期 70 种。

　　我国生药工作者至今已对 250 余种中草药进行了较详细的化学与药理学方面的研究，鉴定了 600 余种药理活性成分。从常用生药和民间药中分离治疗老年期痴呆、防治心血管疾病、抗肿瘤、抗艾滋病病毒（HIV）、抗肝炎、抗过敏、抗脂质过氧化、降血糖、止血、抗菌、消炎和免疫促进等活性成分。

　　我国生药工作者对 500 余种中药的传统炮制方法进行了整理和总结，编写出版了《中药炮制经验集成》和《历代中药炮制资料辑要》等专著。采用化学、药理学等方法，在中医理论指导下，研究中药炮制的原理，对比中药炮制前后药效成分和药理作用的改变，对改革炮制工艺、制定中药炮制品的质量标准，促进中药炮制学的发展与提高有重要意义。

　　近年来，我国生药工作者已将 DNA 分子标记技术应用于药用植物进化、分类、鉴定和中药质量研究中，如对人参与西洋参及伪品、地胆草及混淆品、甘草、苍术与白术、冬虫夏草、蛇类等药材采用随机扩增多态性 DNA（RAPD）技术进行了鉴定，对人参与西洋参、海马、龟甲、鳖甲、鸡内金、紫河车、鹿鞭、贝母、当归等的基因片段 PCR 扩增产物进行 DNA 测序。此外，mRNA 差异分析技术、基因芯片技术均已有应用。

　　我国生药工作者在药用植物生物技术研究方面也取得了不少重要研究成果。例如，人参、西洋参、三七、紫草、延胡索、甘草及山莨菪等的组织培养技术和一些重要药用植物毛状根的培养成功，已到达或接近世界先进水平。对一些药用菌类，如冬虫夏草（北虫草）、云芝、灵芝及蜜环菌等，研究了它们发酵培养技术，并已形成了一定规模的商品生产。此外，对民族药、海洋药物的研究开发也取得不少成绩。大约有 200 多种新药是直接或间接地从中草药中开发出来的。其中不少是单个中药，或为其有效成分、有效成分的衍生物，或为中药的有效成分部位，或为中药的全提取物；另有超过半数是从中药复方中开发出的新药。

　　2002 年国家食品药品监督管理局颁布了《中药材生产质量管理规范（试行）》（GAP），促进了中药种植与加工的规范化。近年来，开展中药材无公害栽培技术的研究，生产"绿色中药材"已在山楂、金银花等中药材方面取得了成功的经验。在中药制剂和质量控制方面推行化学成分指纹图谱等先进技术，使中药化学成分研究系统化与标准化，从而为保证中药质量的稳定，推进中药产业的现代化、标准化和国际化进程作出了重要的贡献。

第二章

生药的分类与记载

第一节　生药的分类

我国生药种类繁多，总数在 10 000 种以上，常用中药材有 700 余种。为了便于研究、利用和查阅，必须按照一定的分类方法编排和叙述。不同的书籍、文献根据不同的目的，可以采用不同的分类方法，其中常见的分类方法有以下几种。

一、按生物类群亲缘关系分类

根据生药的原植（动）物在分类学上的位置和亲缘关系，按门、纲、目、科、族、属、组、系和种等分类等级分类排列，如毛茛科、蔷薇科、豆科、五加科、唇形科、菊科、兰科等。这种分类法便于学习和研究同科同属生药在植物形态、生药性状、组织构造、化学成分和功效等方面的共同点，并比较其差异性，以揭示其规律性，有利于从亲缘关系相近的植（动）物中寻找类似的有效成分和功效相近的植（动）物，以扩大生药资源。

二、按药用部位分类

生药分为植物药、动物药和矿物药，植物药按不同的药用部位分为根类、根茎类、皮类、茎木类、全草类、叶类、花类、果实类和种子类等。这种分类法便于比较各类生药的外形和内部构造，掌握同类生药在性状和显微特征上的异同，易于学习生药的性状特征和显微特征，有利于学习和提高传统的药材性状经验鉴别方法。但各类生药的不同药材间在化学成分方面缺少联系，不利于学习和掌握生药的有效成分和理化鉴别方法。

三、按化学成分分类

根据生药所含的有效成分或主要成分的类别来分类，如含黄酮类成分生药、含苷类成分生药、含木脂素类成分生药、含生物碱类成分生药、含挥发油类成分生药等。这种分类方法便于学习含有相同化学成分的生药，有利于研究生药的有效成分、理化鉴别和品质评价，以及有效成分与功效和科属来源之间的关系。但生药中的化学成分十分复杂，许多生药的有效成分不止一种，只能按其主要的有效成分分类。例如，甘草的有效成分包括皂苷类和黄酮类成分，按其主要的有效成分可归为含皂苷类生药。

四、按药理作用或功效分类

根据生药的功效分为清热药、活血化瘀药、理气药、解表药、祛风湿药等；按生药的药理作用分为镇痛药、止血药、抗菌药、抗疟药、强心药、降压药或作用于神经系统药、作用于循环系统药、作用于消化系统药等。这种分类法便于学习、掌握生药的功效和药理作用，有利于指导临床用药。

五、其他分类法

根据生药的中文名笔画顺序进行分类编排，如生药学相关的工具书《中华人民共和国药典》（一部）、《中药大辞典》、《中药志》等均按中文名的笔画进行分类编排。这是最简单的一种分类法，便于检索、查阅，但各生药间缺少相互联系。

第二节　生药的记载

一、生药记载的主要内容

根据生药特性不同，其记载的项目不同。一般生药记载的项目大致包括以下各项。

1. 名称

生药名称包括中文名、拉丁名、英文名和日文名。

2. 基源

基源通常指生药的生物来源，包括原植（动）物的科名、中文名称、学名（scientific name）和药用部分。

3. 植（动）物形态

植（动）物形态描述原植（动）物的主要外形特征及生长习性、生长环境和分布。

4. 采制

采制指生药的栽培、采收加工和炮制方法的要点和注意事项及对生药化学成分和品质的影响。

5. 产地

产地指出生药的主产地、集散地、商品名称和供销情况。栽培植物主产地是指主要的栽培地区；野生植物主产地是指主要的采收地区。

6. 性状

性状描述通过感官直接检查生药的形状、大小、颜色、表面、质地、断面和气、味等特征。

7. 显微特征

显微特征记载利用显微镜观察的生药组织构造和粉末特征及显微化学反应。

8. 化学成分

化学成分记述生药所含化学成分或活性成分的名称、类别、结构式、含量及其在植物体内的分布、生物合成和积累动态，明确生药化学成分与栽培、采制、储藏和功效等的关系。

9. 理化鉴定

理化鉴定记载利用物理或化学方法对所含化学成分做的定性分析和含量测定。包括采用薄层色谱法、气相色谱法和高效液相色谱法等，对生药的真实性和品质优良度进行鉴定。

10. 药理作用

药理作用记述生药及其化学成分的主要现代药理学实验研究结果，以便学习生药临床疗效的作用原理。

11. 功效

功效记载生药的性味、归经、功能、主治、用法与用量等。性味、归经与功能是中医对中药药性和药理作用的认识，是临床用药的重要依据；主治是指生药应用于何种疾病或在医学上的价值。

12. 附注

附注记述和比较生药的类同品、混淆品、炮制品、掺杂品和伪品等或同种不同药用部分的生药及其鉴别特征、化学成分等。

二、生药的拉丁名

生药的拉丁名有利于统一生药的名称，防止品种混乱，并有利于国际学术交流。

生药的拉丁名通常由两部分组成，第一部分是生药名，第二部分是药用部位名。药用部位的名称，采用拉丁语第一格表示，常见的有根（Radix）、根茎（Rhizoma）、茎（Caulis）、木材（Lignum）、枝（Ramulus）、树皮（Cortex）、叶（Folium）、花（Flos）、花粉（Pollen）、果实（Fructus）、果皮（Pericarpium）、种子（Semen）、全草（Herba）、树脂（Resina）、分泌物（Venenum）、结石（Calculus）、角（Cornu）、皮（Corii）、叶状体（Thallus）等。而生药名有多种形式：①原植（动）物的属名（第二格），如黄连（Coptidis Rhizoma）（原植物 *Coptis chinensis* Franch）、麻黄（Ephedrae Herba）（原植物 *Ephedra sinica* Stapf）、牛黄（Bovis Calculus）（原动物 *Bos taurus domesticus* Gmelin）；②原植（动）物的种名（第二格），如人参（Ginseng Radix et Rhizoma）（原植物 *Panax ginseng* C.A. Mey.）、颠茄根（Belladonnae Radix）（原植物 *Atropa belladonna* L.）；③采用原植（动）物的属名和种名（第二格），用以区别同属其他来源的生药，如当归（Angelicae Sinensis Radix）[原植物 *Angelica sinensis*（*Oliv.*）Diels]、白芷（Angelicae Dahuricae Radix）[原植物 *Angelica dahurica*（Fisch. ex Hoffm.）Benth. et Hook. f.]；④原植（动）物名（第二格）和其他附

加词，用以说明生药具体的性质或状态，如苦杏仁（Armeniacae Semen Amarum）、熟地黄（Rehmanniae Radix Praeparata）、鹿茸（Cervi Cornu Pantotrichum）。

有少数生药的拉丁名中没有药用部分的名称，直接用原植（动）物的属名或种名。例如，①一些藻菌类生药：海藻（Sargassum）（属名）、冬虫夏草（Cordyceps）（属名）、茯苓（Poria）（属名）；②以全体入药的动物类生药：斑蝥（Mylabris）（属名）、蜈蚣（Scolopendra）（属名）、蛤蚧（Gecko）（种名）；③植（动）物的干燥分泌物、汁液等生药：麝香（Moschus）（属名）、芦荟（Aloe）（属名）。有些生药的拉丁名采用原产地的土名或俗名，如阿片（Opium）。

矿物类生药的拉丁名，一般采用原矿物的拉丁名，如朱砂（Cinnabaris）、雄黄（Realgar）。

生药拉丁名中的名词和形容词的第一个字母必须大写，连词和前置词一般小写。这使得来源相同的不同生药，依照生药拉丁名顺序排列在一起，便于比较，而以前在我国历版《中国药典》和大部分教科书中，生药拉丁名均采用药用部分名放在前面（第一格），生药名放在后面（第二格），如人参（Radix et Rhizoma Ginseng）、黄连（Rhizoma Coptidis）。

第三章

生药的化学成分

生药之所以能够作为药物应用，是因为其含临床治疗的有效成分。1806 年德国学者 setürner 从阿片中分离出具有强烈镇痛作用的吗啡（morphine），引起了化学工作者的注目。此后，相继从吐根、番木鳖种子、金鸡纳皮、可可豆、颠茄根、古柯叶、毒扁豆和麻黄中分别分离出依米丁（emodine）、士的宁（strychnine）、喹宁（quinine）、咖啡因（caffeine）、阿托品（atropine）、可卡因（cocaine）、毒扁豆碱（eserine）、麻黄碱（ephedrine）。近几十年，由于分离技术、物理和化学分析方法的不断进步，即使是复杂的化学结构也可以在短期内确定，加速了化学成分的研究工作。

第一节　生物的初生代谢与次生代谢产物

所有的生物为了其自身的生存、生长和繁衍，均需要转化和互换大量的有机物。生物体内的多种基本物质，如蛋白质、核酸等，在生命活动中不断进行着互相联系、互相制约、互相对立而又统一，复杂而有规律的化学变化。这一系列化学变化的整个过程，是一个由酶参与调节和控制的化学反应过程，而且是一个整合的网络体系，总称为中间代谢（intermediary metabolism）。所涉及的代谢过程称为代谢途径（metabolism pathways）。代谢是生命的基本特征之一，代谢一旦停止，生命也就随之停止。

绿色植物在叶绿素和光线作用下，能够直接把从环境中摄取的水分和二氧化碳等无机物合成本身的生命物质，如葡萄糖；动物只能利用环境中复杂的有机物，如糖、蛋白质（proteins）、脂肪、核酸等，经过改造成为自身的生命物质。

植物合成糖类、蛋白质和核酸的途径在本质上都是相同的,合成这些必要的生命物质(原生质）的过程称为初生代谢（primary metabolism），所生成的物质包括糖类、氨基酸（amino acid）、蛋白质、核糖核酸、脱氧核糖核酸、普通脂肪酸及其酯类等,称为初生代谢产物(primary metabolites）。利用这些初生代谢产物，又可生成对植物无明显作用的化合物，称为次生代谢产物（secondary metabolites），此代谢途径称为次生代谢（secondary metabolism）。

在初生代谢产物中，一部分化合物具有特异而显著的生物活性，在医药上已日渐应用。次生代谢产物如生物碱、萜类、甾体类、黄酮类、苷类等，早就作为药物应用。随着分子生物学和实验技术的发展，将会有更多的次生代谢产物被发现和应用。

在生药（本书中主要指植物药和动物药）中含有的初生代谢产物和次生代谢产物，有多种不同类型的化学成分。通常把具有生物活性并且有医疗作用的化学成分称为有效成分或主成分，将生物活性不显著的成分称为辅助成分。前者如具有抗肿瘤作用的猪苓多糖、具引产作用的天花粉蛋白、具抗菌消炎作用的小檗碱、具降压作用的利血平、具强心作用的洋地黄毒苷等；后者如树脂、色素、无机盐等。但是值得指出的是，有效成分与辅助成分的区分并不是绝对的，一些原来不被重视的成分，如多种微量无机元素已发现与生命活动有密切的联系。

生药的化学成分不仅与临床应用、药物生产有密切关系，对生药的品质鉴定、加工炮制、储藏、引种栽培、资源开发利用等方面也都有重要意义。因此，在利用、研究生药的工作中，必须了解生药化学成分的种类、组成、分布、性质、鉴定、含量测定、提取分离、结构鉴定等知识。在生药学课程中主要叙述生药化学成分的基本概念及常用生药的有效成分，其他将在天然药物化学课程中进行深入探讨。

第二节　生药的化学成分

一、糖类

糖类（saccharides）是指具有多羟基醛或多羟基酮结构的一大类化合物，在生物体内分布很广。糖类又称为碳水化合物（carbohydrates），是植物在光合作用中产生的初生代谢产物，它可作为植物的骨架，并可储藏养料。在植物的新陈代谢中，糖可以合成植物中的绝大部分成分。山药、地黄、黄精、大枣等具有滋补、强壮作用的生药均含有大量的糖类成分。许多糖类还可和非糖物质结合生成苷，具有重要的生理活性。

（一）糖的分类

按照组成糖的糖基个数，可将糖类分为单糖、低聚糖和多聚糖三类。

1. 单糖类

单糖（monosaccharides）是糖类中最小的单位，具有 $C_n(H_2O)_n$（n 为 $3\sim8$）的化学通式的多羟基醛或多羟基酮。天然发现的单糖类已达 200 多种，以五碳糖（pentose，$C_5H_{10}O_5$）和六碳糖（hexose，$C_6H_{12}O_6$）最为多见。单糖多为结晶状态，有甜味，易溶于水，可溶于稀醇，难溶于高浓度乙醇，不溶于乙醚、氯仿和其他有机溶剂；具有旋光性；分子中有游离醛基者具有还原性。常见的单糖及其衍生物有下列种类。

（1）五碳醛糖（aldopentoses）

L-阿拉伯糖 (L-arabinose)　　　　　D-木糖 (D-xylose)

（2）六碳醛糖（aldohexoses）

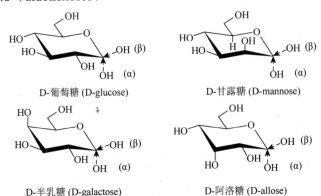

D-葡萄糖 (D-glucose) D-甘露糖 (D-mannose)

D-半乳糖 (D-galactose) D-阿洛糖 (D-allose)

（3）六碳酮糖（ketohexoses）

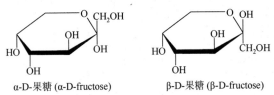

α-D-果糖 (α-D-fructose) β-D-果糖 (β-D-fructose)

（4）甲基五碳糖

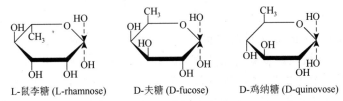

L-鼠李糖 (L-rhamnose) D-夫糖 (D-fucose) D-鸡纳糖 (D-quinovose)

（5）去氧糖（deoxysugars） 单糖分子中的一个或两个羟基被氢取代的糖称为去氧糖。

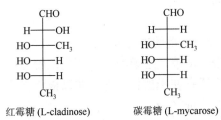

红霉糖 (L-cladinose) 碳霉糖 (L-mycarose)

（6）氨基糖（amino sugar） 单糖的一个或几个醇羟基被氨基所取代的糖类化合物。

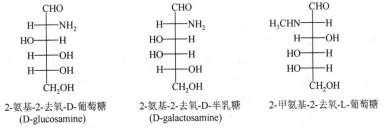

2-氨基-2-去氧-D-葡萄糖　　2-氨基-2-去氧-D-半乳糖　　2-甲氨基-2-去氧-L-葡萄糖
(D-glucosamine)　　　　　(D-galactosamine)

（7）糖醛酸（uronic acid）　　单糖分子中的伯醇基氧化成羧基的化合物称为糖醛酸。糖醛酸常存在于苷和多糖结构中。

（8）糖醇　　单糖的醛基或酮基被还原成羟基后所得的多元醇称为糖醇。

糖类化合物的其他衍生物还有支碳链糖和糖的磷酸酯。

2. 低聚糖类

由 2～9 个单糖分子通过苷键聚合而成的直糖链或支糖链的聚糖称为低聚糖（oligosaccharides）。其性质与单糖类似（表 3-1）。

表 3-1　常见的低聚糖及其组成和分布

类型	名称	单糖组成	主要分布
双糖	蔗糖（sucrose）	葡萄糖，果糖	甜菜、甘蔗
	麦芽糖（maltose）	2分子葡萄糖	淀粉经酶水解
	乳糖（lactose）	葡萄糖，半乳糖	哺乳动物乳汁
	海藻糖（trehalose）	2分子葡萄糖	麦角、酵母等真菌
三糖	龙胆三糖（gentianose）	果糖，2分子葡萄糖	龙胆属某些植物
	棉子糖（raffinose）	半乳糖、葡萄糖、果糖	棉籽
	甘露三糖（manneotriose）	葡萄糖，2分子半乳糖	地黄、女贞
	鼠李三糖（rhamninose）	乳糖，2分子鼠李糖	鼠李属某些植物
四糖	水苏糖（stachyose）	果糖，葡萄糖，2分子半乳糖	水苏属某些植物

3. 多聚糖类

多聚糖（polysaccharides）简称多糖，是由 10 个以上单糖分子缩合而成的。通常由几百到几千个单糖基组成。多糖为天然存在的数量最多的大分子化合物，大多为无定形化合物，无甜味，无还原性。有些生药中的多糖具有很强的生物活性，如香菇多糖（lentinan）具有抑制肿瘤生长作用；肝素（heparin）有抗凝血作用；硫酸软骨素（chondroitin）有防止血管硬化作用；人参多糖、灵芝多糖、刺五加多糖、黄芪多糖等具有免疫增强作用。常见的植物多糖及动物多糖如下：

（1）植物多糖

1）淀粉（starch）：可分为直链的糖淀粉（amylose）和支链的胶淀粉（amylopectin）两类。糖淀粉溶于热水呈澄明溶液，遇碘液显深蓝色；胶淀粉溶于热水呈黏胶状，遇碘液显紫色或红紫色。淀粉广泛存在于植物体内，尤以根、根茎和种子类生药中为多，淀粉粒是生药显微鉴别的重要特征之一。

2）菊淀粉（inulin）：又称菊糖，由约 35 个 D-果糖分子以 2β→1 聚合而成，糖链末端接 D-葡萄糖基，故末端具有一个蔗糖结构。菊糖能溶于热水，不溶于有机溶剂，遇乙醇形成球状结晶，加碘液不显色。广泛分布于菊科、桔梗科植物中。菊糖在植物细胞液中以溶解状态存在，经乙醇处理后可析出球形结晶，可作为生药显微鉴定的特征之一。

3）树胶（gum）：是一种具有分支结构的杂多糖，水解后生成 L-阿拉伯糖、L-鼠李糖和 D-葡萄糖醛酸等。树胶是植物茎枝受伤后从损伤处分泌出或自裂口正常渗出的浓稠物，多为无定形固体，干后多呈半透明状，如阿拉伯胶（acacia）、西黄芪胶（tragacanth）等。主要分布于豆科、蔷薇科、芸香科、梧桐科等植物中。树胶在水中可膨胀形成胶体溶液，不溶于有机溶剂。

4）黏液质（mucilage）：化学组成为黏多糖，存在于植物的种子、果实、根或根茎的黏液细胞及海藻中，为植物的正常生理产物。多为无定形固体，在热水中溶解成胶体溶液，冷后成冻状，不溶于有机溶剂，与乙酸铅试剂产生沉淀。

5）纤维素（cellulose）：是自然界广泛存在的一种多糖，是高等植物细胞壁的重要构成成分，化学组成为 1β→4 结合的直链葡聚糖，聚合度 3000～5000，是非常稳定的化合物。

（2）动物多糖（animal saccharides）　　存在于动物器官组织中。

1）肝素（heparin）：肝素是相对分子质量为 5000～15 000 的高度硫酸酯化的右旋酸性黏多糖。具有很强的抗凝血作用，临床用于抗血栓。

2）硫酸软骨素（chondroitin sulfate）：硫酸软骨素是保持动物组织水分和弹性的一类酸性黏多糖，是鱼类和哺乳动物软骨的主要成分。一般在生物体内与蛋白质结合成黏多糖-蛋白复合体而存在。临床上用于治疗神经痛、风湿痛，并具有降低血脂，改善动脉粥样硬化症状的作用。

3）甲壳素（chitin）：主要存在于昆虫、甲壳类动物的外壳和大多数真菌的细胞壁中，是由 N-乙酰葡萄糖胺以 1β→4 反向连接而成的直链结构多糖。

4）透明质酸（hyaluronic acid）：为一类存在于动物结合组织、眼球和皮肤的酸性黏多糖，具有润滑剂和防止微生物侵害的作用。现作为化妆品的基质使用。

（二）糖的鉴别

1. Fehling 试验

取生药水提液加 Fehling 试液（碱性酒石酸铜试液，甲、乙二液临用时等量混合），于沸水浴中加热数分钟，如产生砖红色氧化亚铜沉淀，则表示有还原糖。非还原性低聚糖、多糖需水解后才显阳性反应。

2. Molish 试验

取生药水提液 2ml 于试管中，加 α-萘酚试液数滴，摇匀后沿管壁滴加浓硫酸，两液层交界处出现紫红色环。所有糖类均呈阳性反应。

3. 成脎试验

生药水提液与盐酸苯肼液共热，生成黄色糖脎结晶。取结晶镜检，由不同的结晶形态可鉴别糖的种类。

二、苷类

苷（glycosides）是由糖或糖的衍生物（如氨基糖、糖醛酸等）通过苷键与非糖化合物即苷元（aglycone）连接而成。组成苷类的糖最常见的是葡萄糖和鼠李糖，强心苷中还有 α-去氧糖。

苷类可以被酸水解或酶解，生成苷元和糖。多数苷类可溶于水或极性较大的有机溶剂，而苷元多能溶于非极性溶剂，一般不溶于水。苷类多为左旋性，无还原性，水解后若生成还原糖则显示还原性。

根据苷元连接单糖基的个数，可将苷分为单糖苷、二糖苷等；根据苷键原子不同可将苷分为氧苷（O-苷）、硫苷（S-苷）、氮苷（N-苷）和碳苷（C-苷）等。天然界中氧-苷最为常见。下面简要介绍几种苷。

（一）氧苷

1. 醇苷与酚苷

醇苷是化合物的醇羟基与糖端基羟基脱水而成的苷，分布在藻类、毛茛科、杨柳科、景天科、豆科等植物中。如白杨苷有解热利尿作用；丹皮酚有抗炎镇痛作用；天麻苷有镇静作用。酚苷是苷元的酚羟基与糖结合而成的苷，主要分布于杜鹃花科、木犀科和柳属、杨属、松属等科属植物中。如毛柳苷有解热镇痛作用；毛茛苷的苷元白头翁素有抗菌作用。

酚苷和醇苷多为无色结晶，味苦，一般易溶于热水，能溶于乙醇或冷水，不溶于乙醚、氯仿等有机溶剂。酚苷的苷元相对分子质量较小者常有挥发性，可升华，如丹皮酚；遇三氯化铁溶液可显色，如丹皮酚显紫色。

红景天苷 (rhodioside)　　　　毛茛苷 (ranunculin)

芦丁 (eldrin)

2. 氰苷

氰苷是含氰基的氰醇衍生物与 1～2 个单糖结合而成的苷。易被稀酸或酶水解生成氢氰酸。主要分布于蔷薇科、毛茛科、忍冬科、豆科、亚麻科、大戟科、景天科等植物中。如苦杏仁中所含的苦杏仁苷就是最常见的一种氰苷。氰苷在水中溶解度较大，几乎不溶于乙醚、苯等极性小的溶剂中。

野樱苷　　R=H　　　　　　　亚麻氰苷　　R=H
苦杏仁苷　R=β-D-glc　　　　百脉根苷　　R=CH₃

3. 酯苷

苷元以羧基和糖的端基碳结合而成的苷。

（二）硫苷

糖端基—OH 与苷元上的巯基（—SH）缩合而成的苷称为硫苷，主要存在于十字花科的植物中。如白芥子苷（sinalbin）、芥子苷（sinigrin）、萝卜苷（glucoraphenin）等。芥子苷经其伴存的芥子酶水解，生成的芥子油（mustard oil）含有异硫氰酸酯类、葡萄糖和硫酸盐，具有止痛和消炎作用。

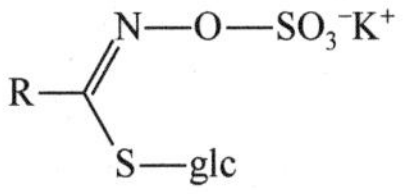

芥子苷通式 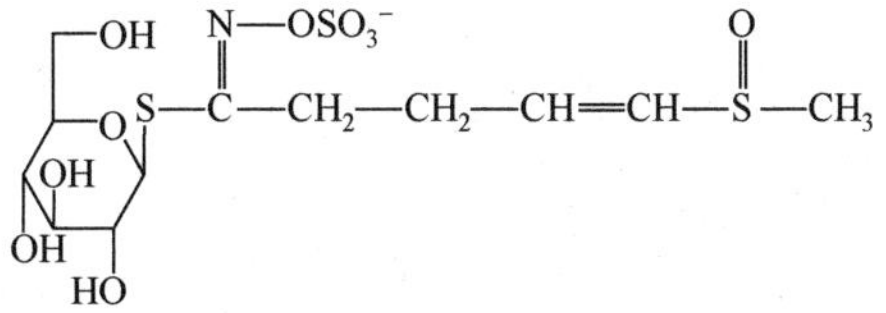　　　　　　　　　　萝卜苷

（三）氮苷

糖端基碳与苷元上的氮原子相连的苷，如胞苷、巴豆苷。

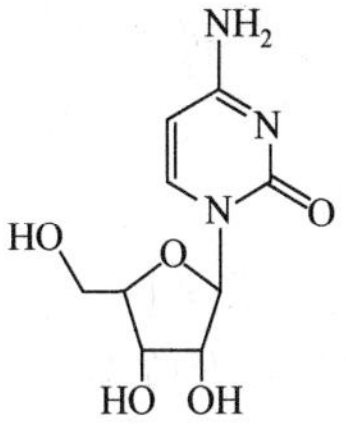

胞苷 (cytidine) 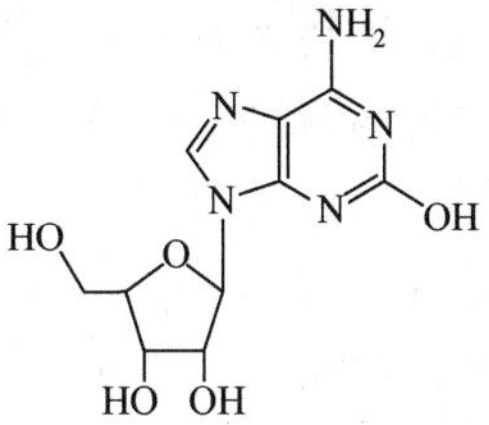　　　　　　巴豆苷 (crotonoside)

（四）碳苷

糖端基碳直接与苷元上碳原子相连的苷。组成碳苷的苷元有黄酮类、蒽醌类和没食子酸等。它的形成是由苷元酚羟基所活化的邻位或对位的氢与糖的端基羟基脱水缩合而成。

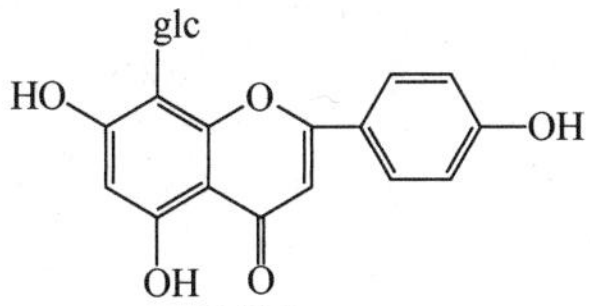

牡荆素 (vitexin)

三、醌类

（一）分类

醌类（quinones）化合物是指分子中具有不饱和环二酮结构（醌式结构）的化合物。天然醌类化合物主要有苯醌（benzoquinones）、萘醌（naphthoquinones）、菲醌（phenanthraquinones）、蒽醌（anthraquinones）4 种基本母核。

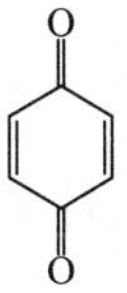

对苯醌 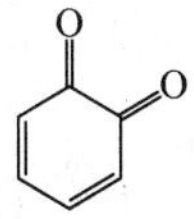　　　　　邻苯醌 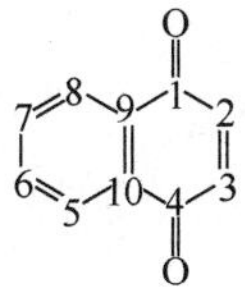　　　　α-(1, 4)萘醌 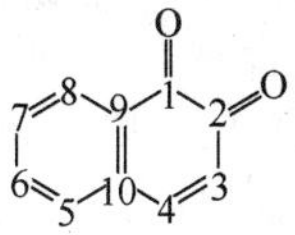　　　β-(1, 2)萘醌

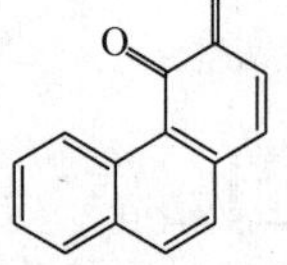

邻菲醌 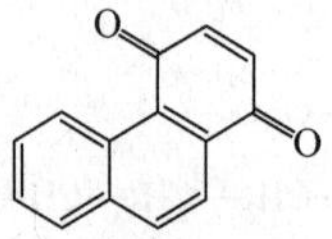　　　　　　　对菲醌 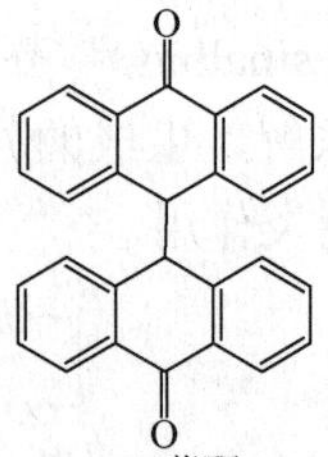　　　　　　　二蒽酮

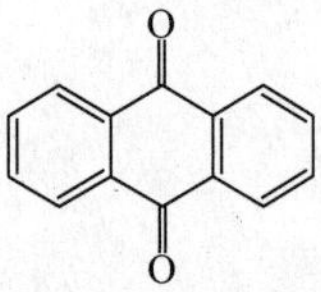

蒽醌 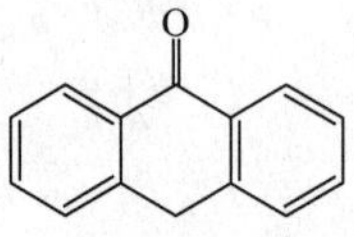　　　　　蒽酮 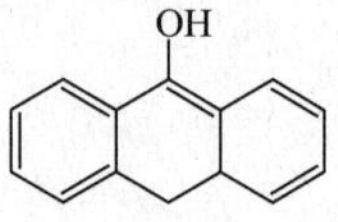　　　　　蒽酚 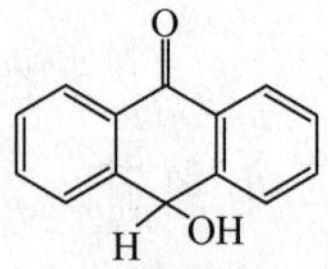　　　　　氧化蒽酚

蒽醌类成分包括蒽醌衍生物及其不同程度的还原产物，如氧化蒽酚、蒽酚、蒽酮的二聚体等。天然蒽醌衍生物均有羟基取代，羟基在苷元的不同位置上与糖结合成苷。大多数为氧苷，少数为碳苷，如芦荟苷（aloin）。

蒽醌多为结晶体，具有显著的生物活性。多分布在蓼科、豆科、茜草科、百合科等植物中，如大黄、何首乌、决明子、番泻叶、茜草等。例如，生药大黄含有的二蒽酮番泻类成分具有极强的泻下作用；大黄酸具有抗肿瘤、抗炎及抗菌作用；芦荟中的芦荟大黄素有保肝作用。

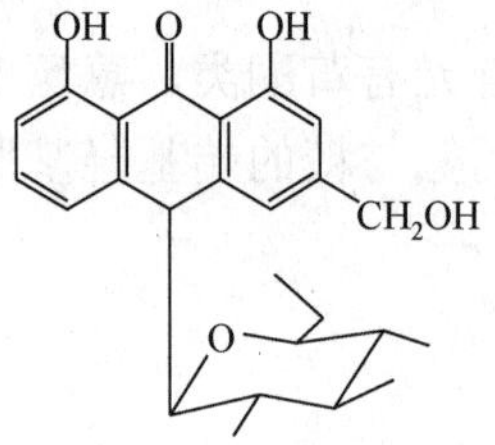

芦荟苷 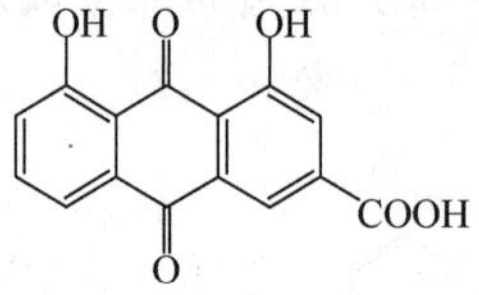　　　　　　　大黄酸 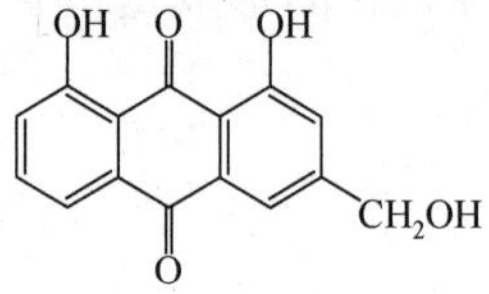　　　　　　　芦荟大黄素

（二）醌类化合物的性质

醌类化合物如果母核上没有酚基取代，基本上无色。但随着酚羟基等助色团的引入则表现出一定的颜色，多显黄色或橙红色。游离的醌类化合物一般具有升华性，能溶于乙醚、氯仿、乙醇等有机溶剂，基本上不溶于水。成苷后极性显著增大，易溶于甲醇、乙醇中，可溶于热水，几乎不溶于乙醚、氯仿等极性较小的有机溶剂。

醌类化合物由于分子中多具有酚羟基而显酸性，且由于酚羟基的数目及位置不同，酸性强弱表现出显著差异。蒽醌、蒽酚类衍生物多具有荧光。

（三）醌类化合物的鉴别

1. 微量升华

游离醌类多具有升华性，常压下加热即能升华，升华物为针状、棱针状或羽毛状。

2. Bornträger 反应

取生药粉末少许于试管中，加 1%NaOH 溶液 1 滴，根据酚羟基位置的不同，可显红色、橙红色或紫红色。加 1%盐酸溶液酸化后恢复原色。加乙醚 2～3ml 振摇，醚层显黄色，分取醚层，加碱液振摇，醚层褪为无色，水层显红色。

3. 醋酸镁反应

取生药粉末 0.1g 于试管内，加乙醇 2～3ml，温浸片刻，过滤，滤液滴于滤纸上，干后喷 0.5%乙酸镁甲醇试液，加热片刻即显红色或紫红色。

四、黄酮类

黄酮类（flavonoids）是指具有两个苯环通过中央三碳链 C_6—C_3—C_6 连接的一系列化合物。多分布在高等植物的水龙骨科、银杏科、小檗科、豆科、芸香科、唇形科、菊科和鸢尾科等植物中，如黄芩、陈皮、葛根、银杏叶等。

$$C_6\text{-}C_3\text{-}C_6$$

（一）黄酮类化合物的分类

根据中间三碳链的氧化程度、B 环连接位置（2-或 3-位）及三碳链是否构成环状等特点，将主要的天然黄酮类化合物分类如下：

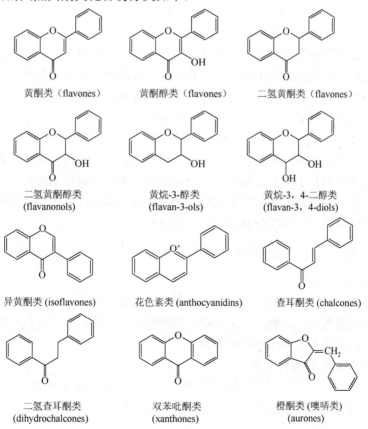

黄酮类（flavones）　黄酮醇类（flavones）　二氢黄酮类（flavones）

二氢黄酮醇类 (flavanonols)　黄烷-3-醇类 (flavan-3-ols)　黄烷-3，4-二醇类 (flavan-3，4-diols)

异黄酮类 (isoflavones)　花色素类 (anthocyanidins)　查耳酮类 (chalcones)

二氢查耳酮类 (dihydrochalcones)　双苯吡酮类 (xanthones)　橙酮类（噢呋类）(aurones)

（二）黄酮类化合物的性质

黄酮类化合物具有极强的生物活性。例如，银杏双黄酮（ginkgetin）、槲皮素（quercetin）、葛根素（puerarin）、芦丁（rutin）等均具有扩张血管的作用，可用于治疗冠心病；山楂黄酮、山柰酚（kaempferol）等具有降低血脂及胆固醇的作用；异甘草苷元（isoliquiritigenin）及大豆素（daidzein）具有解除平滑肌痉挛的作用；黄芩苷（baicalin）、水飞蓟宾（silybin）有很强的保肝作用，用于治疗急、慢性肝炎、肝硬化及多种中毒性肝损伤。

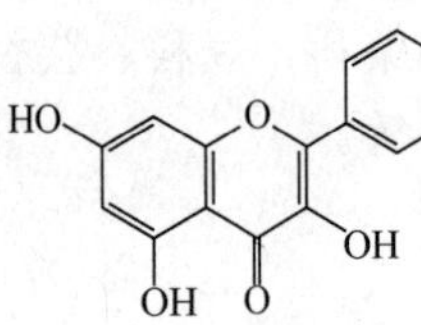

槲皮素 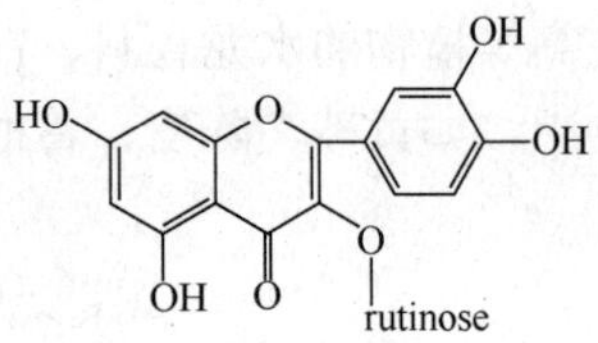　　　　　　　　芦丁

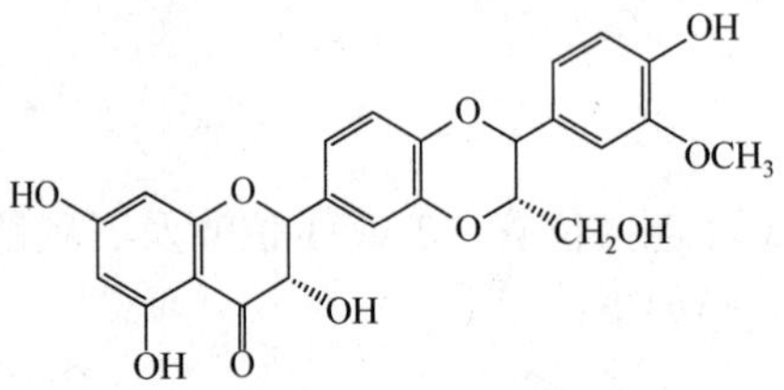

水飞蓟宾

黄酮类化合物除少数游离外，大多以苷的形式存在。黄酮类化合物的颜色与分子中是否存在交叉共轭体系及助色团的类型、数目和取代的位置有关。黄酮、黄酮醇及其苷类多显灰黄至黄色，查耳酮为黄至橙黄色，而二氢黄酮、二氢黄酮醇、异黄酮类因不组成交叉共轭体系或共轭很少，故不显色或显微黄色。

黄酮苷一般易溶于热水，能溶于水、甲醇、乙醇、乙酸乙酯等溶剂，在乙醚、氯仿、苯中难溶；游离的苷元一般难溶于水，而溶于甲醇、乙醇、乙酸乙酯、乙醚等。

黄酮类化合物因分子中多有酚羟基，故显酸性，可溶于碱性水溶液。又因分子中 γ-吡喃环上的 1 位氧原子有未共用的电子对，故表现微弱的碱性，可与强无机酸生成不稳定的盐（呈特殊颜色），生成的盐加水后即可分解。

（三）黄酮类化合物的鉴别

1. 盐酸-镁粉反应

取生药粉末 0.2g 于试管中，加入乙醇 5ml，温浸数分钟，过滤，滤液加入少量镁粉振摇后滴加浓盐酸数滴。黄酮、二氢黄酮、黄酮醇、二氢黄酮醇显红色至紫色；异黄酮类、查耳酮类、花色素类及部分橙酮不显色。

2. 金属盐类试剂的络合反应

黄酮类化合物分子中具有邻二酚羟基或 3-羟基、4-酮基或 5-羟基、4-酮基结构，常可与镁盐、铝盐、锆盐和铅盐等试剂反应，生成有色络合物，可用于定性及定量分析。

五、皂苷类

皂苷类（saponins）化合物的水溶液，经振摇后产生持久性肥皂样的泡沫而得名。皂苷广泛存在于植物界，特别是在高等植物中广泛分布，在海洋动物如海参、海星等中也有皂苷类成分存在。皂苷是由皂苷元和糖、糖醛酸或其他有机酸所组成，根据皂苷元的结构不同，可将皂苷分为三萜皂苷（triterpenoidal saponins）和甾体皂苷（steroidal saponins）两大类。

（一）皂苷类化合物的分类

1. 三萜皂苷

三萜皂苷（triterpenoidal saponins）主要分布在豆科、五加科、毛茛科、伞形科、茜草科、远志科、石竹科、菊科、葫芦科、鼠李科、报春花科等植物中，海洋生物中亦含有大量的皂苷类化合物。三萜皂苷由三萜皂苷元和糖组成，三萜皂苷元的结构可分为五环三萜和四环三萜两类。

（1）五环三萜皂苷   苷元又分为：①齐墩果烷型（oleanane），亦称 β-香树脂型（β-amyrian），如连翘、女贞子等生药中含有的齐墩果酸、甘草皂苷元、柴胡皂苷元等。②乌苏烷型（ursane），亦称 α-香树脂型（α-amyrian），如广泛分布于栀子、车前草、连钱草、夏枯草、地榆等植物中的熊果酸（ursolic acid）。③羽扇豆烷型（lupane），如羽扇豆醇（lupeol）、酸枣仁中的白桦醇（betulin）和白桦酸（betulinic acid）。④木栓烷型（friedelane），如雷公藤酮（triptergone）等。

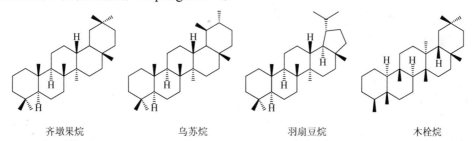

齐墩果烷   乌苏烷   羽扇豆烷   木栓烷

（2）四环三萜皂苷   苷元主要有达玛烷（dammarane）、羊毛脂烷（lanostane）、甘遂烷（tirucallane）、环阿屯烷（cycloartane）、葫芦烷（cucurbitane）和楝烷（meliacane）型三萜类化合物。

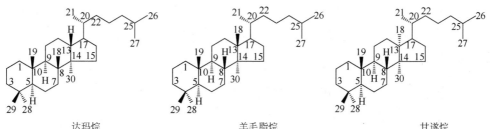

达玛烷   羊毛脂烷   甘遂烷

环阿屯烷　　　　　　　　　葫芦烷　　　　　　　　　楝烷

生药人参含有大量达玛烷型人参皂苷，是人参的主要活性成分。名贵生药灵芝，含有多种羊毛脂烷型皂苷类化合物，如 ganodecic acid C、lucideni A 等。

2. 甾体皂苷

甾体皂苷（steroidal saponins）是一类以螺甾烷（spirostane）为苷元的皂苷类化合物，主要分布于单子叶植物中，如薯蓣科、百合科和龙舌兰科等植物中。

（二）皂苷类成分的性质

大多数皂苷为白色无定形粉末，易溶于水、稀醇、丁醇等。不溶于苯、乙醚、氯仿、丙酮等溶剂。皂苷水溶液可被铅盐、钡盐、铜盐沉淀，常用的试剂为乙酸铅试液或碱式乙酸铅试液。

皂苷水溶液大多能破坏红细胞而有溶血作用，不宜注射给药，口服则无溶血作用。

（三）皂苷类成分的鉴别

1. 泡沫试验

取生药粉末 0.5g，加水 5ml，煮沸浸提、滤过，滤液置试管中强烈振摇，可产生持久不消的泡沫。

2. 溶血试验

取生药粉末 1g，加水 10ml，加热提取、滤过，取滤液 1ml，加 2%红血球悬浮液及生理盐水各 5ml，摇匀，放置 5min 后，呈现红色透明溶液。

3. 显色反应

取生药粉末 1g，加 10ml 70%乙醇热浸，滤过，浸出液进行下列试验。

（1）Libermann 反应　　取滤液 1ml，蒸干，加醋酐 1ml 溶解残渣，移入小试管，沿壁加浓硫酸 1ml，两液交界面出现紫红色环。

（2）Fröde 试剂反应　　取滤液 2ml，蒸干，加 Fröde 试液（5mg 钼酸钠或钼酸溶于 1ml 硫酸），呈现橘红色至紫黑色。

（3）三氯乙酸反应（Rosen-Heimer 反应）　　将样品溶液滴于滤纸上，喷 25%三氯乙酸乙醇溶液，三萜皂苷加热至 100℃生成红色渐变成紫色，甾体皂苷加热至 60℃即发生颜色变化。

六、强心苷类（cardiac glycosides）

（一）强心苷类化合物的分类

强心苷类化合物是生药中对心肌有高度特异且明显兴奋作用的甾体苷类化合物。地高辛、毛花苷丙、洋地黄毒苷等化合物的制剂已广泛应用于临床，可用于治疗充血型心力衰竭及节律障碍等心脏疾病。该类化合物主要分布于夹竹桃科和玄参科植物中，其他如百合科、十字花科、毛茛科、萝藦科、卫矛科等植物中。苷元 C_{17} 位侧链为 $\Delta^{\alpha\beta,\ \gamma\delta}$-γ 五元不饱和内酯环，具 23 个 C 原子的为甲型强心苷元或称强心甾型；C_{17} 位侧链为 $\Delta^{\alpha\beta,\ \gamma\delta}$-δ 六元不饱和内酯环，具 24 个 C 原子的称为乙型强心苷元或称海葱甾型、蟾蜍甾型。自然界中以前者为多。

甲型　　　　　　　乙型

强心苷中糖均与苷元 C_3—OH 结合形成苷，可多至 5 个单元。除 α-羟基糖外，还有仅存于强心苷中特殊的 2，6-二去氧糖，如 D-洋地黄毒糖、L-夹竹桃糖（L-oleandrose）、D-加拿大麻糖（D-cymarose）等。

（二）强心苷类化合物的性质

强心苷大多为无色晶体，味苦，一般为左旋性，能溶于水、乙醇或甲醇，略溶于乙酸乙酯。

（三）强心苷类化合物的鉴别

1. Kedde 反应

甲型强心苷由于 C_{17} 侧链含有五元不饱和内酯环，在碱性条件下，双键转位形成活性次甲基，与 3，5-二硝基苯甲酸反应生成红色。乙型强心苷在碱性条件下不能产生活性次甲基，因而不能显色。

2. Keller-Kiliani 反应

强心苷溶于含 $FeCl_3$ 的冰醋酸，沿试管壁滴加浓硫酸，观察界面和乙酸颜色变化。如有 2-去氧糖存在，乙酸层渐呈蓝色或绿色。界面呈现的颜色随苷元而异，并且由于浓硫酸对苷元所起的作用逐渐扩散向下层，其颜色随苷元而异呈不同颜色。如洋地黄毒苷呈草绿色，羟基洋地黄毒苷呈洋红色，异羟基洋地黄毒苷呈黄棕色。

七、生物碱类

生物碱（alkaloids）是一类存在于生物体中含氮原子的碱性有机化合物，大多数有复杂的环状结构，氮原子多包含在环内。生物碱广泛分布于植物界的 100 余科的植物中，如粗榧科、毛茛科、小檗科、防己科、罂粟科、豆科、马钱科、夹竹桃科、茄科、菊科、百合科和石蒜科等。生物碱具有显著的生物活性，是生药中重要的有效成分之一，已有 80 余种用于临床。例如，麻黄中的麻黄碱（ephedrine）具有松弛支气管平滑肌、收缩血管、兴奋中枢神经的作用，临床用于治疗哮喘；小檗碱（berberine）分布于黄连、黄柏、十大功劳及三棵针等植物中，具有抗菌、消炎作用，用于治疗肠道感染、菌痢、眼结膜炎、化脓性中耳炎等；丽江山慈菇中的秋水仙碱（colchicine）临床用于抗肿瘤、抗痛风；夹竹桃科植物长春花中的长春碱（vinblastine）、长春新碱（vincristine）具有抗肿瘤作用；芸香科植物毛果芸香中的毛果芸香碱（pilocapine）具有兴奋胆碱反应系统、缩瞳、收缩平滑肌作用，用于青光眼的治疗。

（一）生物碱的性质

生物碱多为结晶性固体，少数为液体（如烟碱、槟榔碱），味苦，一般无色，多数具有旋光性（左旋），大多数呈碱性，一般与有机酸（草酸、苹果酸、枸橼酸、酒石酸等）结合成盐，有的结合成苷。

生物碱大多不溶或难溶于水，溶于乙醇、甲醇、氯仿、乙醚、苯等有机溶剂。生物碱盐则易溶于水和乙醇、甲醇，难溶于有机溶剂。

（二）生物碱的分类

迄今已从自然界分离出 10 000 多种生物碱，采用生源结合化学分类法分为若干类型（表 3-2）。

表 3-2　常见生物碱类型

来源	类型	生物碱
来源于氨基酸		
鸟氨酸	1. 吡咯类（pyrrolidines） 2. 吡咯里西丁类（pyrrolizidines） 3. 托品类（tropanes）	千里光碱、红古豆碱、水苏碱 野百合碱 莨菪碱、山莨菪碱、东莨菪碱
赖氨酸	4. 哌啶类（piperidines） 5. 吲哚里西啶类（indolizidines） 6. 喹诺里西啶类（quinolizidines）	胡椒碱 一叶萩碱 苦参碱、石松碱、金雀花碱
邻氨基苯甲酸	7. 喹啉类（quinolines） 8. 吖啶酮类（acridone）	奎宁、喜树碱 冉特可林酮
苯丙氨酸/酪氨酸	9. 苯丙胺类（phenylalkylamines） 10. 四氢异喹啉类（tetrahydroisoquinolines） 11. 苄基四氢异喹啉类（benzyltetrahydroisoquinolines） 12. 苯乙基四氢异喹啉类（phenethyltetrahydroisoquinolines） 13. 苄基苯乙胺类（benzylphenethylamines） 14. 吐根碱类（emetines）	麻黄碱、伪麻黄碱 哌劳亭 去甲乌药碱、罂粟碱、小檗碱 秋水仙碱、三尖杉酯碱 石蒜碱 1-依米丁
色氨酸	15. 简单吲哚类（simple indoles） 16. 简单 β-咔波啉类（simple β-carbolines） 17. 半萜吲哚碱类（semiterpenoid indoles） 18. 单萜吲哚碱类（monotepenoid indoles）	蟾酥碱、5-羟色胺 Harmanine 麦角新碱、麦角胺 士的宁、长春新碱、利血平
来源于异戊烯		
萜类	19. 单萜生物碱（monoterpenoid alkaloids） 20. 倍半萜生物碱（sesquiterpenoid alkaloids） 21. 二萜生物碱（ditepenoid alkaloids） 22. 三萜生物碱（triterpenoid alkaloids）	秦艽碱甲、猕猴桃碱 石斛碱、萍蓬定 乌头碱、粗茎乌甲碱 交让木碱

续表

来源	类型	生物碱
甾体	23. 孕甾烷（C_{21}）生物碱（alkaloids with the C_{21}-carbon skeleton of pregnane）	康斯生
	24. 环孕甾烷（C_{24}）生物碱（alkaloids with cyclopregnane skeleton）	环氧黄杨木己碱
	25. 胆甾烷（C_{27}）生物碱（alkaloids with the C_{27}-carbon skeleton of cholestane）	茄定碱、浙贝甲素

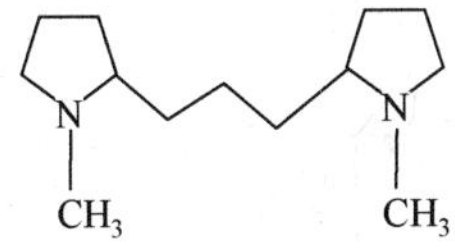

红古豆碱 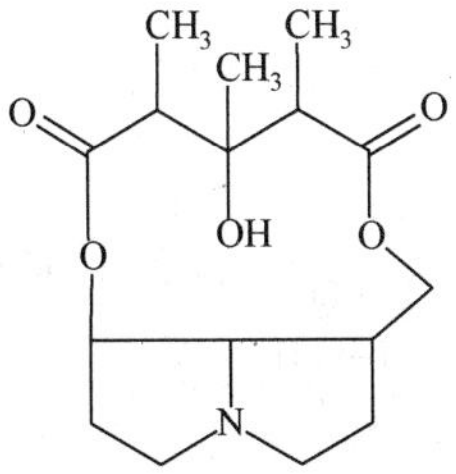　　　　　　野百合碱 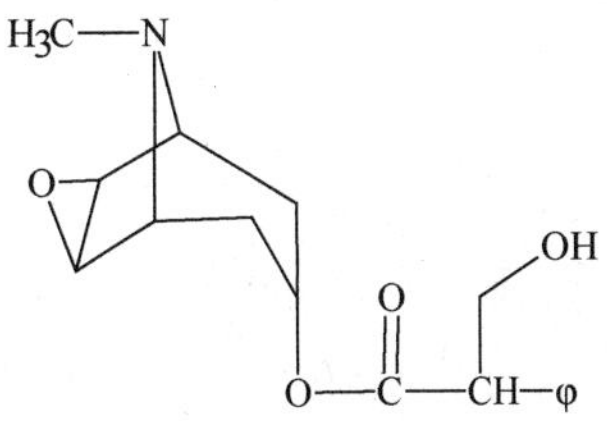　　　　　　东莨菪碱

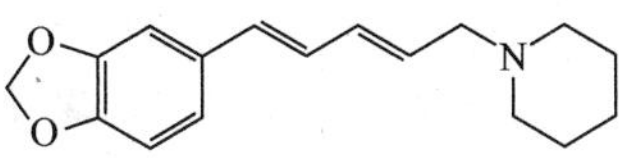

胡椒碱 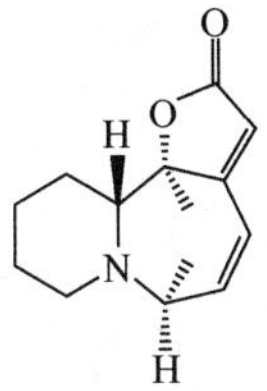　　　　　　一叶萩碱 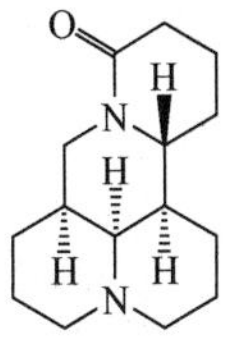　　　　　　苦参碱

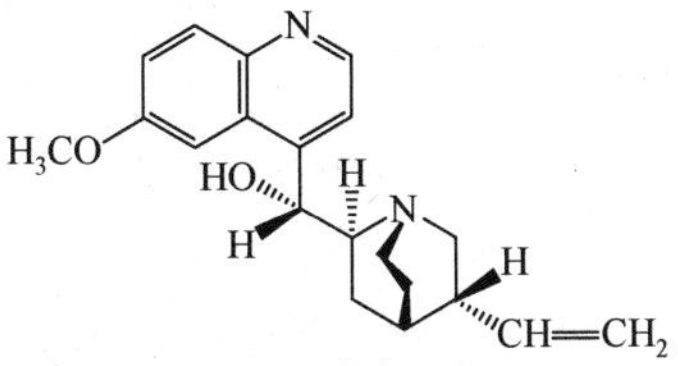

奎宁 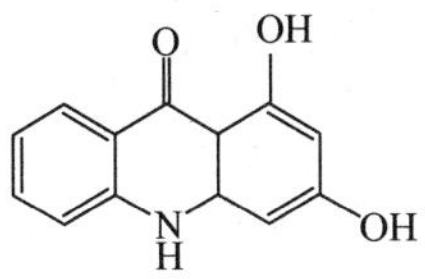　　　　　　冉特可林酮 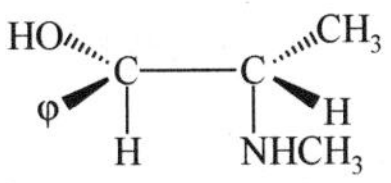　　　　　　麻黄碱

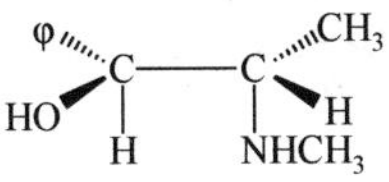

伪麻黄碱 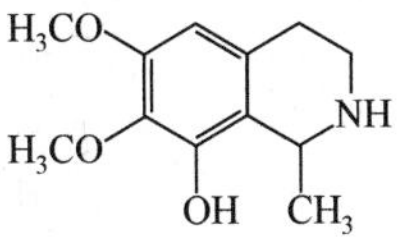　　　　　　哌劳亭 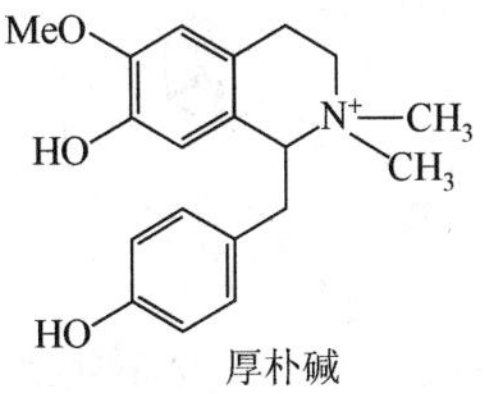　　　　　　厚朴碱

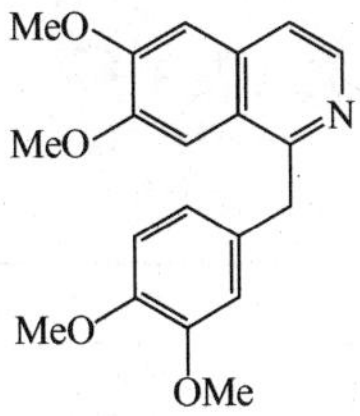

罂粟碱 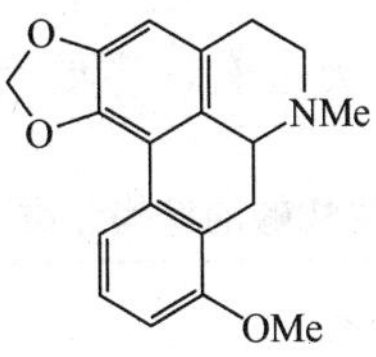　　　　　　千金藤碱 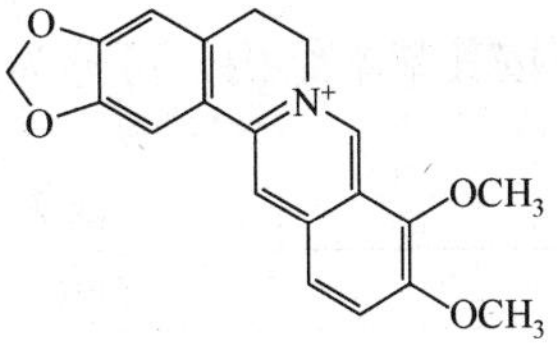　　　　　　小檗碱

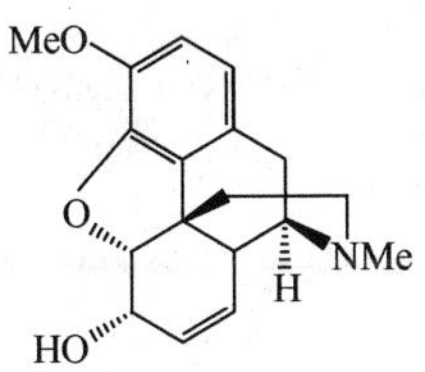

可待因 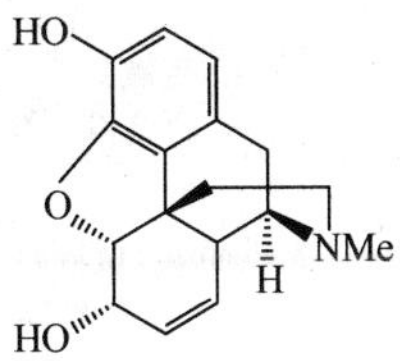　　　　　　吗啡碱 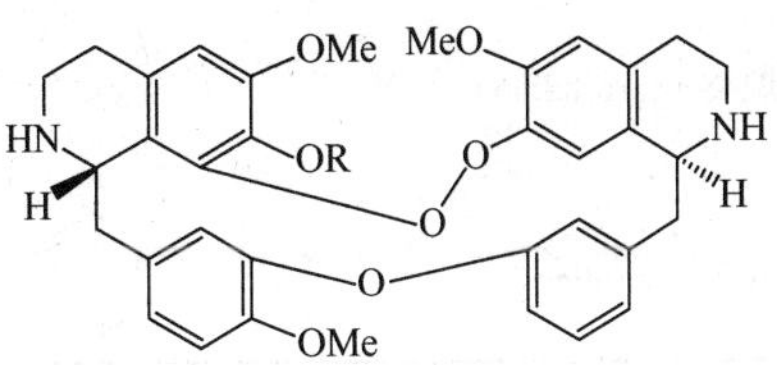　　　　　　粉防己碱R=CH₃ 防己诺林R=H

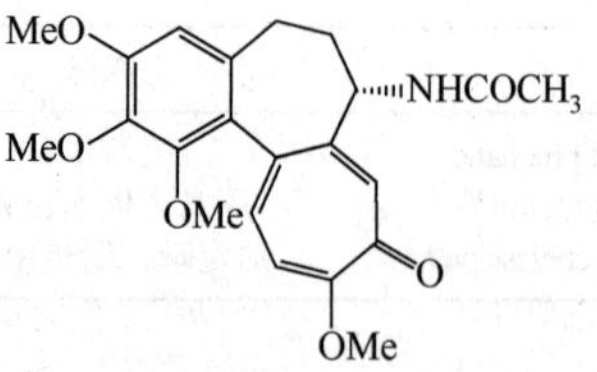

秋水仙碱

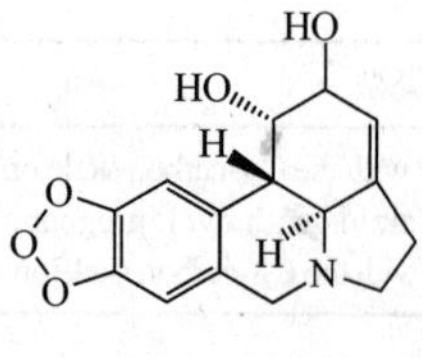

石蒜碱

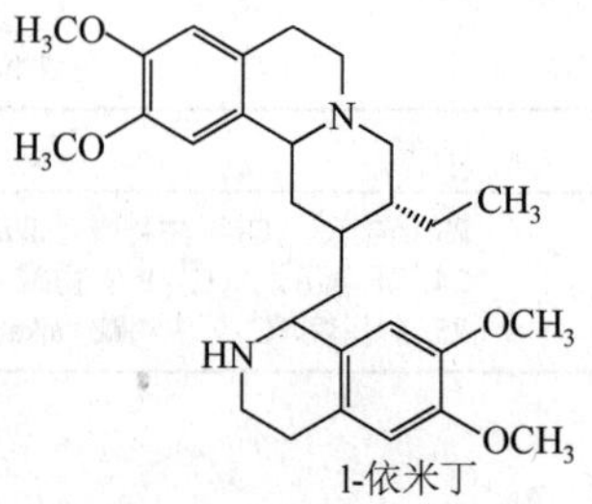

l-依米丁

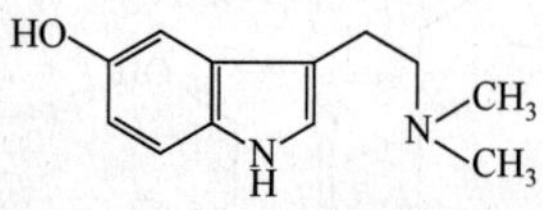

蟾酥碱

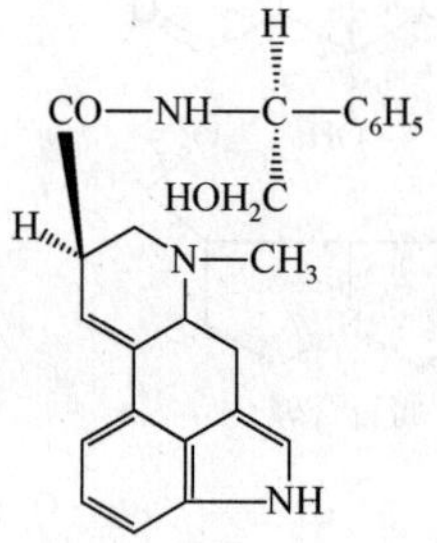

麦角新碱

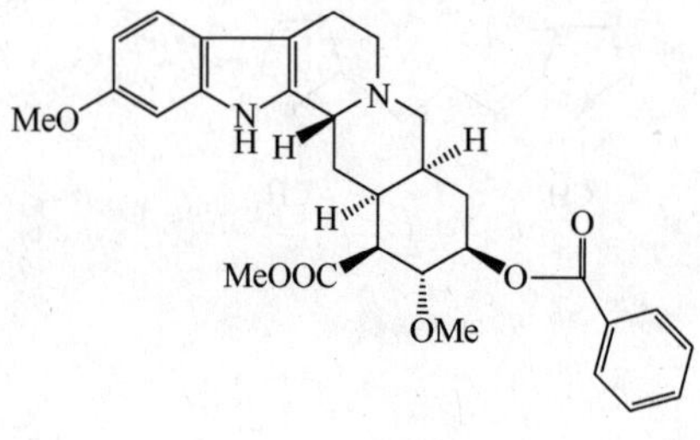

利血平

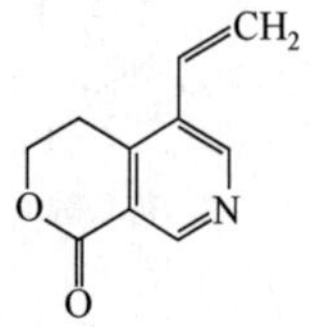

秦艽碱甲

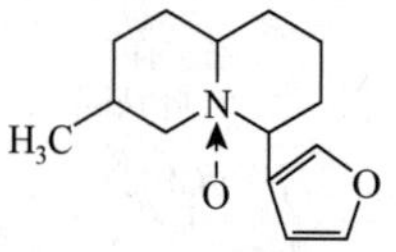

萍蓬定

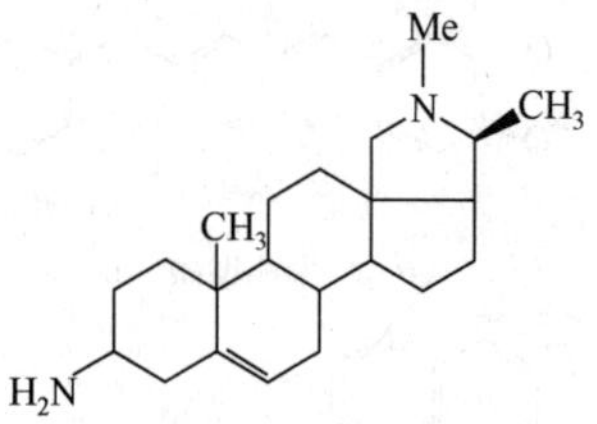

康斯生

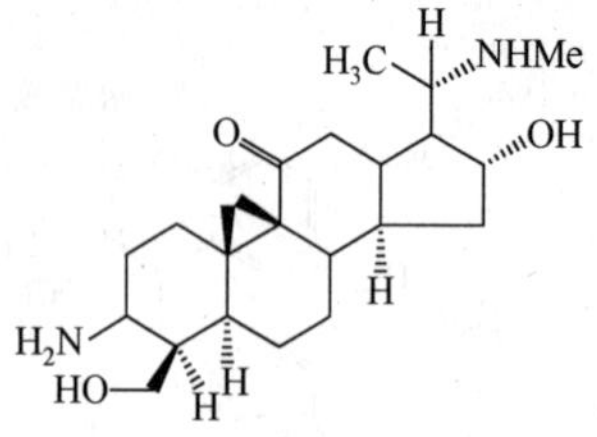

环氧黄杨木碱

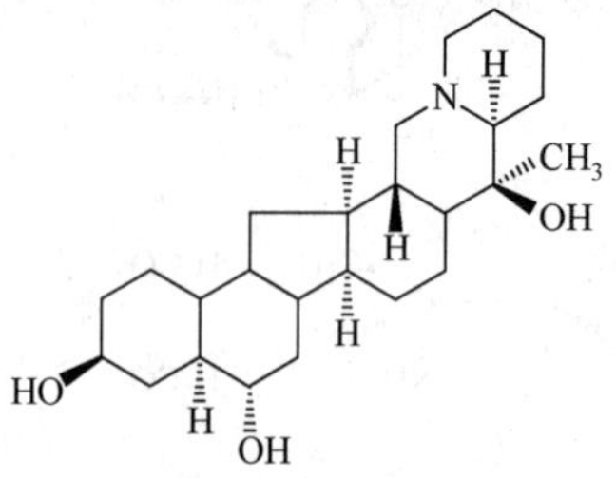

浙贝甲素

生物碱若按其基本结构，可分为 60 类左右，主要有 12 类（表 3-3）。

表 3-3　生物碱的结构分类

类别	母核结构	生物碱例	生药例
有机胺类（amines）	碳原子在直链上	麻黄碱、益母草碱、秋水仙碱	麻黄、益母草、秋水仙
吡咯烷类（pyrrolidine）	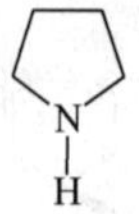	古豆碱、千里光碱、野百合碱、娃儿藤碱	野百合、千里光、娃儿藤
吡啶类（pyridine）	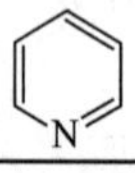	烟碱、槟榔碱、洛贝林、苦参碱	槟榔、石榴树皮、半边莲属植物、苦参

续表

类别	母核结构	生物碱例	生药例
喹啉类（quinoline）		奎宁、喜树碱	金鸡纳皮、喜树
异喹啉类（isoquinoline）		小檗碱、吗啡、粉防己碱、石蒜碱、可待因、青藤碱、锡生藤碱	黄连、黄柏、粉防己、延胡索、阿片、石蒜青藤、蝙蝠葛、锡生藤
喹唑酮类（quinazolidone）		常山碱	常山
吲哚类（indole）		利血平、长春新碱、麦角新碱、士的宁	萝芙木、长春花、麦角、番木鳖、钩藤
莨菪烷类（tropane）		莨菪碱、东莨菪碱、古柯碱	颠茄、曼陀罗、莨菪、东莨菪、钩藤
亚胺唑类（imidazole）		毛果芸香碱	毛果芸香叶
嘌呤类（purine）		咖啡因、茶碱、虫草碱、香菇嘌呤、石房蛤毒素	茶叶、冬虫夏草、香菇
甾体类（steroid）		茄碱、贝母碱、澳洲茄碱、藜芦碱	蜀羊泉、浙贝母、川贝母、澳洲茄、藜芦
萜类（terpenes）	单萜、倍半萜、二萜、三萜	猕猴桃碱、石斛碱、乌头碱、飞燕草碱、黄杨生物碱	术天蓼、石斛、乌头、飞燕草、黄杨

（三）生物碱的鉴别

1. 生物碱的沉淀反应

大多数生物碱在酸性水溶液中，可与某些特殊的试剂（生物碱沉淀试剂）反应，生成难溶性的盐类或络合物。本法可鉴别生药中生物碱的存在。一般用 3 种以上不同的生物碱沉淀试剂进行试验，如都呈阴性反应，则肯定不含生物碱；如都呈阳性反应，则必须精制后再进行试验（因为某些成分，如蛋白质、鞣质等也能和生物碱沉淀试剂发生反应，造成假阳性结果），若再次呈阳性反应，则可以确证含有生物碱。

常用的沉淀试剂有以下几种。

（1）碘化铋钾试剂（Dragendorff 试剂，$BiI_3 \cdot KI$） 在酸性溶液中与生物碱反应生成棕红色沉淀（$Alk \cdot HI \cdot BiI_3$），为一种络盐，Alk 表示生物碱。此反应很灵敏。

（2）碘-碘化钾试剂（Wangner 试剂，$I_2 \cdot KI$） 在酸性溶液中与生物碱反应生成棕红色沉淀（$Alk \cdot HI \cdot I_n$）。

（3）碘化汞钾试剂（Mayer 试剂，$HgI_2 \cdot KI$） 在酸性溶液中与生物碱反应生成白色或黄白色沉淀[$Alk \cdot HI \cdot (HgI_2)_n$]。

（4）硅钨酸试剂（Bertrand 试剂，$SiO_2 \cdot WO_3$）　　在酸性溶液中与生物碱反应生成灰白色沉淀。

（5）磷钼酸试剂（Sconnenschein 试剂，$H_3PO_4 \cdot MoO_3$）　　在中性或酸性溶液中与生物碱反应生成鲜黄或棕黄色沉淀。

（6）苦味酸试剂（Hager 试剂）　　在中性溶液中与生物碱生成淡黄色沉淀。

（7）氯化金试剂（$AuCl_4$ 试剂）　　在酸性溶液中与生物碱反应生成黄色晶形沉淀。不同的生物碱产生的结晶形状常不同，可用于鉴别。

2. 生物碱显色反应

生物碱能与某些试剂生成特殊的颜色，可供识别。试验中，应对供试液进行纯化精制，纯度越高，显色越明显。显色剂的种类很多，多数是由浓硫酸中加入少量其他化学试剂组成。常用的显色剂有 1%矾酸铵-浓硫酸溶液（Mandelin 试剂）、1%钼酸铵（钠）-浓硫酸溶液（Fröbde 试剂）、甲醛-浓硫酸试剂（Marquis 试剂）、浓硫酸、浓硝酸。

八、香豆素类

香豆素类（coumarins）化合物是邻羟基桂皮酸的内酯，为苯骈-α 吡喃酮，具有芳香气味。该类化合物的母核结构有简单香豆素类、呋喃香豆素类、吡喃香豆素类 3 种类型，是生药中的一类重要的活性成分，主要分布在伞形科、豆科、菊科、芸香科、茄科、瑞香科、兰科等植物中。例如，甲氧沙林（methoxsalen）具有光敏活性作用，用于治疗白斑病；奥斯脑（osthole）是来源于蛇床子和毛当归的一种香豆素类活性成分，具有抑制乙型肝炎表面抗原（HBsAg）的药理活性；海棠果内酯（calophylloide）具有很强的抗凝血作用；滨蒿内酯（scoparon）是生药茵陈蒿平肝利胆、松弛平滑肌的主要活性成分。

奥斯脑　　　　　　　　　甲氧沙林　　　　　　　　　海棠果内酯

香豆素多为无色结晶，有时呈浅黄色，具特异香气，味苦。香豆素成苷后能溶于水、甲醇、乙醇与碱液；苷元可溶于沸水、甲醇、乙醇、氯仿、乙醚及碱液。其有升华性，在日光或紫外线下显蓝色荧光。

香豆素类化合物的鉴别有以下几路方法。

1. 升华

香豆素有升华性，在日光下或紫外线下显荧光，以此可用于检查含此类成分的药材。

2. 显色

取生药的乙醇提取液（生药 0.2g，加入 5ml 乙醇所得），置于紫外线灯下观察（365nm），溶液呈蓝色至蓝紫色荧光。

3. 异羟肟酸铁试验

取生药粉末 0.5g，加甲醇 5ml 热浸，滤过，浸出液加 7%盐酸羟胺甲醇液与 10%氢氧化钠溶液各数滴，在水浴上温热，冲后稀盐酸调 pH 至 3～4，加 1%三氯化铁溶液，显红色至紫色。

九、萜类和挥发油

（一）萜类

萜类化合物（terpenoids）是以异戊二烯（isoprene）为基本单位的聚合体及其衍生物。凡是由甲戊二羟酸（MVA）作为前体物生物合成的，分子式通式为（C_5H_8）$_n$ 的衍生物均称为萜类。此类化合物种类繁多，自然界已经发现约 22 000 种。根据分子结构中异戊二烯单位的数目可分为下列种类（表 3-4）。

表 3-4　萜类化合物的分类及分布

分类	碳原子数	通式（C_5H_8）$_n$	分布
半萜	5	$n=1$	植物叶
单萜	10	$n=2$	挥发油
倍半萜	15	$n=3$	挥发油
二萜	20	$n=4$	树脂、苦味质、植物醇
二倍半萜	25	$n=5$	海绵、植物病毒、昆虫代谢物
三萜	30	$n=6$	皂苷、树脂、植物乳汁
四萜	40	$n=8$	植物胡萝卜素

1. 单萜类

单萜类化合物（monoterpenes）由 2 分子 C_5H_8 构成，分子式为 $C_{10}H_{16}$，广泛分布于高等植物的腺体、油室和树脂道等分泌组织中。单萜类的含氧衍生物（醇类、醛类、酮类）具有较强的香气和生物活性，是医药、食品和化妆品工业的重要原料，常用作芳香剂、防腐剂、矫味剂、消毒剂及皮肤刺激剂。例如，樟脑有局部刺激作用和防腐作用；斑蝥素可作为皮肤发赤、发泡剂，其半合成产物 N-羟基斑蝥胺（N-hydroxycantharidimide）具有抗癌活性。常见的单萜类成分按其结构又可分为直链单萜、单环单萜和二环单萜。

（1）直链单萜

（2）单环单萜

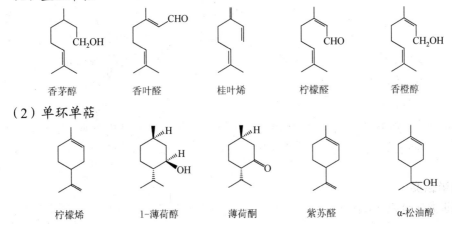

香茅醇　　香叶醛　　桂叶烯　　柠檬醛　　香橙醇

柠檬烯　　1-薄荷醇　　薄荷酮　　紫苏醛　　α-松油醇

（3）二环单萜

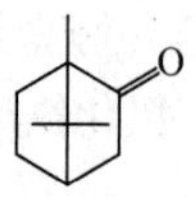

樟脑 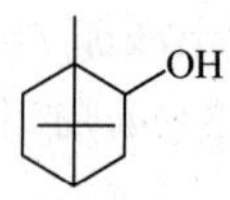　　　龙脑 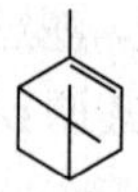　　　α-松油二环烯 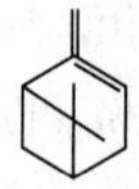　　　β-松油二环烯

2. 环烯醚萜类

环烯醚萜（iridoids）为臭蚁二醛的缩醛衍生物，包括取代环戊烷的环烯醚萜和环戊烷开裂的裂环环烯醚萜两种基本碳架。

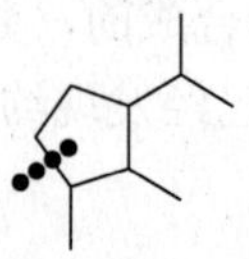

环烯醚萜骨架 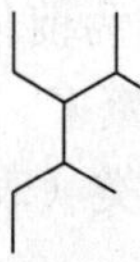　　　裂环环烯醚萜骨架

环烯醚萜及其苷在植物界分布较广，以双子叶植物，尤其是玄参科、唇形科、茜草科和龙胆科等植物中较为常见。

环烯醚萜苷和裂环环烯醚萜苷多为白色结晶或粉末，多具旋光性，味苦。环烯醚萜苷类易溶于水和甲醇，可溶于乙醇、丙酮和正丁醇，难溶于氯仿、乙醚和苯等亲脂性有机溶剂。

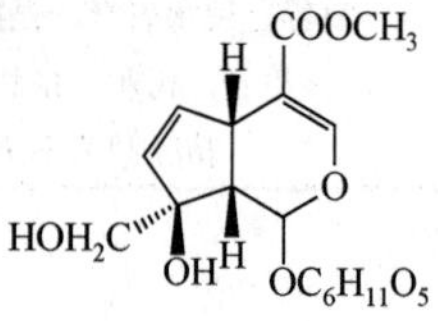

栀子苷

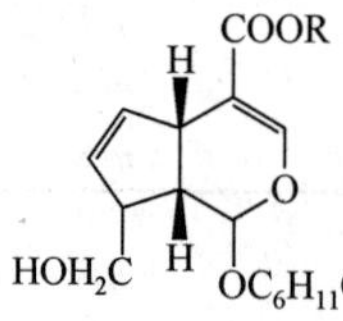

京尼平苷　R=CH₃
京尼平苷酸　R=H

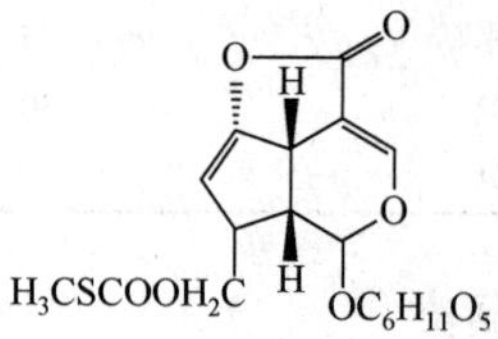

鸡矢藤苷

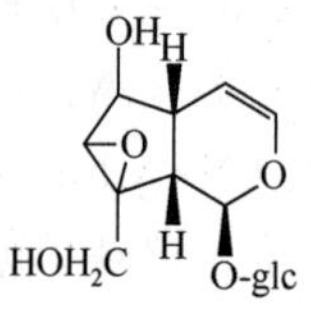

梓醇 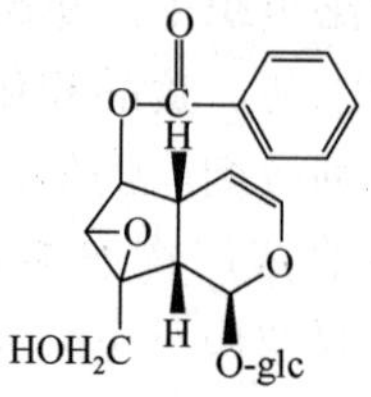　　　梓苷 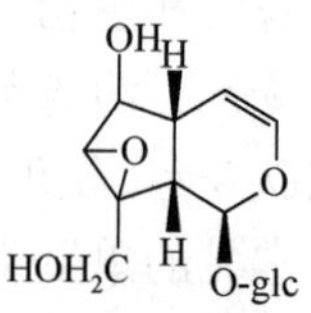　　　桃叶珊瑚苷

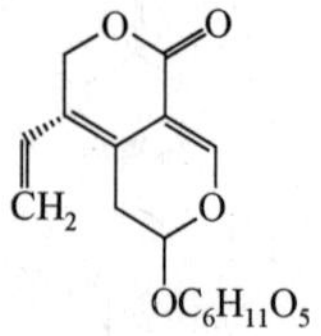

龙胆苦苷

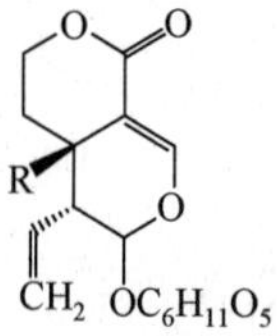

当药苷　R=H
当药苦苷　R=OH

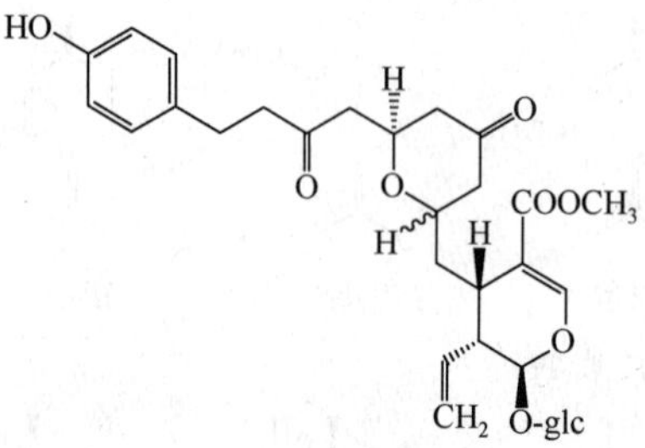

绣球内酯苦苷A 7β-H
绣球内酯苦苷B 7α-H

3. 倍半萜类

倍半萜类化合物（sesquiterpenes）分为直链型、单环型、二环型、三环型和四环型

等，具有挥发性，其含氧衍生物具有较强的香气和生物活性。有挥发性，多存在于挥发油中。近年来在海洋生物中的海藻、海绵、腔肠和软体动物中发现了大量的倍半萜类化合物。倍半萜内酯具有抗炎、解痉、抑菌、强心、降血脂和抗肿瘤等药理活性。从黄花蒿（*Artemisia annua* L.）中分离到的青蒿素具有很强的抗疟原虫的生物活性，临床上用于治疗恶性疟疾。其经结构改造的半合成衍生物双氢青蒿素（dihydroqinghaosu）、蒿甲醚（artemether）、青蒿琥珀酸单酯（artesunate）等具有抗疟效价高、原虫转阴快、速效、低毒等特点，现已制成多种制剂应用于临床。

（1）直链倍半萜

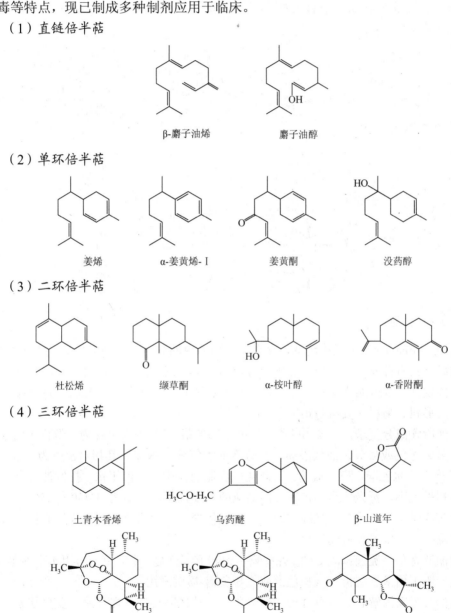

β-麝子油烯　　　　　麝子油醇

（2）单环倍半萜

姜烯　　　　　α-姜黄烯-Ⅰ　　　　　姜黄酮　　　　　没药醇

（3）二环倍半萜

杜松烯　　　　　缬草酮　　　　　α-桉叶醇　　　　　α-香附酮

（4）三环倍半萜

土青木香烯　　　　　乌药醚　　　　　β-山道年

青蒿素　　　　　双氢青蒿素　　　　　α-山道年

4. 二萜类

二萜类化合物（diterpenoids）几乎都呈环状，广泛分布于植物分泌的乳汁、树脂中，松柏科植物多含有二萜类化合物，另外海洋生物、菌类代谢产物也分离到许多二萜类化合物。二萜的含氧衍生物具有多方面的生物活性，如维生素 A（vitamin A）与眼睛的视网膜内的蛋白质结合生成光敏感色素，是保持夜间正常视力的必须物质。紫杉醇（taxol）是从红豆杉等植物中分离到的抗肿瘤化合物，临床上用于治疗卵巢癌、乳腺癌和肺癌。银杏内酯（bilobalide）类化合物具有抑制血小板活化因子的药理作用。

维生素A　　　　　　　　　　　　　　　紫杉醇

	R_1	R_2	R_3
银杏内酯 A	OH	H	H
银杏内酯 B	OH	OH	OH
银杏内酯 C	OH	OH	OH
银杏内酯 M	H	OH	OH
银杏内酯 J	OH	H	OH

（二）挥发油类

挥发油（volatile oils）又称精油，存在于植物体内的腺毛、油细胞、油室或油管中。是一类常温下具有挥发性、可随水蒸气蒸馏、与水不相混溶的油状液体。大多数具有芳香气味。挥发油主要分布于松科、柏科、木兰科、樟科、芸香科、蔷薇科、桃金娘科、伞形科、唇形科、菊科、姜科等植物中。

挥发油所含成分复杂，主要由萜类（单萜、倍半萜）、芳香族化合物、脂肪族化合物等组成，多为无色或淡黄色油状液体，具特殊的香气或辛辣味。其相对密度为 0.850～1.180，易溶于无水乙醇、醚、氯仿、二硫化碳和脂肪油中，难溶于水。挥发油具有一定的旋光性和折光率，折光率是鉴定挥发油品质的重要依据，一般为 1.450～1.560。挥发油放置过久或受空气、水分、光线的影响，易氧化聚合，使颜色加深或成树脂状，故储藏时应注意密闭、低温和避光保存。

挥发油遇香草醛硫酸试液（0.2g 香草醛→10ml 硫酸）显各种颜色，可用于定性鉴别。含量测定一般采用薄层层析、气相色谱或气相色谱-质谱联用法。

挥发油具有发散解表、芳香开窍、理气止痛、祛风除湿、活血化瘀、温里祛寒、清热解毒、抗菌消炎、止咳祛痰等作用。例如，薄荷油清凉、祛风、消炎；柴胡油解热；当归油镇痛；丁香油局部麻醉、止痛；茉莉花油有兴奋作用。

十、木脂素类

木脂素（lignans）又称木脂体，是由苯丙素（C_6—C_3）聚合而成的一类化合物，有二聚物、三聚物或四聚物，多数是 C_3 侧链中的 β-碳原子（8-8′）连接而成。这类化合物多数游离存在，少数与糖结合成苷。

木脂素类化合物主要分布于双子叶植物中的芸香科、小檗科、木兰料、木犀科、蒺藜科等植物中，常与黄酮、树脂类伴存。

木脂素的母核主要有以下构造：

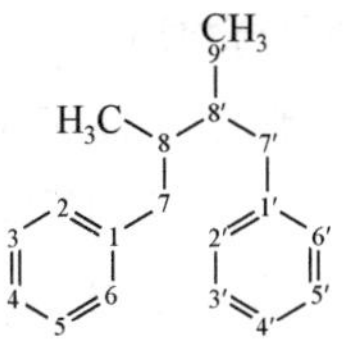

生药五味子中含有的五味子素甲（schisantherin A）及其同系物是一类联苯环辛烯类木脂素，具有保肝、降低血清谷丙转氨酶的药理作用，临床上用于治疗慢性肝炎；五味子酚（schisanhenol）具有抗脂质过氧化和清除氧自由基作用；五味子素醇甲（schizandrin）具有中枢神经镇静作用。厚朴中的厚朴酚（magnolol）与和厚朴酚（honokiol）具有镇静和肌肉松弛作用。

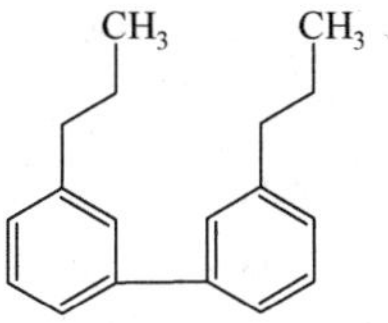

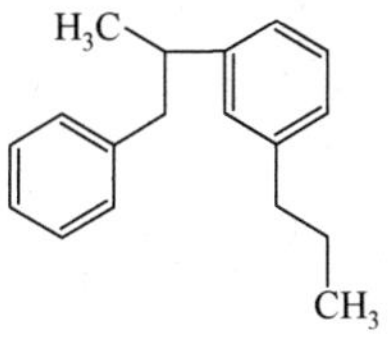

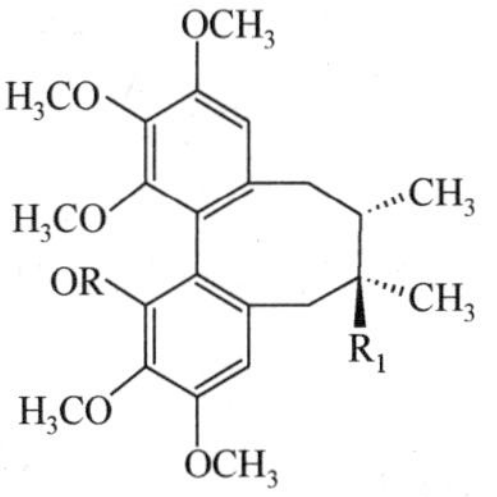

五味子素甲　R=CH_3, R_1=H
五味子酚　R=H, R_1=H
五味子素醇甲　R=CH_3, R_1=OH

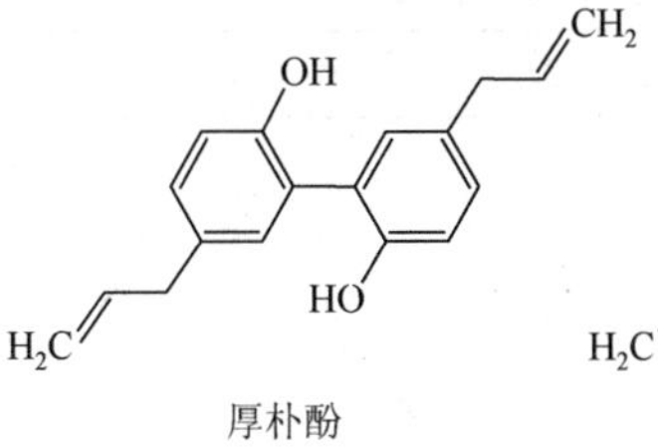

厚朴酚 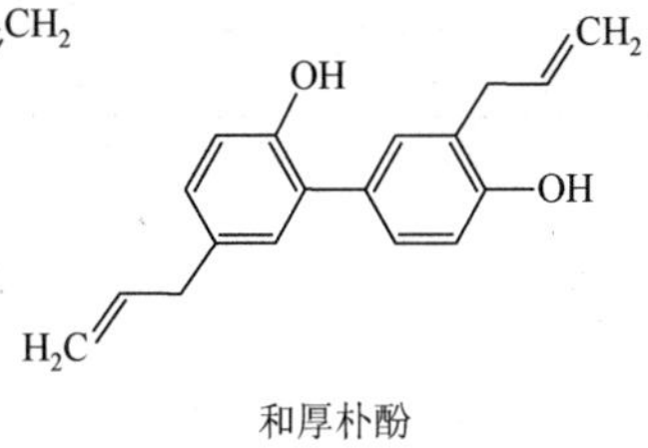　　　　　　　和厚朴酚

纯木脂素为无色结晶或白色粉末，无挥发性、少数能升华。游离木脂素难溶于水，能溶于氯仿、乙醚、乙酸乙酯、丙酮、甲醇和乙醇等有机溶剂；少数与糖结合的木脂素水溶性增大，并易被酶或稀酸水解。

木脂素类在紫外线下呈暗斑，喷 1%三氯化锑氯仿溶液显色，此反应可用于木脂素的鉴别。

十一、其他类

（一）鞣质

鞣质（tannins）又称鞣酸或单宁，是一类广泛分布于植物界的结构复杂的多元酚类化合物，相对分子质量为 500～3000。具有收敛止泻和抗菌等作用。它可与蛋白质结合形成不溶于水的沉淀，能与兽皮中的蛋白质结合形成致密、柔韧、不易腐败的皮革，故称鞣质。

1. 鞣质的分类

根据分子结构及水解的难易，鞣质分为可水解鞣质和缩合鞣质两类。

（1）可水解鞣质（hydrolysable tannins）　由酚酸（多为没食子酸，gallic acid）和葡萄糖或多元醇通过酯键或苷键结合而成。因为结构中有酯键或苷键，可被稀酸、碱或酶水解而失去鞣质的特性。含此类成分的生药有五倍子、没食子、诃子、石榴皮等。

（2）缩合鞣质（condensed tannins）　由儿茶素或其衍生物以碳-碳键聚合而成。由于结构中无酯键或苷键，故不能被稀酸和碱水解，但遇酸、碱加热或久置可进一步聚合成不溶于水的高分子化合物称鞣红。缩合鞣质和空气接触，特别在酶的影响下，容易被氧化、脱水、缩合为红棕色的鞣红沉淀，如切开的苹果、梨、桃子等。

2. 鞣质的性质

鞣质大多数为无定形固体，易潮解，较难提纯，味涩。大多数能溶于水、乙醇和甲醇，成为胶体溶液；可溶于乙酸乙酯、丙酮；不溶于氯仿、苯、无水乙醚及石油醚。有强还原性，在空气中，尤其在碱性条件下，易被氧化而颜色变深。

3. 鞣质的鉴别

鞣质的水溶液可与以下试剂反应，出现沉淀，根据沉淀的颜色和现象不同能区别两类鞣质（表3-5）。

表3-5　鞣质的鉴别反应

试剂	可水解鞣质	缩合鞣质
三氯化铁试剂	显蓝色至蓝黑色，有时沉淀	显绿色至绿黑色，有时沉淀
饱和溴水	无反应	产生黄棕色沉淀
5%硫酸，加热煮沸	产生酚酸	产生暗红色沉淀
醋酸铅试剂	沉淀，且沉淀不溶于稀乙酸	沉淀，且沉淀溶于稀乙酸
石灰水	青灰色沉淀	红棕色沉淀
甲醛+盐酸，加热	无沉淀	全部沉淀

（二）有机酸

有机酸（organic acid）是一类具有羧基的有机化合物，广泛存在于植物中，而植物果实中尤为多见。除游离状态存在外，也可与钙、钾、镁等无机离子成盐存在，或与醇缩合成酯存在。根据结构有脂肪族有机酸、芳香族有机酸和萜类有机酸等。

脂肪族有机酸根据结构中有无双键有饱和与不饱和脂肪酸之分。根据羧基数目有一元、二元、多元酸之分。植物中常见脂肪族有机酸有草酸（oxalic acid）、琥珀酸（succinic acid）、枸橼酸（citric acid）、奎宁酸（quinic acid）、酒石酸（tartaric acid）等。高级脂肪酸常存在于油脂和蜡等脂类化合物中。

草酸　　琥珀酸　　枸橼酸　　奎宁酸　　（+）-酒石酸

芳香族有机酸常包括酚酸类，常见的有水杨酸（salicylic acid）、桂皮酸（cinnamic acid）、咖啡酸（caffeic acid）及绿原酸（chlorogenic acid）等。

萜类有机酸如三萜酸，有时与糖结合成苷，常见的如齐墩果酸等。

有机酸多具酸性，可与醇结合成酯，亦可生成酰卤、酰胺等衍生物。能与碱金属、碱土金属及其他金属形成盐。游离有机酸的溶解度与其结构及极性基团有关，一般低级脂肪族有机酸溶于水及乙醇、甲醇，难溶于其他有机溶剂，而高级脂肪酸及芳香族有机酸、萜类有机酸常不溶于水，而溶于有机溶剂中。除 8 个碳以下的脂肪酸和不饱和脂肪酸常为液体外，其他有机酸多为固体。有的具挥发性，可随水蒸气蒸馏或可被升华。有机酸遇硝酸银、氢氧化钡、氯化钙、醋酸铅等试剂，常生成沉淀，可用于有机酸的检查。生药中含有机酸丰富的有五味子、山楂、乌梅等。

一般认为脂肪族有机酸无特殊生物活性，但有些有机酸如苹果酸、枸橼酸、酒石酸、维生素 C 等综合作用于中枢神经。有些特殊的酸是某些生药的有效成分：如土槿皮中的土槿皮酸有抗真菌作用；咖啡酸的衍生物有一定的生物活性；绿原酸为许多生药的有效成分，有抗菌、利胆、升高白细胞等作用。

咖啡酸　　　　　　　　　　绿原酸

（三）氨基酸、肽类、蛋白质类

1. 氨基酸

氨基酸为广泛存在于生物界的含氮的有机化合物，其分子中有氨基（—NH$_2$）和羧基（—COOH），天然存在的氨基酸几乎都是 α-氨基酸。氨基酸可分为组成蛋白质的氨基酸和非蛋白质组分的氨基酸 2 大类。

氨基酸为无色结晶，易溶于水，可溶于醇，难溶于其他有机溶剂。

2. 肽类

肽类（peptides）由 2 个或 2 个以上的氨基酸，在其氨基与另 1 个氨基酸分子的羧基之间，缩合脱水，形成肽键（—CO—NH—）而相互连接的链状化合物。根据所连接的氨基酸的数目称为二肽、三肽……多肽（polypeptide）。多肽是指 10～100 个氨基酸组成的肽。近年，随着分离和分析技术的不断进步，从海洋生物如蓝藻（blue green algae）、海绵动物（sponges）、苔藓动物（bryozoans）和被囊动物（echinoderms）中，分离出许多具有抗菌、抗病毒及抗肿瘤活性的多肽类化合物，已引起人们的重视。

3. 蛋白质

蛋白质一般是指 100 个以上的氨基酸组成的肽，实际上多肽与蛋白质之间无严格的界限，有时相对分子质量在 1 万以下的称肽类。

蛋白质广泛分布于生物体，是一切生命活动的物质基础。蛋白质根据其组成可分为单纯蛋白质与结合蛋白质两类。单纯蛋白质其完全水解产物仅为氨基酸。结合蛋白质由单纯蛋白质与非蛋白部分组成，根据非蛋白部分的特征又分为核蛋白、糖蛋白、脂蛋白、磷蛋白等。

近年从动（植）物中发现了不少具有生物活性的蛋白质，如动物来源的有：人血白蛋白、丙种球蛋白、干扰素、血纤维蛋白原、血纤维蛋白等；植物来源的有：天花粉蛋白（抗生育作用），植物凝集素（菜豆中提取，有促进淋巴细胞转化作用）、相思豆蛋白和蓖麻毒蛋白（有抗肿瘤作用）等。应用现代生物工程技术，开发生物活性蛋白质是研究新药的重要途径之一。

此外，生药中还含有树脂类、植物色素及无机元素。树脂是植物正常分泌的一类物质，常与挥发油、树胶、有机酸混合存在于植物体内，在橄榄科、棕榈科等植物中分布较多。植物色素在植物中广泛存在，有脂溶性色素与水溶性色素两类，可供药用及食用。无机元素一般与有机化合物结合存在或成各种盐类，近年也被重视。在生命活动中除了钠、钾、钙、镁、磷、氯等元素是必需的之外，锌、铁、铜、钼、镍、钴、锰、铬、钒、锡、硅、硒、碘、氟等微量元素也是生物体不可缺少的，其中锌为哺乳动物的正常生长和发育所必需，钴为维生素 B_{12} 合成所必需，钒与脂类成分的新陈代谢有关，硅影响胶原蛋白和骨组织的生物合成及血管的渗透性和弹性。但是，砷、镉等无机元素有致癌作用，应引起注意。

第四章

生药的鉴定

第一节　生药鉴定的意义

　　生药鉴定就是确定药材的真伪、评定药材品质的优劣和制订其质量标准，以保证生药品种的真实性和用药的安全有效，同时发掘利用新药源。我国药材品种繁多，产区广泛，难免存在同名异物或同物异名的药材，有的因性状相似而不易辨认；误用伪药或劣药，不但不能治好病，反而会误病害人，甚至产生毒性危害。因此，生药鉴定对保证临床用药安全、有效和可控具有十分重要的意义。

一、规范和确定药用的品种

　　中医中药是中华民族数千年来与疾病作斗争所创造的物质财富，运用现代科技成果对其发掘、整理与提高，对丰富和发展中医药事业具有十分重要的意义。目前全国经营的药材品种约 1000 种，虽大多数在历代本草中早有记载，使用历史悠久并沿用至今，但其部分品种还需认真考证，如通过文献考证、市场药材的调查和核对后，证实虎掌和天南星为不同的药物。虎掌为掌叶半夏（*Pinellia pedatisecta* Schott）的块茎，天南星为天南星科植物天南星 [*Arisaema erubescens*（Wall.）Schott]、异叶天南星（*Arisaema heterophyllum* Bl.）或东北天南星（*Arisaema amurense* Maxim）的干燥块茎，纠正了《本草纲目》中将天南星并在虎掌之下，视两者为同一物的错误。由于历代本草记载、地区用药名称和使用习惯的不同，类同品、代用品和民间用药的不断出现，药材中同名异物、同物异名和品种混乱现象普遍存在，直接影响到研究的科学性、生产的正确性及临床用药的安全和有效性。例如，白头翁的商品药材来源达 20 种以上，分属于毛茛科、蔷薇科、石竹科、菊科等不同的植物来源；金银花的植物来源有 20 余种；沙参类有 36 种；石斛有 48 种；贯众的同名异物竟达 58 种。部分来源于同科属植物，临床上已习用已久，功效基本相近；也有来源于同科不同属或者不同科的物种，其化学成分、药理作用和临床疗效则不尽一致，有的甚至没有疗效或者作用完全不同。生药同物异名现象中，因产销地区不同，同一药物各地都有不同的地方土名和习用名称，如益母草，在东北叫坤草，又叫楞子棵，在江苏某些地区称为天芝麻或田芝麻，浙江叫三角胡麻，青海叫千层塔，四川叫血母草，甘肃又叫全风赶，广东名红花艾，云南又称透骨草，而商品透骨草又有十数种之多。因此，有必要对同名异物或同物异名的生药，开展调查、鉴定，进行品种整理，澄清品名，做到一药一名，互不混淆，保证生药品种的真实性、有效性和安全性。

二、制订和完善生药的标准

生药在商品流通与临床应用中以假冒真或掺伪的情况时有发生，特别是贵重药材中发现较多，如砂仁药源短缺时，一些非正品砂仁混入市场，造成品种混乱影响疗效。正品砂仁应为姜科植物阳春砂（*Amomum villosum* Lour.）、海南砂（*Amomum longiligulare* T.L.Wu）、绿壳砂仁（*Amomum villosum* Lour.var. *xanthioides* T.L.Wu et Senjen）的干燥成熟果实。而海南南部曾将海南假砂仁（*A.chinense* Chun et T.L.Wu）充砂仁收购，并销往外省。又如名贵中药三七，为五加科植物三七[*Panax notoginseng*（Burk.）F.H.Chen]的干燥根和根茎，因价格昂贵，市场上出现有以竹节参、菊三七、莪术、白及、水田七、藤三七、木薯淀粉伪制品等充三七销售；以亚香棒虫草、凉山虫草、香棒虫草、地蚕、人工伪制虫草或白僵蚕冒充冬虫夏草等，其中服用亚香棒虫草者，普遍出现头昏、恶心、呕吐等不良反应，并出现白细胞和中性粒细胞减少的趋势。此外，如栽培、产地、采收加工方法等不同，也直接影响着生药的质量。因而正确开展生药的鉴定研究，制订生药质量标准，使生药标准化、规范化，对保证和提高生药的品质，具有十分重要的意义。

三、寻找和利用新药用资源

中药资源普查、民间用药调查整理，以及对常用中药材品种整理和质量研究工作的深入开展，涌现出一些疗效确切、资源丰富的新品种，如新疆紫草、满山红、九里香、雷公藤、绞股蓝、两面针等。同时根据植物亲缘关系及地理分布规律，发掘新的资源，部分过去长期依赖进口的生药，在国内已发现其亲缘植物或其代用品，并已投入生产。例如血竭为棕榈科植物麒麟竭（*Daemonorops draco* Bl.）果实渗出的树脂经加工制成，产于印度尼西亚等地；经考查发现，剑叶龙血树［*D.cochinchinensis*（Lour.）S.C.Chen.］在我国云南有 500 余年的使用历史，经鉴定和对比研究，卫生部以"广西血竭"为名批准生产。又如沉香为瑞香科植物沉香（*Aquilaria agallocha* Roxb.），产于印度尼西亚、越南、柬埔寨等，为进口药材；经调查研究发现，我国海南、广东、广西产的同属植物白木香［*Aquilaria sinensis*（Lour.）Gilg］可做沉香药用。这些发现与应用，极大改变了单靠进口药材的局面。又如满山红在我国东北地区用于气管炎疗效较好，其来源为兴安杜鹃（*Rhododendron Dauricum* L.），在一些地区无分布，但从本地区同属植物中寻找，结果西北的烈香杜鹃（*R. anthopagonoides* Maxim）、广东的紫花杜鹃（*R. mariae* Hanae）等相继被发掘利用。

第二节　生药鉴定的一般程序与方法

　　生药鉴定是依据《中国药典》、中华人民共和国卫生部药品标准和地方药品标准及文献记载资料，对生药进行真实性、纯度、品质优良度的检定及安全性检查。

　　生药真实性鉴定，包括生药的来源鉴定、性状鉴定、显微鉴定、理化鉴定及生物检定等项。生药纯度检定是检查样品中有无杂质及其数量是否超过规定的限度。杂质包括非药用部分、有机杂质和无机杂质。无机杂质的检查常采用筛拣及总灰分、酸不溶性灰分等定量方法来测定。生药品质优良度检定是包括水分、浸出物、特征图谱或指纹图谱、有效成分含量的测定，以确定待检生药的质量是否合乎规定的要求。安全性检查参见第七章生药的安全性评价。

　　《中国药典》附录部分收载的药材和饮片取样法、药材和饮片检定通则、显微鉴别法、炮制通则、杂质检查法、水分测定法、灰分测定法、浸出物测定法、挥发油测定法、色谱法等，都是生药鉴定方法的依据。

一、生药的取样

　　商品药材的鉴定，必须注意待检定药材取样的代表性，取样的代表性直接影响到检定结果的正确性。因此，必须重视以下取样的各个环节。

　　1）取样前，应注意品名、产地、规格等级及包件式样是否一致，检查包装的完整性、清洁程度及有无水迹、霉变或其他物质污染等，详细记录。凡有异常情况的包件，应单独检验。

　　2）从同批药材包件中抽取检定用样品，其原则如下：药材总包件数在100件以下者，取样5件；100～1000件按5%取样；超过1000件者，超过部分按1%取样；不足5件的逐件取样；贵重药材，不论包件多少均逐件取样。

　　3）对破碎的、粉末状的或大小在1cm以下的药材，可用采样器（探子）抽取样品，每一包件至少在不同部位抽取 2～3 份样品，包件少的抽取总量应不少于实验用量的 3 倍；包件多者，每一包件取样量一般按以下规定：一般药材100～500g；粉末状药材25g；贵重药材5～10g；个体大的药材，根据实际情况抽取代表性的样品。如药材个体较大时，可在包件不同部位（包件大的应从10cm以下的深处）分别抽取。

　　4）将所取样品混合拌匀，即为总样品。对个体较小的药材，应摊成正方形，依对角线划"X"字，使分为四等份，取用对角两份；再如上操作，反复数次至最后剩余的量足够完成所有必要的试验及留样数为止，此为平均样品。个体大的药材，可用其他适当方法取平均样品。平均样品的量一般不得少于做真实性、纯度、品质优良度及安全性检定所需用量的3倍数，即1/3供实验室分析用，另1/3供复核用，其余1/3则为留样保存，保存期至少1年。

二、杂质检查

　　杂质是指其来源与规定相同，但其性状或部位与规定不符，以及来源与规定不同的物质，无机杂质，如砂石、泥块、尘土等。检查方法可取规定量的样品，摊开，用肉眼或扩大镜（5～10倍）观察，将杂质拣出，如其中有可以筛分的杂质，则通过适当的筛，将杂质分出。然后将各类杂质分别称重，计算其在样品中的百分比。如生药中混存的杂质与正品相似，难以从外观鉴别时，可进行显微、理化鉴别试验，证明其为杂质后，计入杂质重量中。对个体大的生药，必要时可破开，检查有无虫蛀、霉烂或变质情况。杂质检查所用的样品量，一般按生药取样法称取。

三、水分测定

　　水分测定，是为了保证药材不因所含水分超过限度而发霉变质。常用的测定方法有烘干法、甲苯法和减压干燥法。供测定用的生药样品，一般先破碎成直径不超过 3mm 的颗粒或碎片，直径和长度在 3mm 以下的花类、种子类、果实类药材，可不破碎。

1. 烘干法

　　烘干法适用于不含或含少量挥发性成分的生药。取供试品 2～5g，平铺于干燥至恒重的扁形称量瓶中，厚度不超过 5mm，疏松样品不超过 10mm，精密称定，打开瓶盖在100～105℃干燥 5h，将瓶盖盖好，移置干燥器中，冷却 30min，精密称定重量，再在上述温度干燥 1h，冷却，称重，至连续两次称重的差异不超过 5mg 为止。根据减失的重量，计算供试品中含有水分的百分数。

2. 甲苯法

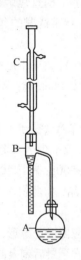

图 4-1　水分测定装置

A. 圆底烧瓶；B. 水分测定管；C. 直形冷凝管

　　甲苯法适用于含挥发性成分的生药，用化学纯甲苯直接测定，必要时甲苯可先加少量蒸馏水，充分振摇后放置，将水层分离弃去，经蒸馏后使用。仪器装置如图 4-1 所示。A 为 500ml 的短颈圆底烧瓶；B 为水分测定管；C 为直形冷凝管，外管长 40cm。使用前，全部仪器应清洁，并置烘箱中烘干。测定时取供试品适量（相当于含水量 1～4ml），精密称定，置 A 瓶中，加甲苯约 200ml，必要时加入玻璃珠数粒。将仪器各部分连接，自冷凝管顶端加入甲苯，至充满 B 管的狭细部分，将 A 瓶置电热套中或用其他适宜方法缓缓加热，待甲苯开始沸腾时，调节温度，使每秒钟馏出 2 滴。待水分完全馏出，即测定管刻度部分的水量不再增加时，将冷凝管内部先用甲苯冲洗，再用饱蘸甲苯的长刷或其他适宜方法，将管壁上附着的甲苯推下，继续蒸馏 5min，放冷至室温，拆卸装置，如有水黏附在 B 管的管壁上，可用蘸甲苯的铜丝推下，放置，使水分与甲苯完全分离（可加亚甲蓝粉末少许，使水染成蓝色，以便分离观察）。检读水量，改算成供试品中含有水分的百分数。

3. 减压干燥法

减压干燥法适用于含有挥发性成分的贵重药品。减压干燥器的装置：取直径 12cm 左右的培养皿，加入新鲜五氧化二磷干燥剂适量，使铺成 0.5～1cm 的厚度，放入直径 30cm 的减压干燥器中。测定时取供试品 2～4g，混合均匀，分取 0.5～1g，置已在供试品同样条件下干燥并称重的称瓶中，精密称定，打开瓶盖，放入上述减压干燥器中，减压至 2.67kPa（20mmHg）以下持续半小时，室温放置 24h。在减压干燥器出口连接新鲜无水氯化钙干燥管，打开活塞，待内外压一致，关闭活塞，打开干燥器，盖上瓶盖，取出称瓶迅速精密称定重量，计算供试品中含有水分的百分数。

气相色谱法也可测定生药的水分；另外应用红外线干燥法和导电法测定生药中水分的含量，迅速而简便。

四、灰分测定

生药中灰分的来源，包括生药本身经过灰化后遗留的不挥发性无机盐，以及生药表面附着的非挥发性无机盐类，即总灰分。同一种生药，在无外来掺杂物时，一般都有一定的总灰分含量范围。规定生药的总灰分限度，对于保证生药品质和纯净程度，有一定的意义。如果总灰分超过一定限度，表明掺有泥土、砂石等无机物质。有些生药本身含有的无机物差异较大，尤其是含大量草酸钙结晶的生药，测定总灰分有时不足以说明外来无机物的存在，还需要测定酸不溶性灰分，即不溶于 10%盐酸中的灰分。因生药所含的无机盐类（包括钙盐）大多可溶于稀盐酸中而除去，而来自泥沙等的硅酸盐类则不溶解而残留，故测定酸不溶性灰分能较准确地表明生药中是否有泥沙等掺杂及其含量。

1. 总灰分测定法

供测定样品须粉碎，并通过二号筛，混合均匀后，称取样品 2～3g（如需测定酸不溶性灰分，可取 3～5g），置炽灼至恒重的坩埚中，称定重量（准确至 0.01g），缓缓炽热，注意避免燃烧，至完全碳化时，逐渐升高温度至 500～600℃，使完全灰化并至恒重。根据残渣重量，计算供试品中含总灰分的百分数。如样品不易灰化，可将坩埚放冷，加入蒸馏水或 10%硝酸铵溶液 2ml，使残渣湿润，然后置水浴上蒸干，残渣照前法灼炽，至坩埚内容物完全灰化。

2. 酸不溶性灰分测定法

取上项所得的灰分，在坩埚中加入稀盐酸 10ml，用表面皿覆盖坩埚，置水浴上加热 10min，表面皿用热蒸馏水 5ml 冲洗，洗液并入坩埚中，用无灰滤纸滤过，坩埚内的残渣用蒸馏水洗于滤纸上，并洗涤至洗液不显氯化物反应为止，滤渣连同滤纸移至同一坩埚中，干燥，炽灼至恒重。根据残渣重量，计算供试品中含酸不溶性灰分的百分数。

五、浸出物测定

对有效成分尚不明确或尚无精确定量方法的生药，一般可根据已知成分的溶解性质，选用水或其他适当溶剂为溶媒，测定该药中可溶性物质的含量，以示生药的品质。通常选用水、一定浓度的乙醇（或甲醇）、乙醚作浸出物测定法的溶媒。

（一）水溶性浸出物测定

测定用的生药供试品需粉碎，使能通过二号筛，并混合均匀。

1. 冷浸法

取供试品约 4g，精密称定，置 250～300ml 的锥形瓶中，精密加入水 100ml，密塞，冷浸，前 6h 内时时振摇，再静置 18h，用干燥滤器迅速滤过，精密量取续滤液 20ml，置已干燥至恒重的蒸发皿中，在水浴上蒸干后，于 105℃干燥 3h，移置干燥器中，冷却 30min，迅速精密称定重量，以干燥品计算供试品中含水溶性浸出物的百分数。

2. 热浸法

取供试品 2～4g，精密称定，置 250～300ml 的锥形瓶中，精密加入水 50～100ml，密塞，称定重量，静止 1h 后，连接回流冷凝管，加热至沸腾，并保持微沸 1h。放冷后，取下锥形瓶，密塞，再称定重量，用水补足减失的重量，摇匀，用干燥滤器滤过。精密量取续滤液 25ml，置已干燥至恒重的蒸发皿中，在水浴上蒸干后，于 105℃干燥 3h，移置干燥器中，冷却 30min，迅速精密称定重量，以干燥品计算供试品中含水溶性浸出物的百分数。

（二）醇溶性浸出物测定

取适当浓度的乙醇或甲醇代替水为溶媒。照水溶性浸出物测定法进行（热浸法须在水浴上加热）。

（三）挥发性醚浸出物测定

取供试品约（过四号筛）2～5g，精密称定，置五氧化二磷干燥 12h，置索氏提取器中，加乙醚适量，加热回流 8h，取乙醚液，置干燥至恒重的蒸发皿中，放置，挥去乙醚，残渣置五氧化二磷干燥器中干燥 18h，精密称定，缓缓加热至 105℃，并于 105℃干燥至恒重，其减失重量即为挥发性醚浸出物的重量。

六、挥发油测定

该测定适用于含较多量挥发油的生药。测定用的样品，一般须粉碎使能通过二号至三号筛，并混合均匀。仪器装置如图 4-2，A 为 1000ml（或 500ml、2000ml）的硬质圆底烧瓶，上接挥发油测定器 B，B 的上端连接回流冷凝管 C。以上各部均用玻璃磨口连接。测定器 B 应具有 0.1ml 的刻度。全部仪器应充分洗净，并检查接合部分是否严密，以防挥发油逸出。

1. 甲法

该法适用于测定相对密度在 1.0 以下的挥发油。取供试品适量（相当于含挥发油 0.5～1.0ml），称定重量（准确至 0.01g），置 1000ml 的烧瓶中，加水 300～500ml（或适量）与玻璃珠数粒，振摇混合后，连接挥发油测定器与回流冷凝管。自冷凝管上端加水使充满挥发油测定器（有 0.1ml 的刻度）的刻度部分，并溢流入烧瓶时为止。置电热套中或用其他适宜方法缓缓加热至沸，并保持微沸约5h，至测定器中油量不再增加，停止加热，放置片刻，开启测定器下端的活塞，将水缓缓放出，至油层上端到达刻度0线上面5mm处为止。放置1h以上，再开启活塞使油层下降至其上端恰与刻度0线平齐，读取挥发油量，并计算供试品中含挥发油的百分数。

2. 乙法

该法适用于测定相对密度在 1.0 以上的挥发油。取水约 300ml 与玻璃珠数粒，置烧瓶中，连接挥发油测定器。自测定器上端加水便充满刻度部分，并溢流入烧瓶时为止，再用移液管加入二甲苯 1ml，然后连接回流冷凝管。将烧瓶内容物加热至沸腾，并继续蒸馏，其速度以保持冷凝管的中部呈冷却状态为度，30min 后，停止加热，放置 15min 以上，读取二甲苯的容积。然后照甲法自"取供试品适量"起，依法测定，自油层量中减去二甲苯量，即为挥发油量，再计算供试品含有挥发油的百分数。

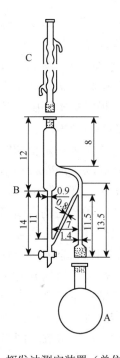

图 4-2　挥发油测定装置（单位：cm）

注：装置中挥发油测定的支管分岔处应与基准线平行

第三节　生药的来源鉴定

生药的来源鉴定是应用现代分类学的方法鉴定各种药材的植（动、矿）物来源，确定其学名和药用部位，这是生药鉴定和研究工作的基础，也是药材生产、资源开发和保证药品质量的依据。每一种植（动）物药材都有原植（动）物学名，如白术的原植物在我国为菊科植物白术（*Atractylodes macrocephala* Koidz）的干燥根茎，而日本使用的白术为菊科植物关苍术（*A. japonica* Koidz）的根茎，韩国为菊科植物关苍术除去周皮的根茎；三国均使用白术，但药材植物来源和药用部位各不相同。各类药材来源鉴定的程序基本相似，鉴于生药中以植物药最多，本节以植物药为例介绍生药来源鉴定的基本步骤。

首先，所鉴定的药材已有文献记载时，应查阅《中国植物志》、《地方植物志》、《中药志》等文字资料和查阅标本馆的标本，了解其有关产地、生境、生物学特征、药用情况和地方名。在适宜的时期（花、果期，药材采收期）进行实地考察、采集和制作标本，对室内不易观察到的特征作详细观察、记录；并记录产地、海拔、经纬度、伴生植物等生态环境及当地药用情况等有关信息，务必保证所采集标本的代表性和完整性。待压制的标本干燥后，在室内制成蜡叶标本，鉴定后送标本馆保存。对在市场上发现的未知商品，没有资料可查阅，就需追踪商品的来源、产地，到产地请药农协助，采集相关的原植物和对口药材；若是境外来的商品应请求中国驻该国的大使馆协助获取该药材的原植物标本和对口药材。

其次，对所采标本或其他途径得到的标本，都必须进行鉴定，若鉴定有困难时应请有关分类学家帮助鉴定。鉴定植物的一般方法是：利用《中国植物志》、各省或地区的植物志、《中国高等植物图鉴》等书籍及《植物分类学报》等有关杂志，来鉴定该植物的科、属、种，仔细比对文献对种的描述和插图，把握主要特征，尤其是花、果的特征。每一种植物都有模式标本可供查对，再参阅原始文献，鉴定就更有把握，但并不是每一种植物的鉴定都要这样做。若核对模式标本有困难时，可利用植物标本馆中有关分类学家已鉴定过的标本作为鉴定植物的参考。鉴定植物常用的工具书有《邱园植物索引》（*Index Kewensis Plantarum Phanerogamarum*）、《东亚植物文献目录》（*A Bibliography of Eastern Asiatic Botany*）、《有花植物与蕨类植物辞典》（*A Dictionary of the Flowering Plants and Ferns*）、《中国种子植物科属辞典》、《中国高等植物科属检索表》、《种子植物属种检索表》等，参考书有《中国植物志》、《中国孢子植物志》、《中国高等植物图鉴》和各地方植物志，如《四川植物志》、《秦岭植物志》、《云南植物志》、《东北草本植物志》、《东北木本植物志》等，以及植物分类学期刊《植物杂志》、《植物分类学报》等资料。

原动物的鉴定按照动物分类学的方法进行，但在动物种数繁多而分类文献分散的门类里，鉴定到种一级往往比较困难。不可能依靠一个人对所有动物门类都能作出权威性鉴定。因此，必须依靠不同门类专家鉴定。

原矿物的鉴定参考矿物药类篇和参阅矿物学专著、核对标本或请矿物学专家协助鉴定。

第四节　生药的性状鉴定

生药的性状鉴定，主要是利用感官即用看、摸、闻、尝及水试、火试等直观的方法，对药材的形状、大小、色泽、表面、质地、断面、气味等多种特征进行观察描述，利用一系列特征的综合信息作为判别中药真、伪、优、劣的依据。我国医药学宝库中积累了丰富的传统鉴别经验，如党参皮松肉紧有"狮子盘头"，松贝形似"怀中抱月"，海马外形为"马头蛇尾瓦楞身"，野山参则为"雁脖芦，圆肩膀、枣核艼、铁线纹，珍珠须"，何首乌断面有"云锦纹"，黄芪断面有"菊花心"，苍术断面有"朱砂点"等，形象地描述了各种生药的特征。生药性状鉴定的内容一般包括以下几方面。

1. 形状

不同的药材，由于生物来源或药用部位不同，常有其独特和固定的外形。药材的形状常与药用部位有关，常采用几何形状描述。例如，根类药材多为圆柱形（甘草）、圆锥形（白芷）、纺锤形（何首乌）；皮类药材有平坦状（杜仲）、卷筒状（厚朴）、管状（牡丹皮）、反曲状（石榴皮）等；果实种子类药材有圆形（山楂）、长圆形（木瓜）、扁心形（苦杏仁）、肾形（补骨脂）等；花类与叶类药材多皱缩，观察形状前需要用热水浸泡后展开；全草类药材可参考原植物鉴定。传统采用形象比喻的方法对药材进行描述，如野山参"芦长碗密枣核艼，锦皮细纹珍珠须"；党参具"狮子盘头芦"；味连形如"鸡爪"，又有"过桥"；乌头"形如乌之头也"；天麻具"鹦哥嘴"；防风根头形似"蚯蚓头"；海马形如"马头蛇尾瓦楞身"；粉防己形似"猪大肠"等。

2. 大小

大小系指中药材的长短、粗细与厚薄。一般采用国际度量单位，如 cm 或 mm 表示，且有一定参比范围。例如甘草长 25～100cm，直径 0.6～3cm；黄芪长 30～90cm，直径 1～3.5cm。观察较多的样品后才能得出较正确的药材大小数值范围。当测定值与规定值有出入时，考虑到药材的生长受到的外界环境影响，允许测量值稍高或稍低于规定值。传统采用举物类比的方法，如苏恭谓白头翁"实大者如鸡子，白毛寸余"。

3. 颜色

颜色系指药材的表面和断面色泽的情况，不同的药材色泽各异，同一药材的色泽变化反映出所含化学物质的变化，也反映出药材质量变化；在进行鉴定时应注意观察表面和断面颜色特征和变化情况。以颜色特征区别不同的药物和命名有黄连、丹参、紫草、乌梅、青黛、白芷、红花、金银花等；以颜色判别质量，如黄连以"断面红黄色者为佳"，而显红黄色是由于黄连中含有小檗碱、药根碱、巴马汀等原小檗碱类生物碱，其原小檗碱类生物碱含量的高低不仅影响到黄连的断面色泽，也反映了药材质量；又如黄芩色黄，若其活性成分黄芩苷被水解、氧化，则黄芩变绿，表明药材质量下降。

4. 表面特征

表面特征系指药材的表面是否光滑或粗糙，有无皱纹、皮孔、毛茸或被粉霜等是其主要观察点。不同的药材表面特征各异，如羌活环节紧密似蚕，金毛狗脊表面密生金黄色毛茸，白头翁根头部的白毛（叶柄残基）都是重要的鉴别特征。

5. 质地

质地系指药材的坚硬、松软、致密、黏性或粉性等特征，是其主要观察点。药材因基源或加工方法不同，质地不相同。质轻而松者如南沙参（或称泡沙参、泡参）等，粉性足者如山药、粉葛根、天花粉等，质坚硬者如穿山龙、郁金等，质地柔韧、油润者如当归；盐附子易吸潮变软，黑顺片、白附片、黄附片则质硬而脆。

6. 断面

断面系指药材折断时的现象和断面，以及药材横切面的特征。鉴定时应注意观察折断时的难易程度和断面特征，或折断时或放置一定时间后断面出现的现象（如有无粉尘散落、有无胶丝和结晶析出等）。例如，甘草折断时有粉尘散落；茅苍术易折断，断面可见红棕色油点（朱砂点），放置后断面能"起霜"（析出白色毛状结晶）；杜仲折断时有白色胶丝相连；牡丹皮折断面平坦而显粉性；厚朴断面可见发亮的细小结晶；苦楝皮折断面可分为黄白相间的多层薄片等。不易折断，或断面不平坦者，可用刀横切之而后观察，特别是切制的饮片，切面的特征尤为重要。例如，大黄"以蜀川锦纹者佳"，何首乌可见"云锦纹"，川牛膝有"筋脉点"，茅苍术有"朱砂点"，乌药、黄芪有"菊花心"，广防己有"车轮纹"等，都是形象的鉴别特征。

7. 气

气系指某些药材含挥发性物质而具有特殊的香气或臭气，通过直接、摩擦撞击、折断或水浸泡后嗅之。例如，檀香香气浓厚，白鲜皮似羊膻气，阿魏、丁香、鱼腥草、败酱、鸡矢藤皆有嗅之难忘的臭气。常可通过药材气味浓烈的程度判断其质量的优劣，如当归香气浓郁，质量上佳；牡丹皮以"香气浓者为佳"。含挥发性物质的药材，多有特殊的香气，如辛夷、甘草、五味子、苦参、盐附子，分别具辛、甘、酸、苦、咸五味，或兼而有之。

8. 味

味系指取少量药材入口咀嚼而尝到的味感。每种药材的味感比较固定，味感的类型和强弱与药材所含的成分及含量有关，因此味感也是衡量药材质量的标准之一。例如，乌梅、木瓜、山楂味越酸者越好，黄连、黄柏味越苦者越好，甘草、党参以味甜为佳，肉桂以味甜辣者佳；若味感改变，就要考虑其品种和质量问题。同时考察药材的味感时，还要注意样品的代表性，因不同部位味感有一定差异。特别要注意的是，对具有强烈刺激性和剧毒的药材，口尝时要特别小心，取样要少，尝后应立即吐出，漱口、洗手，以免中毒，如乌头类药材。

9. 水试

水试法系利用某些中药在水中或遇水能发生浮沉、溶解、颜色变化、透明度、膨胀度、旋转性、黏性、酸碱变化等特殊现象进行鉴定。也是中药品质鉴别方法之一。例如，西红花入水，水被染成黄色；龙骨、天竺黄舐之粘舌；车前子、小通草（旌节花科）遇水有黏滑感；秦皮放入水中浸泡后，浸出液在日光下显碧蓝色荧光；苏木投热水中，显鲜艳的桃红色。

10. 火试

火试法系利用某些中药遇火燃烧后能产生特殊的气味、颜色、烟雾、闪光、响声、膨胀、熔融聚散等现象，进行药材的鉴定。例如，麝香少许用火烧时有爆鸣声，随即融化，起油点似珠，香气浓烈四溢，灰为白色；降香微有香气，燃烧后香气浓烈，有油流出；海金沙遇火易燃烧，发出轻微的爆鸣声及闪光，并可全部燃尽；《本草纲目》载蜂蜜的鉴别："凡试蜜以烧红火箸插入，提出起气是真，起烟是伪。"

第五节　生药的显微鉴定

显微鉴定是利用显微镜来观察药材内部的细胞、组织构造及细胞后含物的特征，鉴定药材的真伪、纯度或制定药材显微鉴别的依据。2010 年版《中国药典》大幅度增加符合生药特点的专属性鉴别，新增显微鉴别 633 项。

一、显微装片的制作

根据观察的对象和目的，选取具有代表性的药材，制作不同的显微观察标本，一般用徒手或石蜡切片法制作观察标本。对于根、根茎、皮和叶类药材，一般制作横切片观察，必要时制纵切片；茎木类药材须制作横切、径向和切向三个面切片；果实、种子类药材，须制作横、纵切片；叶、花、全草类及果实和种子类药材，可取叶片、萼片、花冠、果皮、种皮等制表面装片观察。也可将药材或切碎的药材制作粉末片进行观察。中成药可直接取样，制片观察。

观察生药组织切片或粉末中的组织后含物时，一般用甘油或醋酸甘油装片观察淀粉粒和糊粉粒,并采用偏光显微镜观察未糊化淀粉的偏光现象;用水合氯醛液装片观察菊糖(立即观察)。为清楚观察组织切片或粉末的细胞、组织结构,需用水合氯醛装片透化,方法为取切片或粉末少许,置载玻片上,滴加2～3滴水合氯醛液,在酒精灯的外焰上微微加热,并随时补加水合氯醛液,至透化清晰为度,透化后滴加甘油1～2滴,放盖玻片。

观察细胞和细胞后含物时,常需要测量其直径和长短(以 μm 计)作为鉴定依据之一。测量工具可采用显微测定尺进行。

二、显微鉴定的观察要点

植物类药材的显微鉴定是在了解植物各器官或部位的细胞、组织构造基本知识的基础上,对照各种药材已有描述的显微特征进行鉴定。如果进行显微观察,是为了制订显微鉴别依据或鉴定未知检品,则各类药材显微鉴定的注意点,可供鉴定工作的参考。

1. 根类药材

根类药材常根据维管组织的特征区别其为双子叶植物根的初生构造、次生构造,或是单子叶植物根的构造。

双子叶植物根类药材多数具有次生构造,表层为木栓组织,少数表层为表皮细胞或皮层细胞木栓化而形成的后生皮层;中柱维管束为无限外韧型;形成层环多明显,中心大多无髓,少数有明显的髓部(如龙胆、川乌)。少数仅具初生构造,皮层宽,中柱小,无形成层,辐射型维管束,木质部束及韧皮部束数目少,一般无髓(如细辛)。部分双子叶植物根具有异常构造(或称三生构造),如何首乌根的维管柱外方有数个异型复合维管束,牛膝、商陆根有数轮同心排列的异常维管束,沙参、狼毒等均有异常构造,颠茄、华山参根具内含韧皮部(或称木间韧皮部),黄芩、秦艽、甘松、新疆紫草的根具有木间木栓(或称内含周皮)。

单子叶植物根类药材仅具初生构造,一般无木栓组织,其表皮细胞外壁有时增厚,壁木化或木栓化;皮层宽广,内皮层常具明显的马蹄形凯氏带(点),中柱小,无形成层;木质部常为多束(六束以上),与韧皮部相间排列,中心常有髓部如百部块根,或髓部细胞厚壁木化,如鸢尾的根。

此外,根类药材韧皮部和栓内层常见分泌组织,如乳管、树脂道、油室、油细胞等。在粉末中可观察到草酸钙结晶、纤维、导管、石细胞、淀粉粒、菊糖等。

2. 根茎类药材

根茎类药材常根据中柱和维管组织的特征区别其为蕨类植物、双子叶植物或是单子叶植物根茎类药材。

双子叶植物根茎类药材最外层大多为木栓组织,皮层较宽,可见根迹维管束,中柱维管束为无限外韧型,环列;中心髓部较宽。少数药材具有异常构造,如大黄、大花红景天的根茎髓部具异型维管束(称髓维管束);甘松的根茎具有木间木栓。

单子叶植物根茎类药材最外层多为表皮或有的皮层细胞木栓化形成的后生皮层,皮层中有叶迹维管束,内皮层大多明显,中柱中散有多数有限外韧型维管束,也有周木维管束(如菖蒲)。

蕨类植物根茎类药材，最外层多为厚壁性的表皮及下皮细胞，基本薄壁组织较发达。中柱的类型有的是原生中柱，木质部（只有管胞）位于中心，韧皮部位于四周，外有中柱鞘及内皮层（如海金沙）；有的是双韧管状中柱，木质部呈圆筒状，其内外侧各有韧皮部、中柱鞘及内皮层（如金毛狗脊）；有的为网状中柱，数个分体中柱断续排列成环状，每一个分体中柱成一原生中柱状（如绵马贯众）。

此外，根茎类生药常有油室（伞形科）、油细胞（姜科）、草酸钙针晶束（单子叶植物）；粉末中可观察到淀粉粒、纤维、石细胞、导管的特征，以及草酸钙结晶的类型。

3. 茎类药材

双子叶植物茎类药材中，草质茎次生构造不发达，最外层为表皮，有束中形成层，中心髓部较大；木质茎和木质藤本茎的次生构造发达，最外层为木栓组织，形成层环明显，次生韧皮部及次生木质部成筒状结构，髓较小。单子叶植物茎类药材无次生构造，最外层为表皮，其内为基本组织，散有多数有限外韧型维管束，无内皮层。

4. 皮类药材

皮类药材均为双子叶植物的根皮或茎皮，所谓的皮是指形成层以外的部分，包括韧皮部、皮层和周皮。所以组织构造中就不存在木质部。皮类药材常有树脂道、油细胞、乳管等分泌组织，粉末应注意木栓细胞、纤维、石细胞、分泌组织及草酸钙结晶等特征的观察。

5. 叶类药材

叶类药材通常制作横切片，观察表皮、叶肉及叶脉的组织构造。叶的表面制片主要观察表皮细胞、气孔及各种毛茸的形态特征，以及叶肉组织的某些鉴别点，如草酸钙结晶及其分布等。毛茸为叶类药材的重要鉴别特征，注意观察非腺毛的细胞数和列数，腺毛头部的形状、分泌细胞数、柄部的长短和细胞数等；气孔的轴式也是重要的鉴别特征。

6. 花类药材

花类药材根据不同待检物，将苞片、花萼、花冠、雄蕊或雌蕊等分别制作表面片观察，也可将萼筒作横切面观察。苞片、花萼的构造与叶相似，注意表皮的气孔及毛茸。

花粉粒为花类药材鉴定的重要特征，注意其形状、大小、萌发孔或萌发沟状况、外壁构造及雕纹等。花类粉末药材的观察，以花粉粒、花粉囊内壁细胞、非腺毛、腺毛为主要点，并注意草酸钙结晶、分泌组织及色素细胞等。

7. 果实类药材

果实类药材一般观察果皮的组织特征，真果的果皮，可分为外果皮、中果皮及内果皮。内外果皮相当于叶的上、下表皮，中果皮相当于叶肉。外果皮为一列表皮细胞，有的表皮细胞含有橙皮苷结晶，有的散在油细胞，有的分化成非腺毛、腺毛或腺鳞。表皮角质层的纹理也有鉴别意义。中果皮多为多列薄壁细胞，有细小维管束散布，一般为外韧型。中果皮中常有油室、油细胞、油管及厚壁组织分布，有时含有淀粉粒和草酸钙砂晶。内果皮的变异较大，薄壁细胞、石细胞、纤维、结晶细胞层等亦可出现。

8. 种子类药材

种子类生药着重观察种皮的构造。通常种皮的表皮为一列薄壁细胞，有的表皮细胞分化为非腺毛、腺毛、石细胞，有的可见气孔等特征。种子的外胚乳、内胚乳或子叶细胞的形状、细胞壁增厚状况，以及所含脂肪油、糊粉粒等均有鉴别意义。

三、显微鉴定的方法

显微镜的使用把人们的视觉伸展到肉眼看不见或看不到的细小结构，使认识范围极大地扩展，已是生药学科观察研究的重要工具。常分为光学显微镜和非光学显微镜两大类。光学显微镜使用最多，应用范围最广。非光学显微镜包括电子显微镜和超声波显微镜两种，电子显微镜使人们能看到 0.001μm 的微粒，从而进入超微结构的观察研究；超声波显微镜能在不破坏样本完整性情况下，观察研究其内部结构。

（一）显微结构观察

显微结构观察法是指主要利用光学显微镜观察药材内部的显微结构，该方法适宜于植物、动物、矿物来源的完整药材或碎片，粉末及成药的鉴别，是生药形态研究中常用方法。同时，应用显微化学的方法还可以确定某些成分在组织中的分布，对药材的鉴定、采收、加工和储藏都有一定指导意义。根据观察的对象和目的不同，可制作不同的显微装片。具有设备简单、操作简便的特点，是显微鉴定中最常用的手段。但放大倍数有限，通常不超过 1200 倍，因此对一些微细的特征不易观测到。

1. 完整药材的鉴定

该法为选择药材的适当部位，制成显微装片，然后在显微镜下观察其组织、细胞结构和内含物。大多数药材需制作横切面显微装片，有的需做纵切面，茎木类药材还需观察切向切面，全草类常需作表面制片；花瓣、雌蕊柱头一般很薄，不易剥离，采用整体制片方法制片。切片的方法依据观察目的和目标选择，常用的切片方面有：石蜡切片法、徒手切片法和表面制片法等。

2. 破碎药材的显微鉴定

该法适用于碎片药材的显微鉴别。对大块片药材也可切制组织片，方法与完整药材的显微鉴定方法基本相同；碎块片较小难于制成切片时，可用化学试剂把植物组织解剖开，制成解离组织片进行观察，或制成粉末采用粉末显微鉴定进行制片观察。对切碎的全草类和叶类药材，则表面制片法是最常用的观察方法。此外，非均质性的晶体如大多数的矿物质，或某些分子排列无次序的有机物如植物淀粉粒、动物骨碎片等，在偏振光显微镜（简称偏光显微镜）暗视野下，会呈现出一定的色彩变化。

3. 生药粉末的显微鉴定

该法适用于观察对象为粉末状药材或药材细粉。材料的处理和封藏方法与完整药材的显微鉴定基本相似。制成的粉末片，可作显微化学反应。根据在显微镜下观察的组织碎片和后含物特征，进行真伪和纯度的鉴定。测量细胞和后含物的大小，也是显微鉴定的重要内容之一。特别是同类细胞或后含物的大小，往往可作为品种间的鉴别特征。此外，动物的骨碎片、肌纤维、结晶状物、毛发、结石、分泌物等有不同的偏光特性。用偏光显微镜可清晰地分辨补益中成药至宝三鞭丸（三十多味中药）中是否含有四种动物药——海马、蛤蚧、桑螵蛸及鹿茸。中成药显微鉴定方法与粉末药材基本相同，但需采用不同的方法去除制剂中的赋型剂，以便能清楚观察到组织、细胞结构和内含物特征。

4. 矿物药的显微鉴定

矿物药除直接粉碎成细粉观察外，尚可进行磨片观察。选择具有代表性样品，用磨片机将一面磨平，粘在载玻片上，再磨另外一面，近 30μm 厚时进行精磨与抛光，镜检合格后封藏制片，即可观察。对透明矿物磨成薄片置偏光显微镜下观察，根据光透射到矿物晶体内部所发生的折射、反射、干涉等现象进行鉴定；对不透明矿物可磨成光片，在矿相显微镜下，根据光在磨光面上反射时所产生的现象，观察、测定其反射力、反射色，偏光图等进行鉴定。例如，在偏光显微镜下朱砂为红色，透明，平行消光，干涉色鲜红色；雄黄多色性明显，干涉色橙红色；海浮石可见有火山碎屑结构；而龙骨呈纤维状或粒状个体，依生物结构呈中心有空洞的同心环带状分。

（二）亚显微结构观察

亚显微结构（又称超微结构）系指在电子显微镜下观察的更加微细结构。适宜于光学显微镜下不能分辨清楚特征的观察，如叶表皮结构及孢子、花粉粒、果皮、种皮的表面纹饰等在形态鉴定中具有重要意义的细微特征。常使用的有扫描电镜、透射电镜、扫描电镜+X 线能谱分析等。其中应用最多的是扫描电子显微，它能使物质的图像呈现显著的表面立体结构的特征，放大倍数变化范围大（几倍到几十万倍），样品制备简单，不需超薄切片，有的粉末和某些新鲜材料可直接送入观察。其已应用在种皮和果皮的纹饰、花粉粒、茎和叶表皮组织的结构、个别组织和细胞及后含物晶体等，以及动物药材的体壁、鳞片及毛等形态学研究中。

（三）显微化学的方法

显微化学反应是在药材粉末、切片、浸出液或升华物上滴加适宜的化学试剂制成临时装片，在显微镜下观察产生结晶、沉淀、溶解、变色等现象，以便确定细胞壁的组成、后含物的性质或药材是否含有某类化学成分；最后辨别药材的真伪。常用鉴别方法有以下 9 种。①木质化细胞壁：加间苯三酚 1～2 滴，稍放置，加浓盐酸 1 滴，显红色至紫红色。②纤维素细胞壁：加氯化锌碘试剂显蓝色至紫色。③木栓化或角质化细胞壁：加苏丹Ⅲ试液，稍放置或微热，显橘红色。④淀粉粒：加碘试液显蓝色或蓝紫色。⑤糊粉粒：加碘试液显棕色或黄棕色。⑥脂肪油、挥发油或树脂：加苏丹Ⅲ试液，显橘红色、红色或紫红色。⑦菊糖：加 10%α-萘酚的乙醇溶液，再加硫酸，显紫红色并很快溶解。⑧黏液：加钌红试液，显红色。⑨晶体：草酸钙结晶加稀乙酸不溶解，加稀盐酸溶解，但不产生气泡；钟乳体（碳酸钙）加稀盐酸溶解，同时有气泡产生。

生药粉末，滴加某种试剂，在显微镜下观察，可见结晶析出或呈现颜色。例如，黄连粉末滴加稀盐酸，可见针簇状盐酸小檗碱结晶析出；甘草粉末加 80%硫酸 1～2 滴，显橙黄色。利用显微和化学方法确定生药组织构造中有效成分的分布部位，称显微化学定位试验。例如，北柴胡横切片加 1 滴无水乙醇-浓硫酸（1:1）液，显微镜下可见栓内层和皮层显黄绿色至蓝绿色，示有效成分柴胡皂苷存在于栓内层和皮层部位。

此外，利用生药中所含的某些化学成分，在一定温度下能升华的性质，在显微镜下观察其升华物的形状、颜色及化学反应（称微量升华），可作为某一生药的鉴定特征。例如：大黄的升华物为黄色梭针状或羽状蒽醌化合物结晶，加碱液溶解并显红色；牡丹皮、徐长卿根的升华物为长柱状或针状、羽状牡丹酚结晶；斑蝥的升华物为白色柱状或小片状斑蝥素结晶，加碱溶解，再加酸又析出结晶。具体方法：取金属片，放置石棉板上，金属片上放一小金属圈（高度约为 0.8cm），金属圈内加入适量生药粉末摊成薄层，圈上放一载玻片，用酒精灯徐徐加热数分钟，至粉末开始变焦，去火待冷，则有结晶状升华物凝集于载玻片上。将载玻片取下反转，在显微镜下观察结晶形状，并可加化学试液，观察其反应。必要时可用显微熔点测定器测定结晶的熔点。

（四）图像分析技术

图像分析技术使传统显微检测设备向量化、数字化、信息化、智能化发展。数字显微分析系统由科学级 CCD、研究用显微镜、计算机与分析软件组成，其中图像分析软件是将生物材料取得的图像信息进行处理、分割、测量等，生成高保真的各种格式的彩色图像、图文及分析报告。国内外生药学者采用此技术分别对药材横切面上的油管、导管、厚壁细胞占横切面的面积比值，细小果实及种子、花粉粒的体积、周长、直径、不规则参数，叶的气孔面积、直径、周长及不规则参数等不同形态组织学参数进行测定，在此基础上结合数值分类方法归纳实测数据。

第六节　生药的理化鉴定

理化鉴定是通过物理、化学、光谱、色谱的方法，对生药及其制剂中所含主要成分或有效成分进行定性和定量分析，根据定性和定量分析结果，鉴定生药真伪优劣的一种方法。

一、物理常数

物理常数包括相对密度、旋光度、折光率、凝点、熔点、馏程、黏度、吸收系数、碘值、皂化值和酸值等，其测定结果不仅对生药具有鉴别意义，也可反映生药的纯度，是评价生药质量的主要指标之一。

1. 相对密度

相对密度指在相同温度、压力条件下，某物质的密度与水的密度之比。某些生药具有一定的相对密度。纯度变更，相对密度也随同改变。测定相对密度，可以区别或检查生药的纯杂程度。相对密度的测定有两种方法，即比重瓶法和韦氏比重秤法。

2. 旋光度

旋光度指平面偏振光通过含有某些光学活性的化合物液体或溶液时，能引起旋光现象，使偏振光的平面向左或向右旋转。旋转的度数，称为旋光度。偏振光透过长 1dm、每 1ml 中含有旋光性物质 1g 的溶液，在一定波长与温度下测得的旋光度称为比旋度。

测定比旋度（或旋光度）可区别或检查某些生药的纯杂程度，也可用以测定含量。

3. 折光率

折光率指光线自一种透明介质进入另一透明介质时，因两种介质的密度不同，光的行进速度发生变化，即发生折射现象。一般折光率系指光线在空气中进行的速度与在供试品中进行速度的比值。折光率因物质的温度与光线的波长不同而改变，透光物质的温度升高，折光率变小；光线的波长越短，折光率就越大。测定折光率可区别不同的油类或检查纯杂程度。

4. 凝点

凝点指一种物质由液体凝结为固体时，在短时期内停留不变的最高温度。某些生药具有一定的凝点，纯度变更，凝点亦随之改变。测定凝点可以区别或检查生药的纯杂程度。

5. 熔点

熔点指一种物质由固体熔化成液体的温度、熔融同时分解的温度，或在熔化时自初熔至全熔的一段温度。某些生药具有一定的熔点，测定熔点可以区别或检查生药的纯杂程度。

6. 馏程

馏程指一种液体在标准压力下进行蒸馏，从初馏点到终馏点的温度范围。某些生药具有一定的馏程，测定馏程可以区别或检查生药的纯杂程度。

二、荧光分析

利用生药中所含的某些化学成分，在紫外线或自然光下能产生一定颜色荧光的性质，而鉴定生药的方法。通常可直接取生药饮片、粉末或用其浸出液，置暗处，用荧光分析仪照射进行观察。例如，黄连饮片显金黄色荧光；大黄粉末显深棕色荧光；秦皮的水浸液显天蓝色荧光等。有的生药本身不产生荧光，但经酸或碱处理或经其他化学方法处理后，可使某些成分在紫外线下变为可见色彩。例如，芦荟水溶液本无荧光，但与硼砂共热，所含芦荟素即起反应显黄绿色荧光。根据荧光的强弱，可用荧光分析仪进行生药品质的定量分析。也可用荧光显微镜鉴别生药，如国产沉香粉显海蓝色至灰绿色，而进口沉香粉末显绿色至枯绿色。此外，当生药表面附有地衣或真菌，也可能有荧光出现。因而荧光分析还可用于检查某些生药的变质情况。

三、光谱法

利用物质的光谱进行定性、定量和结构分析的方法称为光谱分析法，简称光谱法。按产生光谱的方式不同，光谱法可分为吸收光谱法、发射光谱法和散射光谱法。生药鉴定中常用的为吸收光谱法，包括紫外光谱法（ultraviolet spectrophotometry，UV）、红外光谱法（infrared spectrophotometry，IR）、近红外光谱法（near Infrared spectroscopy，NIR）、荧光光谱法（fluorescent spectrophotometry，FP）、原子吸收光谱法（atomic absorption spectrophotometry，AAS）、磁共振波谱法（NMR spectroscopy，NMR）等。该类方法已广泛应用于药材真伪鉴别、定性分析、含量测定等。

1. 紫外光谱法

紫外线（波长为 200～800nm）照射物质时，引起物质内部原子、分子运动状态的变化，消耗一部分能量后再透射出来，根据不同的化学结构消耗的能量不同，不同的物质产生的吸收光谱也各不相同来对样品进行分析。紫外-可见吸收光谱常由一个或几个宽吸收谱带组成。其中最大吸收波长（λmax）表示物质对辐射的特征吸收或选择吸收，与分子中外层电子或价电子的结构有关。紫外-可见吸收光谱法主要用于含有不饱和结构或有共轭双键结构，在特定吸收波长处所测得的吸光度，可用于药品的鉴别、纯度检查及含量测定。王秀坤等采用苦参药材甲醇提取液进行紫外分光光度法分析，得到的紫外光谱数据，分别运用主成分分析法和非线性映射，以及自适应共振理论网络（ART2）模型，对 40 个样本的苦参药材质量进行了化学模式识别研究。

2. 红外光谱法

红外光谱是以红外区域电磁波连续光谱作为辐射能源照射样品，记录样品吸收曲线的一种光学分析方法，称红外光谱法。红外区的波长范围 0.8～1000μm（对应波数为 10～13 000cm^{-1}），可分为近红外区（2.5～0.8μm，波数为 4000～13 000cm^{-1}）、中红外区（25～2.5μm，波数为 200～4000cm^{-1}）和远红外区（25～1000μm，波数为 10～200cm^{-1}）。在整个红外光谱区域中，中红外区最为重要，已在该区总结了大量特征基团频率与分子结构的对应关系，并用于结构分析。该法具有专属性、特征性、取样量小、快速、简便、准确等特点，一些具有相同官能团的化合物，其紫外光谱具有相同的特征吸收，很难辨别，而根据红外光谱则完全能加以鉴别。

红外光谱鉴别药材的关键是把具有差异性的化学成分富集起来，使其表现在红外光谱上。因此，样品的化学前处理很重要，主要有直接粉末法、溶剂提取法和梯度萃取法 3 种。红外光谱鉴别药材时通常不用将混合物的红外光谱各主要吸收峰归类，只要在 400～4000cm^{-1} 范围内比较光谱间的差异；特别是二维红外图谱的应用提高了红外光谱鉴别药材的能力。

3. 近红外光谱法

近红外光谱是指介于可见光区与中红外光区间的电磁波，利用近红外光谱区包含的物质信息，主要用于有机物质定性和定量分析的一种分析技术称近红外光谱分析。近红外光谱区与中红外谱区尖锐的特征吸收峰不同，近红外谱峰较钝且重叠严重，导致近红外图谱特征性较弱。随多组分分析中多元信息处理理论和技术日益成熟，解决了近红外光谱区重叠的问题，已实现近红外光谱的快速分析。NIR 分析技术能提高鉴定准确性，避免主观因素对中药定性判别的影响，同时也简化了样品的前处理过程。例如，采用了褶合变换-可视化-指纹图谱相似系数分析法对 5 种贝母进行分析，结果平贝、伊贝与川贝的相似系数大于 0.986，浙贝与湖北贝母的相似系数大于 0.971，而与川贝的相似系数较小，提供了 5 种贝母之间的鉴别新方法。

4. 荧光光谱法

某些物质吸收特定波长的光之后，除了产生吸收光谱外，还会发射出比原来吸收波长更长的光，当激发光停止照射后，也随之很快消失，这种光称为荧光。由于物质分子的结构不同，所吸收的波长和发射的荧光波长也不同，利用这个性质可以定性鉴别物质；

同种物质浓度不同，发射的荧光强度也不同，利用这个性质可以进行定量分析，这种方法称为荧光光谱分析法，简称荧光法（fluorescent spectrophotometry，FP）。荧光法根据激发光的波长范围不同，分为 X 线荧光分析法、紫外-可见荧光分析法、红外荧光分析法；根据待测物质的存在形式又分为分子荧光法和原子荧光法。荧光法最主要的优点之一就是灵敏度高，一般紫外-可见光谱法的灵敏度为 10^{-7}g/ml，而荧光法的灵敏度为 $10^{-12} \sim 10^{-10}$g/ml。

5. 原子吸收光谱法

原子吸收光谱法又称原子吸收分光光度法，其原理是仪器从光源辐射出具有待测元素特征谱线的光，通过试样蒸气时被蒸气中待测元素基态原子所吸收，由辐射特征谱线光被减弱的程度来测定试样中待测元素的含量。其具有以下特点：①检出限低、灵敏度高，火焰原子吸收光谱法可达 10^{-9}g/ml，非火焰原子吸收光谱法可达 10^{-14}g/ml。②选择性好、准确度高，在适合的范围内，相对误差可控在 1%～2%，性能好的仪器可达 0.1%～0.5%。③分析速度快、应用范围广，采用自动化较高的仪器，半小时内能连续测定 50 个试样种的 6 种元素，可测定的元素已达 70 余种。但该法尚有一定的局限性，如标准曲线的线性范围窄，一般为一个数量级范围；通常每测定一种元素时，需要更换使用一种元素的光源灯，多元素同时测定尚有困难；另外受背景干扰、试剂纯度等的影响较大。

6. 磁共振法

磁共振谱是指在无线电波（波长 10cm～100m）照射下，中药成分的溶液中某些特定元素（通常选用 H）的原子可以吸收电磁辐射，以吸收频率为横坐标，峰强度为纵坐标作图，即得该物质的磁共振谱。由于生药中含有的成分复杂，实验过程中通常选用某一溶剂的特征提取物进行磁共振分析，得到该特征提取物的 H-NMR 指纹图谱。然后采用化学计量学方法建立校正模型，进一步与未知样品进行比较，从而实现定性或定量分析。秦海林等研究了人参、天麻、黄连及其易混药材的磁共振指纹图谱，对特征总提物进一步分离，得到单体化合物后，通过结构鉴定和 NMR 研究，并对指纹图中的各特征谱线进行归属。结果表明，所研究的各种植物中的 H-NMR 指纹图谱均有高度的特征性和重现性，同一品种不同产地的样品的 H-NMR 指纹图谱有很好的一致性；人参、天麻、黄连等多数植物中药特征总提物的 H-NMR 指纹图谱主要显示了其活性成分的特征共振峰，可以达到药材鉴别的目的。

7. 质谱法

质谱分析法是通过对被测样品离子的质荷比的测定来进行分析的一种分析方法。被分析的样品首先要离子化，然后利用不同离子在电场或磁场的运动行为不同，把离子按质荷比（m/z）分开而得到质谱，通过样品的质谱和相关信息，可以得到样品的定性定量结果，即可进行元素分析、相对分子质量测定、分子式确定和分子结构的解析和推断等。将中药提取液置质谱仪中进行电子轰击电离，可获得提取液中化学成分的 EI-MS 图，不同中药提取液所含成分不同，所得质谱图所显示的分子离子基峰及进一步的裂解碎片峰亦不一致，可作为生药鉴别的依据。梁惠玲等对中药天麻及其伪品进行了 EI-MS 分析，获得了满意的鉴别效果。

8. X 线衍射指纹图谱

当 X 线照射到过 100～200 目的药材粉末样品上时，包含在药材中的几十种化学成分将产生各自独立的粉末 X 线衍射图谱，它们的叠加就形成一幅表示该药材整体结构的粉末 X 线衍射指纹图谱。实验用的样品不经任何化学处理，保持了药材样品的原态，可以成为研究药材品质评估指标的有效物理分析方法。

四、色谱法

色谱法是一种物理或物理化学的分离分析方法。其主要原理是利用不同物质在流动相与固定相中的分配系数差异、吸附与解吸附差异或其他差异而被分离。色谱法有多种分类方法。按流动相所处的状态，分为液相色谱法和气相色谱法，用超临界流体作为流动相者称超临界流体色谱法。按操作方法可分为纸色谱法、薄层色谱法、柱色谱法、气相色谱法、高效液相色谱法。按分离原理可分为吸附色谱法、分配色谱法、离子交换色谱法、排阻色谱法等。

1. 薄层色谱法

薄层色谱法系将适宜的固定相（如吸附剂）均匀地涂布在玻璃板或塑料板、铝箔、聚酯薄膜上，形成薄层，将供试品溶液点样在薄层上，然后用合适的溶剂展开后，与适宜的对照物按同法所得的色谱图作对比，用以进行生药的鉴别、杂质检查或含量测定的方法。薄层色谱法中所用的固定相主要是硅胶、氧化铝、聚酰胺、硅藻土、微晶纤维素等，其颗粒大小一般要求粒径为 10～40μm。薄层色谱法比纸色谱法有更多的优点，应用范围也较大，已经成为药材鉴别常用的方法之一。2010 年版《中国药典》一部中有 873 种药材和饮片采用薄层色谱法鉴别，占了收载总数（1415 种）的 62%。

薄层色谱中的 R_f 值可作为定性鉴别的依据，常采用与对照品溶液在同一块薄层板上点样，展开与检视，与适宜的对照物（对照品或对照生药）在相同条件下所得的斑点（或色谱图）作对比，用以鉴别药材的真伪。

2010 年版《中国药典》一部首次采用薄层-生物自显影技术（TLC-Bioautography）建立中药材的鉴别方法。薄层-生物自显影技术是一种薄层色谱分离和生物活性测定相结合的分析方法，采用该技术可以使通常 TLC 分离得到的结果，除了鉴别真伪之外，还能知道其中哪些成分有清除自由基和抗氧化等生物活性作用，并在乌药、生地黄、熟地黄、紫苏梗等标准中得到应用。

还可采用洗脱法、光密度测定法、斑点面积测定法、放射性测定法、生物自显影法和酶化法等进行薄层色谱定量分析，其中以洗脱法和光密度法在药材定量分析的应用较多。

2. 气相色谱法

气相色谱法流动相为气体，称为载气。色谱柱分为填充柱和毛细管柱两种，根据固定相的状态，可将气相色谱分为气-固色谱和气-液色谱。注入进样口的供试品被加热气化，并被载气带入色谱柱，在柱内各成分被分离后，先后进入检测器，色谱信号用记录仪或数据处理器记录。可进行定性和定量分析。气相色谱法具有精度高、分离效果好的优点，但是高温下不能气化的成分不能进行分析，故应用范围受到限制。其主要可用于药材中有效成分的定性、定量分析两个方面，以及农药残留及其他有机物的残留的测定。

此外，结合了色谱、质谱两者的优点集成的气相色谱-质谱（gas chromatography-mass spectrometry，GC-MS）联用技术是一种高效能、高选择性、高灵敏度的分离分析方法，使样品的分离、定性及定量成为连续的过程。其具有更高的灵敏度，样品用量少，分析速度快、应用范围广等特点，特别适合于含有挥发性成分生药的定性鉴别及定量研究。

3. 高效液相色谱法

高效液相色谱法（HPLC）系指用高压输液泵将具有不同极性的单一溶剂或不同比例的混合溶剂、缓冲液等流动相，用泵将流动相压入装有固定相的色谱柱，经进样阀注入供试品，被流动相带入柱内，在柱内各成分被分离后，依次进入检测器，色谱信号由记录仪或积分仪记录。可进行定性和定量分析，也可用于化合物的分离和纯化。色谱柱的填料有硅胶、化学键合硅胶、离子交换填料、凝胶和手性填料等。根据被检测（或分离）物质的化学结构特征，选用不同的色谱柱及选择适宜的流动相。检测器有紫外检测器（包括二极管阵列检测器）、荧光检测器、蒸发光散射检测器、示差折光检测器、电化学检测器和质谱检测器等。HPLC 进行生药分析具有快速、灵敏和准确的特点，已成为生药成分定性、定量的主流方法。HPLC 适合于分析那些用气相色谱难以分析的物质（挥发性差、极性强、具有生物活性、热稳定性差）。2010 年版《中国药典》一部药材和饮片采用 HPLC 进行鉴别和含量测定，共计 595 项，为 2005 年版收载总数（180 项）的 330%。

2010 年版《中国药典》一部首次采用 HPLC "一测多评技术"，即用一个对照品对多个成分进行定量，作为复杂体系量效关系评价的测定方法之一。例如，黄连，在 2005 年版《中国药典》版中仅测小檗碱单一成分的含量，但小檗碱在多种植物中均有大量分布，作为黄连唯一的指标，专属性和质量可控性较差。采用 HPLC "一测多评技术"，即用一种小檗碱对照品可同时测定小檗碱、药根碱、表小檗碱、黄连碱、巴马汀 5 种成分的含量，可控成分达到 9.4%，即体现有效成分、多指标成分质量控制要求又大大节约了对照品的消耗，同时整体上体现黄连有别于黄柏等的活性关系。

HPLC 特征和指纹图谱技术反应中药内在质量的整体变化情况和质量的均一程度，控制产品批与批间质量稳定是切实可行的。2010 年版《中国药典》一部将人参茎叶总皂苷等 7 项特征图谱和注射用双黄连（冻干）等 13 项指纹图谱纳入质量标准中，能够表征被测中药供试品主要化学成分的特征，具有整体、宏观、迷糊分析等特点。色谱图中各色谱峰间的顺序、面积和相互间比例所组成的整体架构可表达某一中药特有的化学 "指纹性"，这种图谱对特定类别的中药具有唯一性和特异性。

此外，将高效液相色谱对复杂样品的高分离能力与质谱具有的高选择性、高灵敏度及能够提供相对分子质量与结构信息的优点结合起来，形成了高效液相色谱-质谱联用（high-performance liquid chromatography-mass spectrometry，HPLC-MS），解决了传统液相检测器灵敏度和选择性不够的缺点，提供了可靠、精确的相对分子质量及结构信息，简化了试验步骤，节省了样品准备时间和分析时间，特别是适合亲水性强、热不稳定化合物及生物大分子的分离分析，在生药的品质评价中得到广泛应用。2010 年版《中国药典》采用 HPLC-MS 方法对千里光、川楝子和苦楝皮中的毒性成分进行定量和限量测定，即保障了使用，又保证了用药安全。

4. 毛细管电泳法

毛细管电泳法（capillary electrophoresis，CE）又称高效毛细管电泳（high performance capillary electrophoresis，HPCE），是指以弹性石英毛细管为分离通道，以高压直流电场为驱动力，依据供试品中各组分的淌度（单位电场强度下的迁移速度）和（或）分配行为的差异而实现各组分分离的一种分析方法。毛细管电泳仪主要由弹性石英毛细管、直流高压电源、电极和电极槽、冲洗进样系统、检测系统（紫外-可见分光检测器应用最广）及数据处理系统组成。毛细管电泳的分离模式有毛细管区带电泳（CZE）、毛细管凝胶电泳（CGE）、毛细管等速电泳（CITP）、毛细管等电聚焦电泳（CIEF）、胶束电动毛细管色谱（MEKC 或 MECC）、毛细管点色谱（CEC），其中毛细管区带电泳（CZE）和胶束电动毛细管色谱（MEKC 或 MECC）使用较多。

毛细管电泳法是近几十年飞速发展起来的一项新的分析技术。它根据离子在缓冲液中迁移的速度与电场呈正比原理，将凝胶电泳解析度和快速液相色谱技术融为一体，是继高效液相色谱法出现后分析科学领域的又一次革命。其具有分离效率高[理论板数（106～107）片/m]、速度快（20～30min/次）、灵敏度高、所需样品少（纳升级，nl）、溶剂消耗少、成本低且毛细管柱的费用远低于高效液相的分析柱、前处理简单、抗污染能力强、应用范围广等特点。赵霞等用 HPCE 内标法分析了 9 种贝母药材中浙贝乙素、西贝素、西贝苷等生物碱的含量。陈勇川等用 HPCE 法测定了白芍、赤芍、八珍丸和八珍益母丸中芍药苷的含量，结果表明定量是准确有效的，与 HPLC 法测定结果基本一致。马晓强等对西红花和红花及伪品萱草和黄花菜应用 HPCE 法对其水溶性成分进行了定性分析，西红花、红花、萱草和黄花菜四种"红花"的毛细管电泳图谱显示了很大程度的不同。该方法速度快、灵敏度高、重现性好，可作为红花类药材的定性鉴别方法。毛细管电泳法在中药有效成分的分离、定性定量、中药材鉴别等方面得到越来越广泛的应用。

近年来除以上方法外，几乎所有生命科学和化学的分离分析技术手段都用来尝试评价药材质量，如化学计量学方法、分子生物色谱技术、各种指纹图谱技术等都逐步在生药评价中使用。但由于药材的复杂性、多样性和特殊性，大多技术还没有成为法定标准。而评价的方法不是越难越好，也不是仪器越先进越好，而要具体问题具体分析，择善而从。

第七节　生药的 DNA 分子标记鉴定

DNA 分子标记是指能反映生物个体或种群间基因组中某种差异特征的 DNA 片段，它能直接反映基因组 DNA 间的差异，是继形态学标记、细胞学标记及生化标记之后，近年来广泛应用的一种新的遗传标记。它直接以 DNA 作为研究对象，在植物各个组织、各个发育时期均可检测到；标记数量多，遍及整个基因组；多态性高，自然存在着许多等位变异；有许多分子标记表现为共显性，能够区别出纯合基因型与杂合基因型，提供完整的遗传信息。近年来，DNA 标记技术的研究日渐成熟。目前，各种分子遗传标记技术在中草药中的应用已深入开展，为中草药的遗传和物理图谱的建立、基因的定位与克隆、数量性状位点的遗传分析、遗传多样性评估、物种起源和分子标记辅助育种等遗传研究提供了有价值的工具。目前常用的分子标记有限制性片段长度多态（restriction fragment length polymorphism，RFLP）、AFLP 扩增片段长度多态性标记（amplified fragment length polymorphic DNA marker，AFLP）、RAPD 随机扩增多态性 DNA（random amplified polymorphic DNA，RAPD）、简单重复系列（simple sequence repeat，SSR）、简单重复序列间区扩增（inter-simple sequence repeat，ISSR）等。RAPD 稳定性和重复性较差；RFLP、AFLP 操作复杂、成本较高且结果不可靠；SSR、ISSR 以其特异性的扩增、良好的稳定性及重复性、能较好地反映物种的遗传结构和遗传多样性变化等特点，被视为理想的遗传标记方法。2010 年版《中国药典》一部首次采用该技术对蛇类药材和川贝母物种进行鉴定。

现将主要的 DNA 分子标记技术介绍如下。

（一）限制性片段长度多态

生物在进化过程中，由于种种原因引起的基因突变和 DNA 分子结构重排，造成了分子内核苷酸排列顺序的改变，在一处或几处发生某种差异，当这种改变（即使是很小的改变）涉及限制性酶切位点时，酶切后产生的 DNA 片段长度将发生变化，即限制性酶谱的条带方式将出现不同，产生多态性，称为限制性片段长度多态（restriction fragment length polymorphism，RFLP）。一般应用 Southern 杂交检测这种多态性，将琼脂糖凝胶中的 DNA 转移到硝酸纤维素膜（或其他膜）上，然后再用标记的克隆基因作探针进行杂交，经放射自显影后即可在 X 线片上看到 DNA 多态性了。但该方法试验步骤繁琐，包括 Southern 转移、探针标记、杂交、检测等，又受到探针来源的限制，所需 DNA 样品量大（因没有对 DNA 进行扩增），仅适于 DNA 未明显降解的新鲜材料。因此限制了其广泛应用，随着 PCR 技术的出现和发展，PCR-RFLP 技术较多的应用于中药真实性鉴别领域。

（二）随机扩增多态性 DNA 和任意引物 PCR

随机扩增多态性 DNA（random amplified polymorphic DNA，RAPD）是 1990 年美国杜邦公司科学家 J. G. K. Williams 和加利福尼亚生物研究所 J. Welsh 领导的两个小组几乎同时发展起来的一项新技术。Williams 称之为 RAPD（random amplified polymorphic DNA），Welsh 称之为任意引物 PCR（arbitrary primer PCR，AP-PCR）。RAPD 技术建立在 PCR 技术基础上，它是以任意序列的寡核苷酸单链（通常为 10 个碱基，AP-PCR 则为 20~30 个碱基）为引物，对所研究的基因组 DNA 进行随机扩增。RAPD 所用的一系列引物的 DNA 序列各不相同，但对于任一引物，它同基因组 DNA 序列有特定的结合位点。这些特定的结合位点在基因组某些区域内的分布如符合 PCR 扩增的反应条件，即在一定范围内模板 DNA 上有与引物互补的反相重复序列时，就可扩增出此范围的 DNA 片段。在不同物种基因组 DNA 中，这种反相重复序列的数目和间隔的长短不同，就可导致这些特定的结合位点分布发生相应的变化，而使 PCR 扩增产物增加、减少或发生相对分子质量的变化。通过对 PCR 产物的检测和比较，即可识别这些物种基因组 DNA 的多态片段。

与常规 PCR 相比，RAPD 主要有以下特点：①无需专门设计 RAPD 扩增反应的引物，也无需预知被研究的生物基因组核苷酸顺序，引物是随机合成或是任意选定的。引物长度一般为 9～10 个寡核苷酸。②每个 RAPD 反应中，仅加单个引物，通过引物和模板 DNA 链随机配对实现扩增，扩增没有特异性。③退火温度较低，一般为 36℃，这能保证短核苷酸引物与模板的稳定配对，同时也允许了适当的错误配对，以扩大引物在基因组 DNA 中配对的随机性。④较之常规 PCR，RAPD 反应易于程序化。利用一套随机引物，得到大量 DNA 分子标记，可以借助计算机进行系统分析。

该方法已被广泛用于遗传指纹作图、基因定位、系统进化和动植物、微生物物种及中药材的鉴定等各个领域。在生药鉴定方面，该方法在人参及其伪品、甘草、黄连、冬虫夏草及其伪品、贝母等药材的鉴定中有应用。

（三）扩增片段长度多态性标记

扩增片段长度多态性标记（amplified fragment length polymorphic DNA marker，AFLP）是 RFLP 与 RAPD 相结合的产物，是 1992 年由荷兰 Keygene 公司科学家 Vos Pieter 等发明并发展起来的一种选择性扩增限制性酶切片段的方法。AFLP 检测的多态性是酶切位点的变化或酶切片段间 DNA 序列的插入与缺失，本质上与 RFLP 一致。该技术将随机性与专一性扩增巧妙结合，并通过变换引物的种类和组合来选择扩增不同的 DNA 片段和数目，此外，还可以通过选用不同的内切酶以达到选择目的。

AFLP 较其他分子标记有着明显的优越性：①AFLP 可在不知基因组 DNA 序列情况下构建其指纹图谱。②AFLP 所需 DNA 用量少。③AFLP 反应灵敏、快速高效。④AFLP 指纹图谱多态性丰富，可用来检测种和种以下水平的差异。⑤AFLP 标记呈典型的孟德尔遗传，能检测到整个基因组的遗传变异。⑥AFLP 对反映条件的变化如模板浓度变化等不灵敏，重复性好。⑦AFLP 采用的是与接头序列和限制性内切酶位点同源的特异引物，且采用了较高的退火温度，特异性较高。正是由于该技术具有以上优点，在短短的几年里，在遗传多样性、基因追踪及定位、分类与进化、系统发育、品种鉴定等基因组研究的几乎所有领域都得到了广泛的应用。该方法在黄连、板蓝根、红花、半夏、鱼腥草、茅苍术、吴茱萸、宁夏枸杞、阳春砂仁、山药、牛膝、丹参等药材的鉴定中有应用。其不足之处是所需仪器和试剂价格昂贵，试验成本较高。另外检测过程中如果使用放射性同位素，会对环境和人身安全构成一定的危害。

（四）DNA 测序法和基于 DNA 序列测定的 PCR-RFLP、特异引物 PCR 方法

基于 PCR 技术的 DNA 直接测序技术是以 PCR 扩增引物作为测序引物，采用循环测序法对 PCR 扩增的双链 DNA 进行直接测序。PCR 扩增所需要的基本条件是引物所覆盖区域的 DNA 序列必须是已知的，以便根据其序列来设计引物，也就是说需要预先知道靶基因的序列信息。由于生药的遗传信息缺乏，应用 DNA 测序法鉴定中药，一般是选

择合适的目的基因，根据其保守区的序列设计通用引物，使其在靶基因保守区识别并扩增，这样可以对不同分类等级生物类群的 DNA 进行扩增，而不需要预先知道靶基因的序列信息，使应用 DNA 测序法鉴别生药成为可能。

生药的 DNA 测序鉴定就是运用 DNA 测序技术建立正品药材及相关混伪品的原动植物的基因序列数据库，用同样的方法对待检测样品进行测序，对照数据库即可鉴定出中药材的真伪。该方法重现性好，鉴定结果准确可靠。但是，实际应用中，采用全序列比对的方法比较麻烦，为此又在序列测定的基础上发展了更加简便的 PCR 扩增的特定片段的限制性位点分析（PCR-RFLP）和位点特异性鉴别 PCR 方法（diagnostic PCR）。

PCR-RFLP 是在 PCR 和 DNA 序列分析基础上产生的 RFLP 技术。该方法是通过 PCR 扩增一段 DNA 片段，然后再选择适当的限制性内切酶，消化 PCR 产物，经电泳，可得到有种属特异性的电泳谱带，从而达到品种鉴定的目的。该方法已在贝母类、人参类和术类药材鉴定中应用。

自 De Salle R 和 Birstein VJ 于 1996 年在 *Nature* 上发表了利用人工设计的引物鉴别鱼子酱中鱼卵所属鲟鱼的种类后，鉴别性 PCR 不断得到推广和应用。位点特异性鉴别 PCR（diagnostic PCR）方法是根据正品及其混伪品特定区域的 DNA 序列数据，设计有高度特异性的正品药材的鉴别引物。与通用引物不同的是，这对引物在 PCR 扩增时只能对来自正品的药材的 DNA 模板中的特定的区域进行有效扩增，而对来自混伪品或其他样品中该区域不能进行扩增。高特异性 PCR 鉴别反应条件与普通 PCR 基本一样，但在 PCR 循环中复性温度较高，一般在 60℃ 左右。在这样的 PCR 条件下，如果引物设计合理，假阳性出现的概率非常之小。当有样品鉴定时，从待鉴定的样品中提取少量 DNA，以此为模板，用高特异性的鉴别引物在适当的条件下进行 PCR 扩增，PCR 产物用 0.8%～1.2% 的琼脂糖凝胶电泳检测扩增结果，如为阳性，则为正品，否则为非正品药材，以此达到鉴别目的。高特异性鉴别引物设计所依据的 DNA 序列资料，可以通过对相关物种的 DNA 进行测序研究获得，也可以从 GenBank 或 EMBL 等 DNA 数据库中直接查得（表4-1）。该方法已在贝母类、石斛类、蛇类和龟甲类药材鉴定中应用。

（五）简单重复系列和简单重复序列间区扩增

简单重复系列（simple sequence repeat，SSR）是一类由几个碱基（多为 1～6 个）组成的基序串联重复而成的 DNA 序列，其长度一般较短，在 100bp 以内。主要以 2 个核苷酸为重复单元，也有以 3 个核苷酸或更多为重复单元，如 $(GT)_n$、$(GA)_n$、$(GATA)_n$、$(GACA)_n$。不同遗传材料重复数的多样性导致了 SSR 长度的高度变异性，从而产生很多等位基因，导致 SSR 的高度多态性。尽管 SSR 分布于整个基因组的不同位置，但其两端序列多是保守的单拷贝序列，因此可以根据这两端的序列设计一对特异引物，通过 PCR 技术将其间的核心 SSR 序列扩增出来，利用电泳分析技术就可获得其长度多态性，这种技术就叫 SSR 标记技术。该技术稳定可靠，但其应用比较局限，因为在 SSR 标记技术中，设计引物之前必须知道重复序列两端的特定序列，且引物具有物种特异性，引物设计费时耗力，使其应用受到限制。

而后来出现的简单重复序列间区扩增（inter-simple sequence repeat，ISSR）很好地解决了这个问题。ISSR 是一种建立在 PCR 反应基础上的 DNA 分子标记，属微卫星标记类。它由加拿大蒙特利尔大学的 Zietkiewicz 等于 1994 年在 SSR（简单重复序列标记技术）基础上提出，用锚定的微卫星 DNA 为引物，即在 SSR 序列的 3′端或 5′端加上 2～4 个随机核苷酸，在 PCR 反应中，锚定引物可以引起特定位点退火，导致与锚定引物互补的间隔不太大的重复序列间 DNA 片段进行 PCR 扩增，然后通过电泳技术分析其多样性结果。由于 ISSR 一般是以短的（1～6bp）基元组成的较低程度的串联重复，在基因组的许多位点都有分布，占据基因组的绝大部分，并且进化变异速度快，因而 ISSR 可检测到基因组中许多位点的变异，较其他标记方法多态性更好。

SSR 标记技术的特点：①SSR 标记技术一般检测到的是一个单一的多等位基因位点。②显性标记，可鉴别杂合子和纯合子。③适用范围广，揭示变异位点多。④所需 DNA 量少，仅需微量组织。即使 DNA 降解，亦能有效地分析鉴定。⑤遗传多样性高，重复性好。⑥SSR 两侧的顺序常较保守，在同种而不同遗传型间多相同。

ISSR 标记技术除具有 SSR 以上特点以外，还具有一些自身的特点：①实验操作简便、快速、高效，不需要构建基因文库、杂交和同位素显示等步骤。②所用引物较长，特异性强，实验结果重复性好。③无需知道任何靶序列信息，简便快速，且耗资少。

目前用 SSR、ISSR 标记法成功鉴别中药不同品种的报道不多，很多鉴别实验正在进行中。2003 年，孙岳等报道了南五味子和北五味子的 ISSR 鉴别研究，根据其琼脂糖凝胶电泳上显示的 DNA 带型差异可迅速鉴别南、北五味子。2006 年，周晔等用 ISSR 法鉴别中药黄精与卷叶黄精，效果明显。同年，他们还用此法鉴别了中药玉竹与小玉竹，也取得可喜的成果。常用 DNA M_r 标准参照物见表 4-1。

表 4-1 常用 DNA M_r 标准参照物

pBR322/Hinf I	φX174/Hinf I	φX174/Hae III	φX174/Taq I
1 631	726 140	1 353	2 914
517	713 118	1 078	1 175
506	553 100	872	404
396	50 082	603	327
344	41 766	310	231
298	41 348	281	141
221	31 142	271	87
220	24 940	234	54
154	20 024	194	33
75	151	118	20
		72	

λ DNA/Hind III	λ DNA/EcoR I	λ Hind III/EcoR I	pBR322/Hae III
23 130	21 226	21 227	587 123
9 416	7 421	5 148	405 104
6 557	5 804	4 973	50 489
4 361	5 643	4 268	48 880
2 322	4 843	3 530	43 464
2 027	3 530	2 027	26 757
564		1 904	23 451
125		1 584	21 321
		1 375	19 218
		974	18 411
		831	1 247
		564	
		125	

第五章

生药的采收、加工与储藏

药物是人类用于预防和治疗疾病的武器。如果没有品质好、疗效高的药物，即使医术再高明的医生，要实现上述目的也是不可能的。中医临床经常出现疗效不稳定或无效的情况，究其原因主要是由于所用生药的质量不稳定或品质不好所造成。因此生药的合理采收、加工、储藏，对保证生药质量稳定、保护药源和可持续的利用生药资源等具有重要的意义。

第一节　生药的采收

生药的合理采收，与药用植（动）物的种类、药用部分、采收季节密切相关。药用植物有效成分的积累尚与个体的不同生长发育阶段、居群的遗传变异密切相关，同时也受气候、产地、土壤等多种环境因素的影响；在同一药用植物个体的不同器官，有效成分的种类和含量都是不同的。因此，生药的品质与其采收的药用部分、采收时间和采收方法密切相关。因此合理的采收应视品种、入药部位的不同，把有效成分的动态积累与药用部位的产量变化结合起来考虑。既要考虑药材质量的最优化，又要注意产量的最大化，确定最佳采收期。只有这样，才能获得高产优质的生药。

一、采收期的确定

生药的采收期，是指药用部分或器官已符合药用要求、达到采收标准的收获期。药用植物中有效成分的含量可因其生长发育阶段或季节的不同而有不同。例如，芦丁在槐花花蕾期（槐米）含量最高；花开放后，芦丁含量减少43%。金银花开放后，绿原酸含量降低，而挥发油含量略有增加。因此确定生药的采收期，必须把有效成分的动态积累与植物生长发育阶段综合起来考虑。

1. 采收期与产量

产量是指单位面积内生药中可供药用部分的重量。植物的生长年龄或栽培年限与有效成分含量有密切关系。一般而论，有效成分的积累与年俱增到一定程度后，其含量就会形成下降的趋势。例如，喜马拉雅东莨菪根中生物碱含量在第七年达到顶峰，其后逐渐下降；龙胆根中龙胆苦苷的含量以栽培第三年最高，以后略有降低。因此定期采挖药用部分，测定其生物学重量和干重，统计不同生长发育期的有效物质积累动态变化，从而获得药用部分重量的迅速增长期和产量最高期。

2. 采收期与质量

质量是指药用部分的品质符合药用要求。俗话说"当季是药，过季是草"、"三月茵陈四月蒿，五月砍来当柴烧"。植物中有效成分的含量在一日之内也会有显著的差别。例如，洋地黄叶中强心苷的含量以清晨最低，傍晚最高；曼陀罗中生物碱含量，叶中以清晨最高，根中则以傍晚最高。因此这些充分说明了适时采收和药材质量的关系，药材的生长期不同，有效成分的含量也不同，定期采挖药用部分，测定主要成分或有效成分积累的动态变化，了解采收期与生药质量的关系。

3. 适宜采收期的确定

生药的最佳采收期确定既要考虑有效成分含量高，也要兼顾其产量，同时对含有毒成分的生药还要注意在毒性成分含量较低时采收，以期获得优质高产的生药。生药有效成分的动态积累与药用部分产量的关系也因植物基源而异，因此必须根据具体情况确定最适宜的采收期，一般常见的有两种情况：有效成分含量有显著的高峰期而药用部分产量变化不显著，则含量高峰期即为适宜采收期；有效成分含量高峰期与药用部分产量不一致时，则考虑有效成分的总含量，即有效成分总量=单产量×有效成分含量%，总值最大时，即为适宜采收期。亦可利用绘制有效成分含量和产量曲线图，两曲线交点的对应点 A 即为适宜采收期（图5-1）。

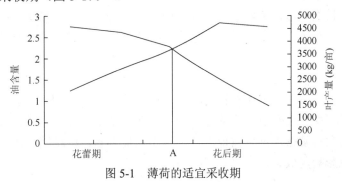

图5-1　薄荷的适宜采收期

二、一般采收原则

采用有效成分含量或总量来指导生药的采收，尽管是比较合理，但是需要做大量的前期研究工作，然而目前很多生药有效成分尚不明确，大多只是一个定量的指标，因此利用传统的采药经验及根据各种药用部分的生长特点，分别掌握合理的采收季节是十分必要的。

1. 根和根茎类

根和根茎类通常是在秋冬季节植株地上部分将枯萎时或停止生长至初春发芽前采收。此时根和根茎中储藏的营养物质最丰富，有效成分含量通常也较高，药材质量好。

但也有例外情况，如柴胡、明党参在春天采集较好，太子参在夏季采集较好，延胡索立夏后地上部分枯萎，不易寻找，故多在谷雨和立夏之间采挖。

2. 叶类和全草类

叶类和全草类宜在茎叶茂盛、花蕾将开放时或植物生长全盛时期采收。少数在苗期采收，如茵陈。但也有个别的如桑叶在经霜打后才能采收，因霜桑叶能降低燥性，使清热散风之效更佳。枇杷叶、银杏叶落地后收集。

3. 树皮和根皮类

树皮类药材多在春夏之交采收，并且应在一定树龄、树皮厚度达到药材规格要求时采收，因为这时植物浆汁较多，较易剥离，如地骨皮（根皮）、杜仲、黄柏等。根皮药材多在秋季采收。

4. 花类

花类药材采集时间必须特别注意，因为一般花期较短，若采集时间不当对药材品质影响很大。一般在花开放时采收，有些则于花蕾期采收，如槐米、金银花、丁香等。但除虫菊宜在花蕾半开放时采收；红花则在花冠由黄变橙红时采收。

5. 果实和种子

多数果实类药材在果实完全成熟时采收，如瓜蒌、黄栀子、薏苡仁、花椒、八角等；也有些要求果实成熟经霜打后再采，如山茱萸霜后变红、川楝子霜打变黄时才采收；还有些应在果实未成熟时采收，如青皮、枳实、橘红等。果实成熟期不一致的药材，如山楂等，要随熟随采，过早采收肉薄产量低，过期采收肉松泡，质量差。

6. 菌、藻、孢粉类

菌、藻、孢粉类应根据实际情况采收。例如，麦角在寄主（黑麦等）收割前采收，生物碱含量最高；茯苓在立秋后采收质量较好；马勃应在子实体刚成熟时采收，过迟则孢子飞散等。

7. 动物类

昆虫类药材必学掌握其孵化发育活动季节。根据其生长和活动季节捕捉，如蝎子等宜在春、夏、秋三季，土鳖虫、蟾蜍、刺猬等宜在夏秋季捕捉产量高、质量好、捕捉容易。斑蝥须在春秋清晨露水重时捕捉，否则飞起捕捉不易。桑螵蛸须在 3 月收集，过时则虫卵孵化成虫影响药效。

三、采收方法

生药的药用部分不同，采收方法不同。采收方法的正确与否，直接影响到药材的产量与质量。正确的采收方法能保持生药的有效成分和外形美观。常见的采收方法如下：根与根茎类生药，土壤过湿过干不利于采挖，挖时要注意避免药用部分损伤，因采收致使药材受损坏，将降低药材的质量；全草与全花的生药，选晴天，割取地上部分，或割取花序，或果穗，晒干或阴干；果实、种子、部分花类生药，因成熟期不一致者，分批采摘，如辛夷花、连翘、栀子等，注意不要损伤未成熟药材；高大木本或藤本植物的果实、种子类生药可采用器械或木棒打击树干或树枝，然后收集落下的果实或种子，如枳实、苦杏仁；树皮和根皮类药材采用的方法有部分剥皮、砍树剥皮、环状剥皮，目前常采用环剥方法，如杜仲、黄柏等。

四、采收中注意事项

1）在生药采收中要注意保护野生资源的可持续性，要有计划、合理采挖。凡药用地上部分者要留根；凡药用地下部分者要采大留小，采密留疏，合理轮采；轮采区要分区进行封山育药。野生药用动物如虎、羚羊、穿山甲等为国家保护动物，禁止猎杀。

2）同一植物体有多个部分入药时要兼顾各自适宜的采收期。例如，菘蓝，在夏、秋季采收作大青叶用时，就要考虑到冬季采挖其根作板蓝根的因素，故在采收时要适时适度，以免影响其根的生长和质量。类似生药有何首乌、瓜蒌、枸杞等。

3）为了更好地保护资源的可持续利用，在确定生药采收适宜期时应适当兼顾其繁殖器官的成熟期，以保证种群的繁殖生长，如甘草、桔梗、黄芪等。

第二节　生药的加工

一、加工的目的

生药除少数如鲜地黄、鲜石斛、鲜芦根等鲜用外，绝大多数均需在产地进行一些简单的加工处理，如挑选、清洗、干燥及某些特殊的加工处理，目的是为了保持生药的品质不变，便于包装、运输和储藏，达到医疗用药的目的。生药的品种繁多，品种规格及地区用药习惯不同，药材的形、色、气味、质地及所含化学成分的不同，加工的要求也各不相同，加工方法也有差异。

二、加工的任务

加工主要是对药材修制使其成为《中国药典》所要求的合格药材，供医疗和保健使用。主要任务有：

（1）纯净药材　　去除非药用部分、杂质、泥沙等。

（2）保证用药安全　　降低或消除药材的毒性、刺激性或副作用。

（3）保证疗效　　经初处理后，使药材有效成分稳定不受到破坏，符合标准。

（4）包装成件　　利于储藏运输，到达目的地后便于炮制加工。

三、加工的方法

常见的加工方法有如下几种。

1. 挑拣与清洗

挑拣与清洗是将采收的新鲜药材挑拣除去混入或夹杂于生药原料中的杂草和非药用部分，以保证生药的纯净。根及根茎类药材，要除去残留枝叶、芦头和须根；花中夹杂的叶片，花梗及叶中夹杂的茎枝、黄叶等均会降低生药的品质，必须挑拣。根及根茎须趁鲜水洗，再行加工处理。也可不水洗，只除去不能药用的杂物和劣质部分，待其干后泥土自行脱落或在干燥过程中通过搓、撞除去泥沙。

2. 切片

有些质坚不易干燥的粗大根茎，应在采收后洗净，除去残茎和毛须，趁鲜切成薄片晒干，如大黄、玄参、葛根等。而对于一些含有挥发性成分的药材，则不宜切成薄片，因切片后有效成分易损失，降低药材质量，如当归、苍术等。

3. 干燥

生药的及时干燥，对于保证生药品质至关重要。采来的新鲜药材若不迅速摊开干燥，就会因植物细胞的呼吸作用和蒸腾作用而自行发热，使温度上升，这样就给细胞中存在的酶的活动创造了有利条件，导致有效成分被酶分解；而且生药的颜色也会改变。因此干燥是药材粗加工的重要环节，通过及时除去新鲜药材中的大量水分，来避免发霉、虫蛀及有效成分的分解与破坏，保证药材质量，利于储藏、运输。

生药的干燥温度常因所含成分而异。一般含苷类和含生物碱类生药的干燥温度为50～60℃，这样可抑制所含酶的作用而避免有效成分的分解；含维生素 C 的多汁果实可用 70～90℃迅速干燥，不能立即干燥时可进行冷藏；含挥发油的生药一般宜在 35℃以下，避免挥发油散失。最佳的干燥方法要求干燥时间短，使干燥的温度不致破坏药材成分，并能保持原有的色泽和气味。除鲜用药材外，大部分要进行干燥。

生药的干燥方法通常有晒干法、阴干法和烘干法。晒干法是最经济和方便的干燥方法，它直接利用日光晒干，可将生药置于搭架的竹席、竹帘上晾晒，适用于肉质根类。但需要注意的是：①含挥发油的生药，外表色泽或所含有效成分受日晒易变色变质的生药如黄连、大黄等，在烈日下晒后易开裂的生药如郁金、白芍等均不宜采用晒干法。②生药晒干后，要凉透才能包装储藏，否则将因内部温度高而发酵，或因部分水分未散净而造成局部水分过多，导致发霉。阴干法是将生药置于通风室内或屋檐下等阴处，避免阳光直射，使水分自然散发，主要用于芳香性花类、叶类、全草类生药，此法的缺点是温度低、干燥慢，需经常翻动，以防霉变。烘干法可不受天气的限制，要注意富含淀粉的生药如需要保持粉性，烘干温度须慢慢升高，以防新鲜生药遇高热淀粉粒发生糊化。

有些生药不适于上述方法干燥的，可用石灰干燥器进行干燥，此法也适用于易变色的生药。生药干燥后仍含有一定量的水分。一般生药干燥后含水分 8%～11%即可。有些生药如洋地黄，《中国药典》规定含水分不得超过 8%，并应贮于密闭器中。

近年来一些新技术被应用于生药的干燥，其中远红外线干燥和微波干燥技术使用最多。红外线介于可见光和微波之间，是波长为 0.76～1000μm 的电磁波，一般将 25～500（或 1000）μm 的红外线称为远红外线。远红外线加热技术是 20 世纪 70 年代发展起来的一项技术。近年来远红外线用于药材、饮片及中成药等的干燥。远红外线干燥与日晒、火力热烘或电烘烤等法比较，具有干燥速度快、脱水率高、加热均匀、节约能源及对细菌和虫卵等有杀灭作用的优点。其干燥的原理是电能转变为远红外线辐射出去，被干燥物体的分子吸收后产生共振，引起分子、原子的振动和转动，导致物体变热，经过热扩散、蒸发现象或化学变化，最终达到干燥的目的。微波干燥实际上是一种感应加热和介质加热，药材中的水和脂肪等不同程度地吸收微波能量，并把它转变成热能。本法具有干燥速度快、加热均匀、产品质量高等优点。经实验研究对夜交藤、山药、生地黄、草乌及中成药六神丸等效果较好。一般比常规干燥时间缩短几倍至百倍以上，且能杀灭微生物及霉菌，具有消毒作用，并可以防止发霉或生虫。

第三节　生药的储藏

生药经加工、干燥以后，以及购进的药材均应妥善储藏起来，以备应用。药材的储藏应选择干燥、空气流通的房间，搭架分层放置，经常打扫，定期检查，注意晾晒。容易受潮、走油、跑味的药材最好存放在密闭的容器内。生药在储存保管中，因受环境的影响，常会发生霉烂、虫蛀、变色和泛油等现象，导致生药变质，影响和失去疗效，在物质上和经济上造成损失。因此生药的合理储藏，对保证生药的品质具有重要意义。

一、发霉

发霉即真菌在药材表面或内部的滋生现象。空气中的霉菌孢子落在药材表面，在适当的温度和湿度时，就会萌发菌丝，分泌酶，溶蚀生药的内部组织，引起化学成分的分解失效。黄曲霉菌分泌的黄曲霉毒素还是强烈的致癌物质。引起药材生霉的主要环境因素是温度和湿度。俗云"霉药不治病"，说明药材霉变以后对疗效的影响。预防生药霉烂的最彻底方法，首先是使霉菌在生药上不能生长，其次是消灭寄附在生药上的霉菌，使它们不再传播。主要是控制库房的湿度在 65%~70% 为宜。生药的含水量不能超过其本身的安全水分。一般水量应保持在 15% 以下。

已霉变生药的处理及注意事项：①表面只有少数白色霉点、质地较硬、霉味不大、内部无变化的生药，逐一刷洗霉点，然后干燥；②生药表面霉斑点占到 1/4 以上面积，斑色有黄、绿、黑、灰等杂色，生药质软，霉味浓，内部色质发生变化，则不能再用；③一些生药内部生霉后，外表无明显变化，应注意鉴别，如胖大海、白果等；④严防将霉变严重生药用酒、醋洗后切片，混入正常药材饮片中出售。

二、虫蛀

生药经虫蛀后，产生虫粉，不但破坏了药材外形，而且造成有效成分损失，因而降低了药效，甚至完全失去药用价值。过去中药界"蛀药不蛀性"或"虫蛀存性"的说法是不正确的。生药因含有淀粉、蛋白质、脂肪和糖类等，即成为害虫的良好滋生地，适宜的温度（通常为 18~32℃）和湿度（空气相对湿度达 70% 以上）及药材含水量（13% 以上）均能促进害虫的繁殖。一般螨类生长的适宜温度在 25℃ 左右，相对湿度在 80% 以上，繁殖最旺期在 5~10 月。常见的有害昆虫有：大谷盗、药谷盗、赤拟谷盗、谷象、米象、日本标本虫、烟草甲虫、谷蛾、印度谷螟等。主要预防措施：①仓库在存货前先进行清扫、修补、粉刷和空仓消毒；②按药材性质及易虫蛀与否，分类存放，对易虫蛀药材定期检查，并保持仓库干燥通风；③定期消毒。

虫害的防治措施可采用物理的和化学的两类方法。物理的方法包括太阳暴晒、烘烤；低温冷藏；密封法等。化学防治的方法主要对储存的生药在塑料帐密封下，用低剂量的磷化铝熏蒸，结合低氧法进行；或探索试用低度高效的新杀虫剂。预防生药虫蛀还有一些经验的方法，如陈皮与高良姜同放，可免生虫；泽泻与牡丹皮同放，泽泻不易虫蛀；有腥味的动物药如海龙、海马、蕲蛇等，放入花椒或细辛则可防虫。

三、生药的其他变质情况及预防

1. 变色

有鲜艳颜色的生药，如花类、叶类，如果长期受日光的照射，就会变色，引起生药变色的原因较多，如生药中所含成分的结构中有酚羟基，则在酶的作用下经过氧化、聚合，形成了大分子的有色化合物，使生药变色，含黄酮类、羟基蒽醌类和鞣质类等成分的生药，因此原因容易变色，因而影响生药品质，影响药效。此外，某些外因，如温度、湿度、日光、氧气和杀虫剂等多与变色快慢有关。因此防止生药变色，常须干燥、避光、冷藏。库房温度最好不要超过 30℃，相对湿度控制在 65%～75%，并且储藏不宜过长。

2. 泛油

泛油即走油，是指含油药材的油质泛于生药的表面，以及某些生药受潮、变质变色后表面泛出的油样物质。含有多量脂肪油的生药，如杏仁、桃仁、柏子仁等，在温度较高的情况下，其中油分容易往外渗出，而使生药表面出现油样光泽。生药泛油除油质成分损失外，生药常易发霉，也易虫蛀。药材泛油与储藏的温度高和时间久有关。

此外，如生药由于化学成分自然分解、挥发、升华而不能久储的，应注意储存期限。其他如松香久储，在石油醚中溶解度降低；明矾和芒硝久储易风化失水；洋地黄和麦角久储有效成分易分解；冰片易挥发，走失气味，应装入塑料袋或密闭容器内，避光、避风等。

四、储藏方法

生药资源丰富，品种多样，各有特性，给生药仓储养护带来了复杂性。因此，生药的仓储养护，既需要有传统的经验，又要有科学的新技术，以达到合理储存生药，保证品质与疗效的目的。

1. 储藏前处理

入库前必须对生药进行干燥处理，以防止发霉、虫蛀。

2. 控制温度和湿度

对大多数霉菌和仓虫来说，最适宜生长、繁殖的温度是 18～35℃，湿度在 70% 以上，所以夏季最易生虫、发霉。只要把仓储的气温控制在 17℃ 以下或 36℃ 以上，空气相对湿度在 70% 以下时，便可避免霉、蛀。处理的方法可利用自然界的高温或低温，最好的方法安装调温设备。贵重的生药如麝香、牛黄等，可放入冰箱保存。

3. 传统经验

传统经验适用于数量不多的生药，如泽泻与丹皮同储，泽泻不生虫，丹皮不变色。利用生石灰具有极强的吸水能力的特点，在储药缸的底部放置适量的生石灰块，把一些易受潮、虫蛀的生药放入石灰缸中密闭储藏，如海龙、海马、蛤蚧等。有腥味的动物生药如海龙、海马和蕲蛇等，放入花椒；地鳖虫、全蝎、斑蝥和红娘子等生药放入大蒜，均可防虫。

4. 储藏新技术

气调储藏是一种新技术，它的原理是调节库内气体成分，充氮或二氧化碳降氧，使库内充满 98% 以上的氮气或二氧化碳，而氧气留存不到 2%，使害虫缺氧窒息而死，以达到控制一切虫害和真菌活动，保证库内储存物不发霉、不腐烂、不变质的目的。此法具有无毒、无污染、节约费用等优点。其次采用除氧剂密封储存保管技术是继真空包装、充气包装之后，在 20 世纪 70 年代末发展起来的一项技术。除氧剂具有连续的除氧功能，可维持保管稳定的系统低氧密度，并方便检查，安全性强。另外钴辐射有很强的灭菌能力，就灭菌效果而言，γ 射线用于中成药灭菌十分理想。低剂量照射药品后，含菌量可达到国家标准，高剂量照射药品后，可达到彻底灭菌。利用钴射线对生药粉末、饮片进行杀虫灭菌处理，据报告是有效的。从而解决了生药长期以来存在的生虫、发霉和染菌等问题。

第六章

药用植物组织培养技术

第一节 概　述

药用植物组织培养是指在无菌和人为控制的营养（培养液）及环境条件下，利用药用植物体一部分，如器官、组织、细胞和原生质体等外植体进行体外快速培养，培养出含有药用活性成分的培养物或实现药用植物无性系快速繁殖的生物技术。

药用植物组织培养的理论基础是植物细胞全能性（totipotency）学说。1902 年著名德国植物学家 Gottlib Haberlandt 提出了植物细胞全能性概念，认为植物细胞具有再生成为完整植株的潜在能力，并提出分离植物单细胞并将其培养成完整植株的设想。1943 年，怀特（White）正式提出植物细胞全能性理论，认为每个植物细胞具有母株植物的全套遗传信息，有发育成完整植株的能力；并且进行了番茄根培养研究，通过利用根尖细胞培养获得了无性繁殖系；1954 年，缪尔（Muir）首次成功地进行了植物细胞的悬浮培养；1958 年美国的 Steward 等用培养的胡萝卜细胞进行悬浮培养研究，成功地获得了胡萝卜植株，他在培养过程中发现胡萝卜细胞通过分裂、生长，按照和正常胚胎发育相似的过程形成"胚状体"，即顺序通过"球形胚"期、"心形胚"期、"鱼雷形胚"期、子叶期，最后形成完整植株，从而使植物细胞全能性的理论真正得到了科学的证实。

我国的药用植物组织培养研究，可以追溯到 20 世纪 50 年代。1964 年罗士韦教授等首先报道了人参组织培养获得成功的研究成果。1983 年全国第一届药用植物组织培养讨论会召开，届时全国已有 30 多个单位，100 余人从事药用植物的组织培养研究。自此，我国药用植物的组织培养研究迅速发展，利用组织培养技术培育的药用植物至少在 200 种以上，从生产常用药的植物到具有抗癌、抗病毒等有效成分的植物，如红豆杉、艾黄杨、狼毒、大戟、长春花、米仔兰、狗牙花等。

药用植物是生药的最主要来源，人类利用药用植物的历史源远流长。这主要是由于许多植物体内含有种类繁多的活性成分，具有开发新药的巨大潜力；人们既可以从药用植物中直接发现新药源，又可以发现新的先导化合物，并通过结构修饰等技术开发新药。

当前，通过药用植物组织培养技术生产的产品大致有小檗碱、喜树碱、利血平、青蒿素、人参皂苷、紫杉醇、长春碱、地高辛、银杏内酯、银杏黄酮等几十种。植物组织培养能够得到广泛的发展和应用，主要具有以下优点。

1）培养条件可以人为控制和调节，四季均可生产，不受地区、恶劣气候、季节及有害生物的影响，并且生长条件均一，占地面积少，在有限的时间和空间里便于工厂化生产。

2）生产周期短，繁殖率高。依据不同植物生长需提供不同的营养和培养条件，使其能按几何级数大量繁殖生产。植株个体差异小，能提供规格整齐的优质、无病毒的种苗。

3）植物组织培养是在人为提供的一定的温度、光照、湿度、营养和激素等严格条件下进行的科学培养生产，设备简单，培养材料经济，能节省人力和物力。

4）便于筛选高产细胞株，利于进行生物转化，寻找新的药物活性成分。

5）保存种质资源。组织培养的植物材料可在液氮超低温中长期保存以后，仍能保持相当高的存活率，并能再生出新植株和保持原有植物的遗传特性；因此能很好地保护珍稀濒危生药资源，实现生药资源的可持续利用。

第二节　培养液的组成和配制

培养液是植物组织培养中的"血液"，"血液"的成分及其供应状况直接关系到植物的生长与分化，因此了解培养液的成分、特点及其配制至关重要。在进行植物组织培养时，由于只是切取植物体的一小部分，它们无法合成生长所需的全部物质，再加上人们对植物体的各种组织和器官所需要成分了解较少，因此对培养液的组成成分探索走过了一条十分艰苦而漫长的道路。目前所使用的培养液有 10 余种之多，大部分是在前人研究的基础上经过分析综合和改进而成的。

就目前使用的各种培养液而言，可将它们的成分划分为几大类，即：无机营养成分（包括大量元素、微量元素和铁盐），有机营养成分（包括维生素、氨基酸等），激素和糖类（表 6-1）。

表 6-1　植物组织培养常用培养液的成分　　　　　　　　（单位：mg/L）

成分	培养液						
	White	MS	B5	Nitsch	N6	SH	ER
无机物							
NH_4NO_3	—	1 650	—	720	—	—	1 200
KNO_3	80	1 900	2 527.5	950	2 830	2500	1 900
$CaCl_2 \cdot 2H_2O$	—	440	150	—	166	200	440
$CaCl_2$	—	—	—	166	—	—	—
$MgSO_4 \cdot 7H_2O$	750	370	246.5	185	185	400	370
KH_2PO_4	—	170	—	68	400	—	340
$(NH_4)_2SO_4$	—	—	134	—	463	—	—
$Ca(NO_3)_2 \cdot 4H_2O$	300	—	—	—	—	—	—
$NaNO_3$							
Na_2SO_4	200						

续表

成分	培养液						
	White	MS	B5	Nitsch	N6	SH	ER
$NaH_2PO_4 \cdot H_2O$	19	—	150	—	—	—	—
KCl	65	—	—	—	—	—	—
KI	0.75	0.83	0.75	—	0.8	1.0	—
H_3BO_3	1.5	6.2	3	10	1.6	5.0	0.63
$MnSO_4 \cdot 4H_2O$	5	22.3	—	25	4.4	—	2.23
$MnSO_4 \cdot H_2O$	—	—	10	—	—	10	—
$ZnSO_4 \cdot 7H_2O$	3	8.6	2	10	1.5	1.0	—
$ZnNa_2(EDTA)_2$	—	—	—	—	—	—	15
$NaMoO_4 \cdot 2H_2O$	—	0.25	0.25	0.25	—	0.1	0.002 5
MoO_3	0.001	—	—	—	—	—	0.002 5
$CuSO_4 \cdot 5H_2O$	0.01	0.025	0.025	0.025	—	0.2	—
$CoCl_2 \cdot 6H_2O$	—	0.025	0.025	—	—	0.1	—
$AlCl_3$	—	—	—	—	—	—	—
$NiCl_2 \cdot 6H_2O$	—	—	—	—	—	—	—
$FeCl_3 \cdot 6H_2O$	—	—	—	—	—	—	—
$Fe_2(SO_4)_3$	2.5	—	—	—	—	—	—
$FeSO_4 \cdot 7H_2O$	—	27.8	—	27.8	27.8	15	27.8
$Na_2EDTA \cdot 2H_2O$	—	37.3	—	37.3	37.3	20	37.3
$NaFe \cdot (EDTA)_2$	—	—	28	—	—	—	—
$(NH_4)H_2PO_4$	—	—	—	—	—	300	—
有机物							
肌醇	—	100	100	100	—	1 000	—
烟酸	0.05	0.5	1	5	0.5	5.0	0.5
盐酸吡多醇（维生素 B_6）	0.01	0.5	1	0.5	0.5	0.5	0.5
盐酸硫胺素（维生素 B_1）	0.01	0.1	10	0.5	1	5.0	0.5
甘氨酸	3	2	—	2	2	—	2
叶酸	—	—	—	0.5	—	—	—
生物素	—	—	—	0.05	—	—	—
蔗糖	20	30	20	20	50	30	40

1. 无机营养成分

无机营养成分就是人们平时所说的矿物质、无机盐或无机元素。根据植物对这些元素需要量的不同或者根据目前植物培养液中添加的这些元素量的大小，可将它们分成大量元素和微量元素。大量元素一般指在培养液中的浓度大于 0.5mmol/L 的元素，主要包括氮（N）、磷（P）、钾（K）、钙（Ca）、镁（Mg）和硫（S）；微量元素指小于 0.5mmol/L 的元素，主要包括铁（Fe）、铜（Cu）、锰（Mn）、锌（Zn）、钼（Mo）、氯（Cl）、硼（B）等。

2. 有机营养成分

有机营养成分包括维生素，氨基酸或某些有机混合物。

（1）维生素　　不同种类的植物培养物对于维生素的要求是不相同的，常用的有烟酸、盐酸硫胺素（维生素 B_1）和盐酸吡多辛（维生素 B_6）等，以盐酸硫胺素（维生素 B_1）最为必需。

（2）氨基酸或有机混合物　　在培养液中加入氨基酸等有机氮化物，可明显促进培养物的生长与分化。常用的为甘氨酸和水解酪蛋白，此外，培养液中还可添加天然的汁液作为有机混合物，如椰子汁、酵母提取液、麦芽浸出液及水果汁等。

3. 糖类

由于培养物在培养液中不进行光合作用，需要培养液提供碳源，最常用的碳源为蔗糖，此外还有葡萄糖、果糖等糖类。蔗糖一方面作为碳源；另一方面起着调节培养液渗透压的作用，蔗糖浓度一般为 2%～4%。

4. 激素

它是植物体内天然存在的代谢产物，对细胞的生长、发育和分化都起着重要的调节作用。目前用人工方法可以合成多种类似植物激素作用的化学物质。培养液中常附加的生长素类物质有吲哚乙酸（IAA）、吲哚丁酸（IBA）、2，4-二氯苯氧乙酸（2，4-D）和萘乙酸（NAA）等。细胞分裂素类物质有激动素（KT）、玉米素（Zeatin）和 6-苄氨基嘌呤（6-BA）等。大量实验证实，细胞分裂素和生长素类物质的比例对诱导器官分化起着重要的调节作用。

5. 其他添加物

在组织培养过程中，有时为了特殊的培养目的，除上面所提到的各种成分外，在一部分培养液中还添加了一些特殊成分，除上面提到的甘氨酸、水解酪蛋白等外，有的还添加甲硫氨酸、L-酪氨酸、L-天冬氨酸、L-天冬酰胺、L-谷氨酸等氨基酸，酵母提取物，胰蛋白胨，椰乳，西红柿汁，香蕉粉，橘子汁，可可汁，活性炭，渗透调节剂，抗生素等。

配置培养液有两种方法可以选择，一是购买培养液中所有化学药品，按照自己需要配制；二是购买已将基本成分混合好的培养液商品直接使用，如 MS，B5 等。

不同植物材料在不同的生长时期常需要改变培养液的配方，诱导细胞分裂和分化的培养液配方各不相同，因此配方的种类因不同的要求而异。

总之，在进行组织培养研究时，应根据培养目的、培养药用植物的种类及取材部位来确定培养液的组成。除营养条件、诱导分化作用外，还应当注意离子平衡和毒性问题。无机盐类一般都需要用化学纯的试剂，溶液 pH 可用 1mol/L KOH（或 NaOH）和 2mol/L HCl 调节。有时也可以用普通药品代替，但须注意这些药品不仅应有营养价值，还须无毒。

第三节　培养材料与方法

植物组织培养根据不同的培养目的、培养对象和培养方法而分为不同的培养类型。

下面主要介绍几种在药用植物组织培养中常用的培养方法。

一、愈伤组织的培养

植物的体外组织在适宜的培养条件下，受伤组织表面不久就能长出一种由脱分化的细胞增殖而成的组织，这种组织称为愈伤组织。愈伤组织的形成实质上是植物的一种创伤反应，由内源生长因子，特别是植物生长素的释放来激发细胞分裂，形成愈伤组织。愈伤组织培养即是由外植体产生愈伤组织的过程。愈伤组织可在适宜的培养条件下，经分化培养液的诱导培养，产生出植物器官，长成完整植株。药用植物愈伤组织是研究植物器官分化、形态建成的良好实验体系，是培养药用植物组织培养苗的重要途径之一；另外，通过筛选出高产细胞株进行扩大培养，可提供大量次生代谢产物含量高的培养物，直接用于提取生药的次生代谢产物。因此，诱导产生愈伤组织并进行大规模培养是植物组织培养的基础性工作之一。

愈伤组织培养分为以下几步。

外植体的选择：植物组织培养的材料几乎可取自植物的各个部分的组织。一般被子植物可采用胚、胚乳、子叶、幼苗、茎尖、根、茎、叶、花药、花粉、子房和胚珠等部分，这些作为培养材料的植物体部分统称为外植体。实践证实，同一植株的不同部分在离体培养条件下的脱分化和再分化能力是不相同的，通常植物体的幼嫩部分比成熟部分更适合于用作组织培养的起始材料。

消毒剂的选择：植物组织培养是在无菌条件下进行的，除了对培养液，接种环境及接种工具进行严格灭菌外，还必须对植物材料消毒。由于植物材料是活的，因此，在选择消毒剂时要考虑既能杀死附着在植物体表面的微生物，又不伤害植物组织，这就需要根据不同的植物材料采取不同的消毒剂。常用的消毒剂包括升汞（0.1%～1%的氯化汞溶液）、漂白粉（1%～10%的溶液）、次氯酸钠溶液（0.5%～10%）、乌斯普龙溶液（800～1500 倍）、福尔马林、70%乙醇、双氧水（3%～10%）及溴水（1%～2%）等，其种类、浓度及处理时间应根据所选择的外植体而定。

愈伤组织诱导：在适宜的培养条件下，受伤的植物组织切口表面不久即能长出一种脱分化的组织块，即为愈伤组织。愈伤组织经过筛选和纯化，可得到进行次生代谢产物生产研究的优良细胞系。

继代培养：在适宜的培养条件下，愈伤组织可长期传代下去，这种培养称为继代培养。但在继代培养中，不少植物的培养组织或细胞随着再培养代数的增加，分化能力就逐渐降低甚至丧失，其原因可能是由于在培养过程中原有母体中存在的与器官形成有关的特殊物质被逐渐消耗所致，因此可添加植物激素或改善培养条件使之恢复。

二、组织培养苗培养

组织培养苗培养是现代最先进的植物快速繁殖技术之一。它是在无菌培养条件下，以植物的体外器官、组织、细胞或原生质体作为外植体，在给予人工培养液和适宜的培养条件下培育出完整植株的过程。进行药用植物组织培养苗培养，可解决某些药用植物不能用种子繁殖或用种子繁殖困难的问题，并具有繁殖速度快、生产周期短、高效率和无性系遗传特性一致的优点。组织培养苗培养最大的特点是"快速繁殖"，既能保持物种的优良特性，又能高速繁殖，比常规繁殖方法快万倍到数十万倍。并且，通过采用药用植物无病毒的茎尖生长点为外植体进行组织培养苗培养，还可以培育出药用植物脱毒苗，提高药材生产的产量和质量。

组织培养苗培养分为以下几步。

愈伤组织诱导：愈伤组织诱导是药用植物组织培养苗建立的基础，详细内容见愈伤组织培养。

芽的诱导：将诱导产生的愈伤组织转接入芽分化培养液中，诱导产生不定芽；或选取药用植物带芽茎段为外植体，接入适宜的腋芽分化培养液中，直接诱导腋芽的萌发。

无根苗诱导生根：选取由芽生长的健壮无根苗，转接入生根培养液中诱导生根。

组织培养苗的炼苗和移栽：培育的组织培养苗在从无菌环境进入到有菌的自然环境栽培时，必须要经过一段时间的炼苗，以保证组织培养苗的移栽成功。在移栽组织培养苗时，要把从培养容器中取出的小苗，用自来水把根系上的培养液冲洗干净，再栽入已准备好的基质中，基质使用前最好消毒；移栽时要适当遮阴，加强水分管理，保持较高的空气湿度，但基质不宜过湿，以防烂苗。

当前，国内外兴起了一种新的组织培养技术，即无糖组织培养技术，也叫光独立培养技术。无糖组织培养是20世纪80年代末由日本学者古在丰树发明的。该技术由国家外国专家局和昆明市科学技术局1997年从日本千叶大学引进。无糖组织培养技术是一种新型的组织培养模式，其理论基础是依据容器内培养的小植株具有光合作用能力。研究表明，只要具有$20mm^2$含有叶绿素的叶片，植物就能独立进行光合作用。因此，与光合作用有直接关系的CO_2浓度和光照条件是影响无糖组织培养中植物生长最重要的两个环境因子。

大量的研究表明，与传统组织培养相比，无糖培养技术在培养液质中去除糖以降低污染率的同时，使用了大型的培养容器；在无糖培养技术中可用蛭石、珍珠岩、砂、塑料泡沫、石棉、陶棉、纤维素等多孔的无机材料代替琼脂、卡那胶等凝胶状物质作培养液质，使其有良好的透气性，使植物的根区环境中有较高的氧浓度，从而促进了植株根系的发育，苗长得更健壮，成活率更高，而且多孔的无机材料较琼脂成本低。

三、细胞悬浮培养

细胞悬浮培养是一种使植物组织培养物分离成单细胞并不断扩增的液体培养技术。其过程是将愈伤组织或其他易分散的组织置于液体培养液中进行培养，使组织分散成游离的悬浮细胞，通过继代培养使细胞快速增殖，生产大量的细胞培养物，最终获得所需要的药用成分。

细胞悬浮培养分为以下几步。

悬浮细胞的制备：通过控制其培养液成分和激素配比的方法，诱导出生长状况良好、质地疏松的愈伤组织，然后将其置于适宜的液体培养液中进行培养，获得分散的悬浮细胞。也可采用机械破碎法，如用匀浆器研磨胚、幼苗或茎尖等，然后将破碎组织进行悬浮培养；在起始的细胞悬浮培养液中既有完整的活细胞，也有死细胞和细胞碎片，还有一些未分散的细胞块，在经一定时间振荡培养后，需选取分离的细胞来接种，从而提高下一代培养物中分离细胞的比例。

悬浮细胞继代培养：在悬浮培养过程中应注意及时进行细胞继代培养，因为培养物生长到一定时期速度会逐渐减慢。对于多数悬浮培养来说，细胞在培养到 18～25d 时，常达到最大的密度，此时应进行继代培养。从植物器官或组织开始建立细胞悬浮培养体系，应包括愈伤组织的诱导、继代培养、细胞分离和悬浮培养。目前这项技术已经广泛应用于细胞的形态、生理、遗传、凋亡等研究工作，特别是为基因工程在植物细胞水平上的操作提供了理想的材料和途径。

在悬浮培养过程中，要注意选择好各种培养条件，适宜的培养液配方、培养液的 pH 及培养温度、通气量都是悬浮细胞培养的重要因素。

植物细胞培养应用于代谢产物的生产，主要集中在制药工业中一些价格高、产量低、需求量大的化合物上（如紫杉醇、长春碱、紫草宁等）。自从 1956 年 Routine 和 Nickel 首次提出用植物细胞培养技术生产次级代谢产物以来，国内外学者利用药用植物细胞培养技术生产次生代谢产物的植物已达百种以上，其中人参、红豆杉、洋地黄、紫草、日本黄连等都已实现了工业化生产。例如，抗癌药物紫杉醇-红豆杉细胞培养物，可用 75 吨发酵罐培养，已达到商业化生产水平。

通过细胞悬浮培养技术大幅度提高植物次生代谢产物的产量具有相当的发展潜力，但它的进程仍然是曲折的。在目前已经研究过的药用植物中，仅有少部分种类的培养物中目的化合物的含量超过原植物。为此，人们开始探索各种促进植物次生代谢物生产的途径，目前研究最多、效果最明显的有下列几种途径。

细胞团的研究：当前在进行细胞悬浮培养时，以细胞团作为培养材料也是提高培养物中有效成分的重要途径之一。王素芳等人在进行植物细胞培养生产次生代谢物的研究中发现，采用细胞团颗粒进行悬浮培养可使颗粒团块中心至表面形成一个传质梯度，起到了一个类似细胞分化的作用，这在一定程度上有利于代谢产物的形成，进而能够明显提高次生代谢物的含量；许建峰在研究高山红景天的愈伤组织培养中发现，促使成团生长的红景天细胞，其红景天苷的含量明显高于松散生长的细胞；刘佳佳等人对银杏致密细胞团颗粒悬浮培养的研究发现，当银杏细胞团粒径为 3～4mm 时，银杏内酯含量最高能够达到细胞干重的 0.0631%，而在银杏细胞悬浮培养物中银杏内酯仅为 0.0099%，银杏细胞团悬浮培养生产的银杏内酯比银杏细胞悬浮培养物产生银杏内酯高出 5 倍多。

添加诱导子：诱导子是一种能引起植物过敏反应的物质，由于它在与植物的相互作用中能快速、高度专一和选择性的诱导植物特定基因的表达，因而活化特定次生代谢途径，积累特定的目的次生代谢物，所以可以利用它来提高植物次生代谢产物的产量。

目前应用最广、研究最多的是真菌诱导子，如张长平、李家儒等在红豆杉细胞悬浮培养体系中加入真菌诱导子，结果发现，紫杉醇的合成被加强，产量得到了显著提高；除真菌诱导子外，目前在提高植物次生代谢产物方面研究得较多的还包括寡糖素、茉莉酸类、金属离子和紫外光等。

前体饲喂： 在植物细胞培养中加入次生代谢物合成的前体是提高次生代谢物产量的有效途径，这种方法在许多培养细胞中都取得了很好的效果。次生代谢物是通过一系列代谢过程产生的，其代谢过程的中间产物加入培养液后，往往能促进终产物的生成。但外源前体的加入存在一个最佳添加浓度，添加不同前体浓度对次生代谢物合成有明显的影响。另外，在细胞培养的不同阶段添加外源前体，对次生代谢物合成的促进作用也有所不同。

四、多倍体诱导

多倍体是指植物细胞中染色体组的数目在 $3n$ 或大于 $3n$ 以上的个体、居群和物种。多倍体包括同源多倍体和异源多倍体，同源多倍体增加的染色体来源于同一物种，而异源多倍体则来源于不同的物种或不同的属。多倍体诱导就是利用人工手段使植物的染色体加倍的现象。药用植物是一类具有特殊用途的经济植物，多倍体诱导技术已成为选育优良品种，提高中药材产量和质量的有效途径。这主要是由于药用植物一般以植物的特定器官为收获对象供药用，由于多倍体植株染色体加倍，往往具有器官"巨型性"特征，能较好地满足药材生产的要求。所以多倍体诱导可更大幅度的提高药材的产量；另外，药用植物由于染色体数目加倍，也使得染色体上基因调控有效化学成分含量较正常二倍体也增高，使得次生代谢产物含量也明显的增加，从而进一步提高了药用植物的质量。目前自然环境遭到严重的破坏，野生药用植物资源种类和数量急剧减少，为了更好地解决这一问题，开展药用植物的多倍体诱导是非常重要的。

多倍体的人工诱导的方法目前大致可分为物理方法、化学方法和生物学方法 3 种。

物理方法： 利用温度激变、机械创伤、电离辐射、非电离辐射、离心力等物理因素诱导染色体加倍。此外，一些愈伤组织内的染色体能自然加倍，发育成多倍体。但物理方法由于效率低且不稳定而未能普及。

化学方法： 化学诱导多倍体是指利用秋水仙素、富民隆、生物碱、除草剂等化学药剂处理正在分裂的细胞以诱导染色体加倍的方法，这种方法具有经济方便、诱变作用专一性强、诱变突变广谱等优点，成为目前应用最普遍的方法。然而，在药用植物多倍体诱导中应用最为广泛的化学药剂还是秋水仙素。使用秋水仙素的染色体加倍方法主要在植物的活体与体外条件下进行。

活体条件下的诱导通常是选用萌动或萌发的种子、幼苗、芽等为处理材料，处理方法有浸渍、涂抹、滴液、注射等。但是这种整体水平上的染色体加倍诱导方法易产生嵌合体，常会发生回复突变。因此，活体条件下染色体加倍诱导方法的应用已越来越少。

体外条件下的诱导是对植物体外组织细胞进行染色体的加倍处理。它不仅能减少或避免活体诱导产生的嵌合体干扰，获得同质的多倍体，提高诱变效果，而且还能在人为控制的实验条件下反复多次进行，提高诱变率。体外诱导的外植体一般采用愈伤组织、胚状体和茎尖组织等。

生物学方法： 在生产上主要使用以下 3 种方式。

摘心、切伤、嫁接法均可以产生愈伤组织,某些愈伤组织细胞内的染色体能自然加倍,进一步发育成多倍体枝条。

体细胞杂交又称原生质体融合,该技术的发展是建立在组织培养和原生质体培养液础上的。首先用纤维素酶和果胶酶处理植物细胞,得到大量无壁的原生质体,再通过物理或化学方法诱导异核体,进一步融成共核体,经培养后诱导分化出同源或异源多倍体植株。

胚乳培养法是由精子和 2 个极核融合形成的三倍体胚乳组织,通过分化培养可获得三倍体植株。由于三倍体植株往往表现出无籽,这对一部分药用植物来说是十分有益的性状。

目前染色体加倍已在多种药用植物中获得成功。例如,怀牛膝同源四倍体中蜕皮激素含量较原植物高出 10 倍之多;杭白芷多倍体的药用成分欧前胡素含量比原植物高出近 2 倍;丹参同源四倍体中隐丹参酮、丹参酮 I A、丹参酮 II A 分别比原植物高 203.26%、70.48%、53.16%。

五、毛状根的培养

毛状根培养亦称为发根培养,是指利用发根农杆菌(*Agrobacterium rhizogens*)感染植物外植体使其产生毛状根,并对所产生的毛状根进行无菌培养的技术。

发根农杆菌是存在于土壤中的一种革兰阴性细菌,其中带有的 Ri 质粒是农杆菌染色体外一个巨大的侵入性根诱导质粒。Ri 质粒可分为 T-DNA 区、Vir 区、ori 区等几个部分,其中 T-DNA 区是农杆菌侵染植物细胞时从 Ri 质粒上导入植物细胞的一段 DNA。应用发根农杆菌 Ri 质粒转化植物时,既可以将 T-DNA 上所携带的基因直接转入植物基因组中,又可以先对 Ri 质粒进行遗传操作,通过中间载体或二元载体将外源基因导入 Ri 质粒中,再进行遗传转化,将携带的目的基因转移到受体基因组中。

当前药用植物毛状根培养被认为是获得有用次生代谢产物的重要途径。毛状根具有生长迅速、遗传稳定及可在无激素的培养液上生长,并能在一定条件下合成与原植物含量相当或高于原植物含量的次生代谢产物的特点,因此毛状根培养已成为近年来发展起来的生产药用植物次生代谢物的培养系统。

据统计,目前已有近 200 多种植物感染 Ri 质粒后发根,大多数为双子叶植物,裸子植物和单子叶植物较少,其中草本植物对 Ri 质粒的敏感性强于木本植物。

毛状根培养物具有以下优点。

生长迅速:毛状根本质上是一种恶性增殖的激素自主型器官,生长速度很快,可用于大量培养。

合成能力强且稳定:大多数植物中次生代谢物的积累与植物生长呈正相关,即单位生物量中次生代谢物含量基本恒定。毛状根由于生长速度快,次生代谢物合成和积累速度也快;另外,毛状根是由细胞分化而来的根组织,具有遗传稳定性,不仅染色体数目和亲本一致,而且合成能力、合成模型及生长速度也很稳定。

向培养液中释放代谢物:有些植物的毛状根可以把一部分次生代谢物释放到培养液

中。毛状根的这一特性有利于次生代谢物的分离和提取。

繁殖能力强：毛状根具有高度的繁殖潜能，可以制成人工种子长期保存。

发根农杆菌转化方法有以下几种。

直接注射法：用活化好的新鲜菌液对发芽后数日的无菌幼苗的茎尖进行 2～3 次注射接种，注射处一般在培养 2 周内即产生毛状根。

浸染法：将培养的无菌外植体如胚轴、子叶、茎节、幼叶等切成小块或小段，用活化好的菌液感染，然后将感染的外植体转移到培养液上共培养 2～4d 后，再将外植体转移至含有抗生素的除菌培养液上进行除菌培养，直到诱导产生毛状根。

对毛状根的鉴定可直接分析 T-DNA 的转化或检测是否合成冠瘿碱。由于在某些情况下冠瘿碱的合成是不稳定的且有可能会终止，因此分析 T-DNA 的转化是首选。确定 T-DNA 的转化，可以针对 T-DNA 上固定基因 rolB、rolC 设计引物进行 PCR 反应或进行 Southern 杂交。

毛状根培养技术的应用：

1. 用毛状根生产次生代谢产物

由于植物次生代谢物质的合成受到植株年龄、成熟期、病虫害及环境等方面的影响，产量低且不稳定。而利用毛状根进行次生代谢物质的生产，具有许多适应工业化生产的特点，如无需添加外源生长素、迅速自主生长、遗传稳定性高、能合成植物特有的次生代谢物，而且其含量往往比植物自身合成的含量还高，因此毛状根培养技术将成为可持续性生产药用植物次生代谢物的一条可靠有效途径。

2. 促使植物生根

Ri 质粒能促进植物生根已引起人们的高度重视。目前 Ri 质粒这一特性已应用在难生根植物的生根方面，对于植物体的存活有重要意义。

3. 利用毛状根获得转基因植物新品种

对 Ri 质粒的 T-DNA 进行改造，可以构建出新的具有目的基因和标记基因的 Ri 质粒，用改造型 Ri 质粒的发根农杆菌感染植物细胞产生的毛状根带有目的基因；经对毛状根进行植株诱导培养即可获得完整的转基因再生植株。

毛状根培养是一种非常有潜力的生物技术，次级代谢物质的生产能力、遗传及生化稳定性、增加生物量的可操作性等特点已引起了人们很大的兴趣。当前毛状根培育技术已应用于许多领域，如次生代谢产物的工业化生产、代谢物积累的增加、功能性蛋白的生产、代谢途径生物分子的识别等。在不久的将来，毛状根培养技术可能会成为人类开采药用植物王国丰富地下资源的一种重要生物技术手段。

第四节　药用植物种质资源的体外保存

药用植物种质资源是大自然留给人类的宝贵遗产，是物种进化、遗传学研究及药用植物育种的物质基础，是保障人类良好生存环境的财富，是关系到一个国家和民族竞争力的重要战略物资。因此，药用植物种质资源保存已成为全球性关注的热点课题。

种质保存是指利用天然环境或人工创造的适宜环境来保存种质资源，使个体中所含有的遗传物资保持其遗传完整性，且具有高的生命活力，并能通过繁殖将其遗传特性传递下去。无论是从生物的可持续发展，还是从生物遗传操作来说，掌握与储藏基因的资源及有生活能力的种质，以便在需要时应用它们来开展研究，都是非常重要的。

在进行植物组织培养或基因转化的研究中，常常需要保存经筛选而获得的优良愈伤组织或细胞系，并保留其优良性状。为达到此目的，过去往往需要采取定期的、不断继代培养的方法来进行保存。但由于继代培养频繁，传代次数过多，会导致保存材料有更多的机会产生突变，甚至有丧失再生能力的可能。

体外种质保存是在无菌环境下进行植物组织培养，然后将这些培养得到的植物组织或细胞在一定条件下使其缓慢生长或停止生长，以达到长期保存的目的。在需要的时候，可以将保存的组织或细胞取出，给予适宜的条件，使其迅速恢复正常生长。从 20 世纪 50 年代起，国际上开始大规模地进行种质收集和保存工作。20 世纪 60 年代以来，植物组织培养进入了蓬勃发展阶段，体外种质保存的研究开始发展。1974 年成立了"国际植物遗传资源委员会"；1969 年，伽莱（Galay）在 9℃ 条件下，通过组织培养体外保存葡萄达 15 年之久，每年只需要转换一次新鲜培养液，而常温条件下 1～3 个月需要转移一次；1978 年，亨绍（Henshaw）等人通过降低温度及在培养液中加入某些抑制剂（甘露醇等），可大大延长马铃薯继代培养的时间，每年只需要转移一次；格若特（Grout）和亨绍（Henshaw）用液氮保存马铃薯茎尖，存活率可达 46%。国内对于体外种质保存的研究在 20 世纪 80 年代开始，目前种质保存技术也在药用植物领域得到了应用。

体外保存方法主要有常温保存、低温保存和超低温保存。

常温保存：在一定条件下，每隔一段时间，将植物细胞或组织进行新一轮的继代培养，以达到保存种质的目的。继代培养所用的温度通常是植物组织培养的常用的温度（25℃左右），也可以是自然温度。

低温保存：降低温度是限制植物组织、细胞生长最简单有效的方法。通过降低温度来减缓植物组织、细胞的生长，又不致死亡，以达到延长保存时间的目的。

超低温保存：将植物组织或细胞经过一系列处理后，使其保存在-80℃（干冰温度）到-196℃（液氮温度）甚至更低的温度条件下，以保存种质的方法。迄今为止，已对 100 多种植物材料进行了超低温保存。超低温保存不仅能保存细胞活力，还能保持细胞产生次级代谢产物的能力。人参细胞和长春花细胞置于液氮中保存 6 个月，然后再经过 6 个月的恢复期后，仍能保持与常温继代培养细胞相同的人参皂苷或吲哚生物碱的生产能力。

体外保存技术由于其具有省时、省地、省空间和无病虫害侵染等优点，目前正广泛用于生产实践的各个领域。我国从 20 世纪 70 年代开始了试管苗种质资源保存技术的研究，通过大量试验研究已解决了愈伤组织、无病毒材料和试管苗体外保存的一系列技术条件。

第五节 培育药用植物人工种子

人工种子是 Murashige 于 1978 年在国际园艺植物学术讨论会上首先提出的，它是指将植物离体培养中产生的体细胞胚或能发育成完整植株的分生组织（芽、愈伤组织、胚状体等）包埋在含有营养物质（人工胚乳）和有保护功能的外壳（人工种皮）内形成的在适宜条件下能够发芽出苗的颗粒体。早期人工种子的包埋材料仅限于胚状体，而目前包埋材料除胚状体外还有胚类似物，如不定芽、块茎、腋芽、芽尖、原球体、愈伤组织和发根等繁殖体。

人工种子的优点：

1）由于在室内生产，不受自然环境的影响；因此一年四季均可进行生产，还可节省大面积种子田。

2）人工种子由于可通过细胞悬浮培养和用发酵罐进行工业化生产，所以繁殖数量大、速度快，大大提高了育种效率，缩短育种时间。

3）人工种子一般不存在品种退化，一旦获得优良基因便可以多年使用；不需要另找父系和母系等配套育种的复杂过程。

4）利用重组 DNA 和细胞融合等现代生物技术可以生产出人们所需要的具有优良性状的人工种子。

5）在人工种皮中可以加入天然种子所没有的特殊成分，以促进植物的生长，如加入杀虫剂、除草剂、各种肥料等，这样在种植时就不需要再施基肥，便可使幼苗生长健壮且可提高幼苗的抗性。

6）节省劳动力并可降低成本。人工种子可保证种子同步发芽生长并同时成熟，这对生产管理和收获都是非常有利的。

由于人工种子具有广阔的开发前景，不少国家，尤其是一些发达国家已投入了大量资金和人力研究这项技术。最先进入这一领域的是美国，至今仍处于世界领先地位。一些欧洲国家已将其列入了国家发展计划。日本、韩国和印度等也相继开展了研究工作。我国科学工作者在开发人工种子方面也早有行动，自 1987 年开始，我国就将人工种子研究正式列入"863"高科技发展计划。到目前为止，世界各国的科学家已开发研制出包括药用植物在内的许多经济作物的育种和良种快速繁殖，开辟了广阔的应用前景。

第六节　植物药用成分的生物转化

利用生物体系（如各种细胞和酶等）作催化剂实现生物转化和生物合成，是 21 世纪生物技术与生物有机化学研究的新增长点，也是生物技术第三次浪潮——工业生物催化的重要课题。

生物转化是利用生物体系的催化作用，将外源底物转化为产物的过程。生物体系主要包括各种细胞、组织、器官、原生质体、细胞器、无细胞提取物、游离酶和固定化酶等。植物组织培养物中含有羟基化酶、氧化酶、还原酶、甲基化酶、酯化酶、糖基转移酶、糖苷酶等多种酶，可使加入到培养物中的原料转化成有用的化合物。

生物转化的特点：生物转化是利用生物细胞中的酶对外源化合物进行催化反应，它不需要对其他基团进行保护就能使特定的、非活性的碳原子功能化；它还能把手性中心引入无光学活性的分子结构中，甚至可以进行传统有机合成不能进行或难以进行的化学反应。因此生物转化具有巨大的潜力。生物转化具有专一性强、副产物少、产量高、反应条件温和可以进行一般化学反应难以进行的反应等特点。

植物细胞生物转化系统: 利用植物培养物作为生物转化系统被认为是对分子进行结构修饰以产生有用化合物的重要工具。目前常用的生物转化系统主要有悬浮细胞转化系统、固定化细胞转化系统、固定化原生质体转化系统、毛状根转化系统等。这些转化系统都能使外源底物转化为产物,而且每一种转化系统都有各自的特点。

植物细胞生物转化的应用: 大多数天然化合物,特别是生物碱类药物,都具有极为复杂的环状结构,其理化性质和生理活性都与其分子的复杂立体构型相关,尤其是生理活性对结构要求很严格,要涉及光学异构体。因此,应用通常的化学方法进行人工合成或结构修饰改造都是比较困难的。药用植物细胞及其酶不仅具有将廉价、丰富的外源底物转化成稀缺、昂贵产物的潜能,而且具有催化化学方法难以进行的一些立体选择性和区域选择性反应的能力,并能产生一些新物质。例如,日本名古屋城市大学药学院和日本国立卫生科学研究所的研究人员发现,玫瑰长春花的细胞悬浮培养可以将外源供应的姜黄素转化为一系列的自然界中未见的葡萄糖苷,而且还指出葡萄糖基化的效率取决于细胞的培养期。此外,在加入姜黄素之前,将培养液中的蔗糖浓度提高到 8%,以及在培养中加入茉莉酮酸甲酯或水杨酸,也可以提高葡萄糖基化的效率。

在药物合成方面的应用: 植物细胞生物转化的重要应用价值主要体现在药物合成上。目前已有大量有关萜类、类固醇、酚类、生物碱及其他产物的生物转化的报道。例如,在金鸡纳的毛状根转化系统中,将外源底物色氨酸转化为奎宁;在人参的毛状根转化系统中,将氢醌转化为熊果苷;固定化的洋地黄细胞成功地将β-甲基洋地黄毒苷转化为β-甲基地高辛。

第七章

生药的有效性和安全性评价

　　传统医药以其疗效独特，且相对安全，为我国人民所接受和信赖，是我国医疗保健的重要组成部分。尤其近年来全球掀起"回归自然热"，对传统医药的需求越来越大，其应用也日益广泛。但随之而来的关于传统中药及其制剂不良反应报道日益增多，例如，日本的小柴胡汤事件、欧洲的马兜铃酸事件、新加坡和马来西亚的黄连事件、美国和加拿大的麻黄碱减肥药事件等，以及国内近期关于中药注射剂不良反应的种种报道，使人们对传统中药的安全性产生怀疑，影响了中国传统医药现代化、国际化进程，其原因种种，一方面与药物相关；另一方面与用药不当或失误相关，还有可能是以讹传讹。传统中药是治疗疾病和医疗卫生保健的一种特殊的商品，其安全性和有效性是其使用价值体现的两个方面，两者缺一不可。传统中药质量不合格，就失去了其使用价值。因此，正确评价生药的安全性和有效性具有同等重要的意义。

第一节　生药的有效性评价

　　生药是多成分的复杂体系，其药效也是多种成分的共同作用；人体是一个复杂的生命系统，这就决定了生药的功效发挥是多种有效成分的综合体现，是多成分、多层次、多靶点、多代谢途径协同作用的结果。因此，生药的有效性评价应把握其整体性和复杂性的特点。生药的有效性评价即指对生药中含有的能够表征该生药医疗效应的评价，包括生物效应评价、生药中所含有效成分或主成分的定性和定量分析方法、含量限度等，科学评价生药的质量优劣，确保其疗效。

一、生药中有效成分或主成分的定性和定量分析方法

　　（一）光谱法（参见第四章生药的理化鉴定）

　　（二）色谱法（参见第四章生药的理化鉴定）

　　（三）其他技术

1. X 线衍射分析法

X 线衍射分析法（XRD）的基本原理是聚焦于安装在测角仪轴样品上的 X 线，受到样

品的衍射，测定、记录衍射 X 线强度，同时跟随样品的旋转角度，绘出射线强度与衍射角相关的峰形谱图，这就是样品的 X 线图。该法是研究物质的物相和晶体结构的主要方法，其利用计算机分析衍射图中的衍射峰位置及强度，利用这样的谱图可以进行样品的定性分析、晶格常数测定或应力分析。也可以根据衍射峰的高度，即强度或面积进行样品的定量分析。并且由于衍射法获得的图谱信息量大，指纹性特征强，稳定可靠，因而可以作为该物质定性定量分析的可靠依据。例如，张汉明 X 线衍射法对天麻及其伪品、何首乌（Polygoni Multifloria Radix）及其易混品、巴戟天（Morindae Officinalis Radix）及其易混品及部分中成药进行了分析，获得较好的鉴别效果。在生药中的矿物药定性定量分析中，也具有较大的发展前景。该法的优点是样品用量小，测试后样品不会被破坏，操作简单。然而，目前衍射分析仪尚不普及，某些植物药中的淀粉、纤维和树脂等成分结晶度低而干扰较大，有时影响结果判断。

2. 扫描电镜技术

用光学显微镜鉴别中药的组织和粉末已是十分成熟的技术，然而由于光学显微镜的分辨率最高只能达到 0.27μm，对于诸如细小的果实、种子、孢子和花粉类药材的表面所具有的细微特征却难以鉴别，扫描电子显微镜的分辨率较光学显微镜高数万倍，且观察时立体感强，样品制作较简单，在细小药材及叶类药材的鉴别上起了较大的作用。宓鹤鸣用扫描电镜技术（SEM）对 16 种紫珠叶（Callicarpae Pedunculatae Folium）表面特征进行分析，达到了较好的鉴别效果。

3. 热分析法

热分析法（TA）是指在程序控制温度下，测量物质的物理性质与温度的关系的一类技术。按分析内容可分为：热重量法（热量法 TG）、差示热量分析法（差热分析法 DTA）和差示扫描量热法（差动法 DSC）。在中药的鉴别分析中，差热分析法最为常用。热分析法已解决了较难鉴别的珍珠粉（Margarita）、珍珠层粉和其伪品的鉴别和掺伪问题，值得进一步推广应用。

4. 分子生物学技术

1953 年，Watson 和 Crick 提出了脱氧核糖核酸（DNA）的双螺旋结构模型，并阐明了 DNA 是遗传信息的携带者，从而开辟了现代分子生物学的新纪元。近年来，分子生物学渗透到生命科学的各个领域，特别是医药学。在中药鉴定领域，已出现多种分子生物学鉴别方法，实践证明，该方法取材少，结果准确，克服了以往中药鉴定中的许多不足，具有其他方法难以比拟的优势。生物的性状是依靠 DNA 遗传给后代的，不同种的生物，甚至同种不同居群的植物，其 DNA 序列均不相同，这为用 DNA 分析技术鉴定中药提供了可能。从生药中提取微量的 DNA，并采用聚合酶链式反应（polymerase chain raction，PCR）测定 DNA 序列的差异以及随机扩增多态 DNA 法（random amplified polymorphic DNA，RAPD），而达到对动植物药材鉴别的目的。张荣等用 RAPD 技术成功鉴定了木蓝属 8 种生药。

二、生药药效的生物效应评价法

（一）活性介导分离法

活性介导分离法（bioassay-guided separation）是指以生物活性为指导，进行化学成分的分离，是从天然药物中寻找活性成分或先导化合物的重要方法之一。该方法可以减少分离过程中的盲目性，同时也避免了在分离过程中有效成分的流失。

1. 研究方法

首先是进行广泛的文献调研，根据研究对象在传统医药中的功效，建立适合于指导目标活性化合物追踪的生物活性评价体系，然后根据原料中所含化学成分如水煎后，依次采用石油醚、三氯甲烷、乙酸乙酯、正丁醇萃取等，根据等剂量不等强度的原则对每部分进行活性测试，确定有效部位。对于追踪到的活性部位，采用各种色谱及凝胶柱进行进一步的分段和纯化，最后对得到的单体化合物进行结构鉴定及活性评价，阐明其活性成分。

2. 研究实例

Nurgun Erdemoglu 等应用体内模型以抗炎和镇痛活性为指导，从常绿杜鹃中分离对角叉菜胶诱导的足肿胀和对苯醌致腹部收缩模型有抑制作用的活性成分。干燥的常绿杜鹃（1.5kg）乙醇室温浸提 2 周，过滤后滤液真空浓缩，干燥得乙醇提取物（368g）。然后将该乙醇提取物用 450ml 乙醇溶解，采用正己烷提取，浓缩干燥后得正己烷部分（36.4g），剩下的部分溶解在水中依次用三氯甲烷、乙酸乙酯、正丁醇萃取，依次浓缩干燥，得三氯甲烷部分（10.33g）、乙酸乙酯部分（92.82g）、正丁醇部分（74.13g）和剩余的水部分（63.42g）。乙酸乙酯部分显示了更强的抗炎镇痛活性，分别为 40.7%、50.7%，因此被硅胶柱进一步分离，得到 5 个亚部分，在第五部分显示了更强的抗炎镇痛活性，分别为 30.9%、40.5%，又进一步按极性大小分离得到几个单体化合物。结果表明，三个黄酮苷（金丝桃苷、异槲皮苷、槲皮苷）和一个二氢黄酮苷可能是起抗炎和镇痛作用的活性成分。

3. 问题与展望

在进行活性导向的分离时，确认了活性成分的有效部位后，往往该部位的含量较高。另外一些天然成分属于前体药物（其本身没有活性，但经体内代谢后所产生的代谢产物具有活性），因此在测定其活性时，最好结合体内方法进行。然而在后期分离过程中，有效成分的单体成分很少，可能不能进行动物试验，以体外方法进行活性测定为主，所以在研究的过程中应注意体内外试验的结合。在进行中草药活性物质的追踪过程中，利用现代分子生物学和细胞生物学技术，建立基于特定药靶的药物筛选方法，对有活性的提取物进行生物活性导向分离，找到有活性的单一的小分子化合物，为药物的进一步开发和解析中草药作用的分子机制奠定基础。

（二）高通量筛选

高通量筛选（high throughput screening，HTS）技术是指以分子水平和细胞水平的实验方法为基础，以微板形式作为实验工具载体，以自动化操作系统执行试验过程，以灵敏快速的检测仪器采集实验结果数据，以计算机对实验数据进行分析处理，同一时间对数以千万的样品检测，并以相应的数据库支持整个体系运转的技术体系。

1. 研究方法

（1）常用的检测方法　　有以下几种：①光学测定技术。近年来，美、英两国研究人员在高通量筛选检测中，努力进行了光学测定方法的研究，建立了大量的非同位素标记测定法，如用分光光度检测法筛选蛋白酪氨酸激酶抑制剂、组织纤溶酶原激活剂等，均获得成功。②放射性检测技术。美国学者 Ganie SM 在高通量药物筛选研究中，应用放射性测定法，特别是亲和闪烁（SPA）检测方法，使在 96 孔板上进行的样本量实验得到发展。该方法灵敏度高，特异性强，促进了高通量药物筛选的实现，但存在环境污染问题。③荧光检测技术。美国学者 GiulianokA 研究认为，采用 FLIPR（fluorometricimagingreadet）荧光检测法，可在短时间内同时测定荧光的强度和变化，对测定细胞内钙离子流及测定细胞内 pH 和细胞内钠离子流等来说，是非常理想的一种高效检测方法。④多功能微板检测系统。由西安交通大学药学院研制的 1536 孔板高通量多功能微板检测系统，是目前国际上先进的高通量检测系统，它可使筛选量进一步提高，现已在该院投入使用。

（2）常用的模型　　常用的筛选模型都在分子水平和细胞水平，观察的是药物与分子靶点的相互作用，能够直接认识药物的基本作用机制。分子水平的药物筛选模型包括受体筛选模型、酶筛选模型、离子通道筛选模型。受体筛选模型指受体与放射性配体结合模型，以受体为作用靶的筛选方法，包括检测功能反应、第二信使生成和标记配体与受体相互作用等不同类型。酶筛选模型指观察药物对酶活性的影响，根据酶的特点，酶的反应底物、产物都可以作为检测指标，并由此确定反应速度。典型的酶筛选包括适当缓冲液中孵化，控制反应速度，如温度，缓冲液的 pH 和酶的浓度等；单时间点数器，需测量产物的增加和底物的减少。离子通道筛选模型如贝类动物毒素的高通量筛选，其作用靶为 Na^+ 通道上的蛤蚌毒素结合位点，用放射性配体进行竞争性结合试验考察受试样品。细胞水平药物筛选模型指观察被筛样品对细胞的作用，但不能反映药物作用的具体途径和靶标，仅反映药物对细胞生长等过程的综合作用，包括内皮细胞激活、细胞凋亡、抗肿瘤活性、转录调控检测、信号转导通路、细菌蛋白分泌、细菌生长等。

（3）数据分析　　快速、准确、科学地对这些生物活性数据进行分析不仅是高通筛选工作的一个重要部分，也是综合利用高通量筛选数据，加速药物发现过程的基础。数据分析是 HTS 的最后一道程序，主要由计算机完成。由于在 HTS 中，每日可以产生大量数据，有时数千、数万甚至十余万或更多，这些数据可以由检测系统自动进行采集和记录，数据处理系统不仅能够对数据进行分析处理，而且可以根据要求，输出筛选报告。

2. 研究实例

马增春等用蛋白质组技术考察四物汤对血虚症小鼠血清蛋白的影响，在分子水平上探讨四物汤补血的作用机制。发现四物汤可使血虚症小鼠血清中 12 个下调和 4 个上调蛋白质有所恢复，表明四物汤可能通过对血虚症血清中蛋白质的影响而促进骨髓造血，减轻辐射引起的损伤。刘晓辉等建立的靶向人高密度脂蛋白受体基因（*CLA-1*）的药物筛选模型，为筛选人高密度脂蛋白受体表达上调剂奠定了基础，并对 124 个化合物和 800 个微生物次级代谢产物进行了筛选，表明该系统可用于高通量筛选。Agradi E 等采用含有人雌激素受体的重组酵母体外激素筛选法筛选植物中的雌激素活性成分，发现毛茛科植物黑种草（*Nigelline damascenine*）中的酚性化合物具有雌激素活性。赵晓艾等研究雄黄对维 A 酸敏感的急性早幼粒细胞白血病细胞株（NB$_4$）细胞和维 A 酸耐药的急性早幼粒细胞白血病细胞株（MR$_2$）细胞促凝活性和组织因子表达的影响。

3. 问题及展望

高通量筛选技术与传统的药物筛选方法相比，具有反应体积小、自动化、灵敏快速检测、高度特异性等优点。但是高通量筛选作为药物筛选的一种方法，并不是一种万能的手段，特别是在中药研究方面，由于中药成分的复杂性及生物效应的多样性，其局限性也是十分明显的。首先，高通量筛选所采用的主要是分子、细胞水平的体外实验模型，因此任何模型都不可能充分反映药物的全面药理作用；其次，用于高通量筛选的模型是有限的和不断发展的，要建立反映机体全部生理功能或药物对整个机体作用的理想模型，也是不现实的；更重要的是，有时候我们得到的结果可能是生药中的大分子物质表现的一种假阳性结果，这都给中药活性成分的研究带来困难。然而随着对高通量筛选研究的不断深入，随着对筛选模型的评价标准、新的药物作用靶点的发现及筛选模型的新颖性和实用性的统一，高通量筛选技术必将在未来的药物研究中发挥越来越重要的作用。

（三）血清药理学研究方法

生药血清药理学是在以前体外实验的基础上加以改进形成的，即将受试药物经口给予动物后，以含药血清代替中药粗提物作为药物源加入体外反应系统中研究其药理作用。生药含有多成分，在经过口服给药后经胃肠道吸收，通过肝进入血循环，药物成分经肝时被肝微粒体酶（P450）转化为活性或非活性代谢产物。生药的有效成分必须经血液为介质运输到靶点才能产生作用。所以含药血清是生药中有效成分的"粗药物"。血清药理学研究方法最大的优点是：条件可控性强、揭示药物作用机制较为深入、重复性好、使用材料少、更接近药物在体内环境中产生药效的真实过程等。

1. 研究方法

（1）**动物的选择及给药方案**　　一般多选用大鼠、家兔、豚鼠等动物来制备含药血清，但不同种属的动物，其血清成分不同，因此在选择动物时应尽量选用与人类生物学活性近似的物种。给药方案有 7～10d 法（1 次/d，连用 7～10d）、3 次给药法（连续给药 3 次，第一、二次间隔 20h，第二、三次间隔 4h），2 次给药法（第一次给药后 2h，再以相同剂量重复 1 次）等。各种给药方式都是为了达到稳态血药浓度，从而便于药物作用机制的研究。不过严格地说应该按药物半衰期给药，连续 5～7 个半衰期达到稳态血药浓度，但由于中药及其复方成分复杂，半衰期很难测定，所以 7～10d 给药为权宜之计。如果对药物血清时效关系进行研究，则应另当别论。

（2）**含药血清的采集及样品处理**　　大鼠一般给药 1～2h 后血药浓度达峰值，此时血清为最佳含药血清，超过 1d，大部分药物成分已经被代谢和排泄，药物的直接作用消失，此时的血清为机体功能状态血清。当然还要考虑例外，因此最好是通过预实验来确定最佳采血时间。由于血清中药物成分的浓度低，而且干扰成分多，如无机盐、血浆蛋白等，因此必须在进行血清药物化学成分分析之前进行样品预处理，以使药物成分富集，改善其可测定性或通过预处理后去除杂质，防止污染仪器。通常采取的步骤是去活性、去蛋白、有效成分的富集等过程。

（3）**样品分析和目标成分的识别**　　在血清药物化学的研究中，最重要的就是对所获取的样品进行分析及对给药前后的血清化学成分进行对比研究，采用气相色谱法（GC）、高效液相色谱法（HPLC）、超高效液相色谱法（UPLC）及与质谱联用的方法对血清化学成分进行有效的分离分析，找出其化学成分相关色谱。这些相关的色谱峰可能来源于生药所固有的化学成分或其代谢物或在药物作用下机体分泌的生物活性物质。

2. 研究实例

血清药理学研究过程是服用方剂后进行含药血清的体外药效学实验，通过探讨与方剂疗效相关的成分间接地阐明药效物质。李全礼等探讨白芍总苷（TGP）对柯萨奇 B_3 病毒（CVB_3）感染大鼠原代心肌细胞有无保护作用。结果 TGP 高剂量组可减轻心肌细胞病变，减少 cTNI、CK、LDH 的释放，表明 TGP 对 CVB_3 感染大鼠原代心肌细胞有保护作用。

3. 问题及展望

中药血清药理学方法，作为一种新的药理学方法，推动了中药药理学的发展，提高了体外实验的可信性和可靠性，并使以前无法进行的研究成为可能。但是也存在理论上和方法上的不足，比如大多数血清药理学研究者均采用正常动物的含药血清。但是，中药复方进入生理状态下动物机体与进入病理状态下的动物，其体内过程是不完全一致的，其消化吸收，体内分布，生物转化及排泄均可能有差异，也可能产生不同的内源性活性成分。它作为一种新的实验方法学，尚处于探索阶段，还存在很多问题，还不够成熟。随着中药化学分析手段的进步、药动学的不断发展，中药血清药理学方法会不断被完善。

（四）代谢组学的研究方法

从 20 世纪 90 年代，尤其是人类基因组测定开始，应用于分子生物学与生物化学的技术与方法发生了巨大变革。相应的出现了一个颇具广泛性的观念转变，并催生了一个被称为"转录组学"的新概念，随后导致"蛋白组学"的形成。但通常情况下，基因与功能并不存在定量关系，仅凭转录物组和蛋白质不足以阐述物体的全部功能，因此，代谢组学（metabonomics）应运而生。

代谢组学是对代谢组（metabolome），即体液、细胞、组织、机体中的所有相对分子质量低的内源性代谢物（endogenousmetabolites）进行定性、定量分析。常用代谢指纹图谱（metabolic fingerprinting）对样品进行无偏向的、总体的筛选、分类，鉴定生物标志物（biomarkers）并与代谢生化通路和网络、蛋白组学、转录物组学、基因组学等知识结合起来，研究外部事物对机体的影响，用于疾病的早期诊断、新药研究开发等。绝大多数中药来源于植物，其小分子有效成分也是代谢物。因此，可用代谢组学的方法技术对中药进行研究。

1. 研究方法

近年来的代谢组学研究发展极为迅速，并且与化学计量学的相关方法紧密结合，包括非监督学习方法和有监督学习方法，在非监督学习方法中又分为主成分分析（PCA）、聚类分析（HCA）等，有监督学习方法包括人工神经网络（ANN）、偏最小二乘法（PLS）等分析方法。其研究的步骤如以下所示。

（1）样品收集　　样本量应足够，以减少生物变异性的影响，保证有统计意义的经得起认证的数据；应注意性别、采样时间的影响，对于人体样品，尤应注意种族、年龄、性别、饮食、生活习惯、基因等。

（2）样品制备　　常用的样品制备方法有蛋白质沉淀、溶剂萃取、固相萃取、加速溶剂萃取、微波辅助萃取、超临界萃取、膜技术等。

（3）样品分析　　常用的样品分析方法有 GC-MS、LC-MS、NMR 等。

（4）数据处理

（5）生物标志物的确定

2. 研究实例

我国代谢组学的研究相对起步较早，与国际先进水平相比差距不大，尤其是在我国特色领域传统医药研究中取得了很多创新性的研究成果。刘昌孝院士等采用 LC-MS/MS，应用代谢物组学方法研究由钩藤等多味中药组成的多动合剂的生物化学机制和作用靶点时，从代谢物组成分和量的经时变化发现有疗效的生物标志物；贾伟课题组发现经致癌剂处理肠道形成结肠癌癌前病变的大鼠，其尿中代谢物的组成与对照组出现明显差异，并鉴定出了可能受中药调控的几条关键代谢途径；李发美等利用 UPLC-MS 对补肾壮骨药淫羊藿、骨碎补及其组成的复方进行了药效物质-代谢组学研究。

3. 思考与展望

生药是多成分的复杂体系，人体是复杂的生命系统，这就决定了中药的药效和作用机制具有复杂的非线性特征，表现出多成分、多层次、多靶点、多代谢途径的特点。疾病总会在代谢、功能及形态方面出现异常改变，其中代谢作为功能和形态的基础，是多种疾病发生的重要环节，而中药疗效原理也必然会涉及对代谢网络中的缺陷部分的调节或纠正。利用代谢组学的整体综合信息表征和分析探察的技术特点来研究中药的作用机制，即探察中药在代谢调控中所起的作用和如何起作用，并有可能阐明复方的多靶点、多层次的作用特点。在找到中药的多靶点和多途径后，可结合基因组学和蛋白质组学等方法，探明其确切的作用机制，甚至有可能真正得到中药配伍与相关靶点相互作用的量效关系。

代谢组学研究的主要困难在于样品和研究对象的复杂、多样和多变性。生物体系十分复杂，研究精神与身体的相互作用将进一步实现生命科学真正的整体研究方法，而体液是信号传递和控制的生化基础。随着科学技术的进步，经过坚持不懈的努力，代谢组学的研究平台可望逐步建立和完善。

（五）酶活性的体外效价——纤维蛋白原平板法

纤维蛋白原平板法是以纤维蛋白原为底物，用琼脂糖与纤维蛋白原制作成纤维蛋白原平板，以凝血酶等标准品或检品在纤维平板上进行免疫扩散反应，精确测量出反应沉淀圈直径，并绘制相应的标准曲线及回归曲线，从而对酶的活性进行定量测定。

这种方法是将单向扩散与生物活性测定方法的有机结合。单向扩散是利用琼脂凝胶为介质的一种沉淀反应。琼脂凝胶是多孔的网状结构，大分子物质可以自由通过，这种分子的扩散作用使底物和酶结合，形成酶-底物的复合物，当复合物的比例合适时出现沉淀。以纤维蛋白原作为底物，凝血酶作为酶。将底物与琼脂糖凝胶结合，酶加在凝胶孔中，两者相遇后会形成特异沉淀圈，沉淀圈的直径与酶浓度相关。

1. 研究方法

首先用纤维蛋白原与琼脂糖制作纤维蛋白原平板，在冷却凝固的纤维蛋白原平板上，按 1.6cm 的间距进行打孔，孔径为 4mm；然后在孔中进行相应标准品、样品的加样，平皿加盖后置于 37℃恒温条件下进行免疫扩散反应；反应完后，用游标卡尺测定平板中各孔反应沉淀圈的直径（mm），以标准品活性为横坐标，测定的沉淀圈直径（或沉淀圈面积）为纵坐标绘制相应的标准曲线，并进行方程回归计算。最后，根据检品反应的沉淀圈直径（或沉淀圈面积）计算出检品对应的活性。

2. 研究实例

刘涛等建立于体外活性评价酶活性的基础上，运用纤维蛋白原平板法对地龙的质量标准进行再评价研究。在该实验中，以尿激酶的标准曲线计算出地龙中蛋白酶的活性。在现行的 2010 年版《中国药典》中收载的地龙的质量标准暂无定量测定，因此该方法可作为地龙的质量标准进行相应质量控制。廖共山等以纤维蛋白原平板法作为检测凝血酶、类凝血酶活性的定量测定方法，将已知活力单位的凝血酶、类凝血酶标准品稀释成系列浓度，并将待检样品适当稀释，在同一块纤维蛋白原平板上进行扩散反应，通过测量反应孔沉淀圈大小，建立坐标系，即可绘制出相应的酶活力标准曲线。同时测量在相同条件下检品反应孔沉淀圈大小，即可在标准曲线上查出对应值而达到定量测定的目的。

3. 思考与展望

纤维蛋白原平板法是作为酶活性体外效价的一种方法，其优点在于可以有效地控制生药的整体药效，能更好地体现生药的多成分、多靶点、整体性的特点。通过选择与临床疗效高度相关的指标，确立其量效关系，即可检测出其相应药物的活性。但在选择相应的指标时，只能选择一个或几个相应的研究成熟的指标，因而不能判断该药物的全部功效。所以这种方法可以反映出中药的整体性，但其仍然存在一定的局限性。

虽然这种方法不能完全反应出药物的药效，但与其他生物活性的测定方法相比，纤维蛋白原平板法具有简便、直观、稳定、灵敏度高，不受检品浊度或颜色干扰且成本低廉等特点。因此，纤维蛋白原平板法可以作为生药定量测定很好的选择。

（六）肠外翻模型法

肠外翻模型法（in vitro everted intestinal sac，VEIS）是应用于药物在肠道的吸收、转运、代谢等方面的研究，能够快速反映药物吸收行为的体外研究方法。基于"复方成分群＞＞吸收成分群＞药效成分（群）"的假说，以体内吸收成分为标杆，比较体外模型（肠外翻模型）的吸收成分与体内入血成分间的相关性，通过系统评价，为中药质量评价指标的选择提供一种参考方法，我们把它称之为"基于肠吸收的质量评价指标选择方法"（selection of evaluation markers by absorbed components，SEMAC）。

1. 研究方法

在动物麻醉无痛或屠宰状态下立即分离小肠，并去除肠系膜，然后用生理盐水或缓冲液冲洗除去肠内容物，再根据试验目的截取不同解剖部位的肠段，外翻使肠黏膜向外，结扎一端形成肠囊状，灌注人工培养液后结扎另一端，置于添加有被测物质的培养液中，通入 95%氧气和 5%二氧化碳的混合气体，培养一定时间后，根据囊内外被测物质的变化来反映肠道对被测物质吸收状况。由于外翻肠囊保留了完整的组织和黏膜的特性，可在体外模拟体内生理状态下不同肠段对药物的吸收情况。

2. 研究实例

王智民等建立了基于肠吸收的质量评价指标选择的方法和原则，并采用大鼠外翻肠囊模型，收集 3 种浓度的吴茱萸汤给药后不同时间的肠囊液样品，用 HPLC 检测样品中的吴茱萸碱（evodi-amine，Ev）、吴茱萸次碱（rutaecarpine，Ru）、吴茱萸内酯（limonin，Li）、人参皂苷 Rb1，Rg1，Re（ginsenoside-Rb1，-Rg1，-Re，Rb1，Rg1，Re）、异鼠李素-3-O-芸香糖苷[isorhamnetin-3-O-β-D-glucosyl（6″→1‴）-α-L-rhamnoside，Irs]、姜辣素（6-gingerol，6-Gi），计算累计吸收量，同时比较吴茱萸汤样品与吸收成分间比例。结果除 Ru 未检出外，其余 7 种成分均可进入肠囊，但高浓度汤中 Ev 在空肠和回肠段中未检出，中浓度仅在空肠的 150min 后检出，而低浓度则在 60min 后的时间点均检出。不同浓度吴茱萸汤吸收趋于稳定后的成分间比例与原汤中各成分间比例不同。表明肠囊对药物成分吸收有选择性，空肠与回肠相比可更多、更快地给出吸收成分信息，选择外翻肠囊法 90～150min 的样品检测吴茱萸汤吸收成分比较适宜。

3. 思考与展望

肠外翻模型现已成功地运用在肠道吸收、转运、代谢等方面，采用该方法可以快速确认中药的吸收成分，并且可作为中药质量控制指标选择的参考依据。从检测成本、实验操作的复杂性比较来看，肠外翻模型操作具有更为简单、可控性好、重复性好等优点。另外，该方法仍具有一定缺点，例如，肠外翻模型属于急性体外模型，缺少血液的供应容易降低组织的活性，外翻过程会对组织造成一定的损伤，降低体内多种酶系的活力，因此实验结果与药物在体内吸收的真实情况存在一定的差异。肠外翻模型技术为药效物质发现和质量控制指标选择的一门新技术，在作为体外实验方法代替体内实验方法具有一定可行性。

（七）细胞评价法

细胞评价法是指以细胞为模型的体外评价方法，通过对细胞的研究从而评价药物的生物活性。一般评价药物生物活性最好直接采用动物模型试验，但由于试验的复杂性及试验动物的管制等因素，实际操作比较困难，且不适用于初期筛选。因此采用培养细胞为载体，对药物的生物活性进行评价，是一种较好的选择。细胞模型可以模拟生物体内的环境，还可以根据不同的研究目的来选择不同的模型细胞。

1. 研究方法

细胞评价法是利用生物体细胞评估药物的生物活性（包括药效和毒性），以生物统计作为工具，运用特定的实验设计，在一定条件下比较供试品和相当品或对照品所产生的特定反应，通过对反应剂量间比例的运算，测得供试品的效价或毒性。先以病毒作用于健康细胞，再用药物作用于感染的病毒细胞，以此评价药物的治疗作用；或先以药物作用于健康细胞，再用病毒作用于该细胞，以此评价药物的预防作用；或将药物的有效活性灭活后作用于病毒，使该病毒作用于细胞，观察细胞发生的变化。通过药物、病毒、细胞三者之间的作用，综合评价药物的生物活性。

2. 研究实例

张彩萍等用外周血单核细胞衍生的树突状细胞评价抗组胺药治疗慢性荨麻疹的药效、树突细胞在变应性疾病中的功能，以及用体外培养外周血单核细胞衍生的树突状细胞评价抗组胺药药效的实验进展，以期为评估抗组胺药治疗慢性荨麻疹的药效提供依据。刘瑞海教授实验室于 2005 年提出了多个适用于评价抗氧化物质活性的培养细胞模型，并于 2007 年建立了细胞抗氧化分析方法（cellular antioxidant activity，CAA），该方法以肝癌细胞 HepG2 为细胞载体，以 2′，7′-二氯荧光素（DCFH）为荧光探针，在细胞水平上测定抗氧化剂对自由基氧化的抑制效果。该实验室应用 CAA 方法对水果和蔬菜中活性物质进行抗氧化活性测定，发现该方法具有良好的重现性。

3. 思考与展望

细胞评价法可以考虑到细胞摄入、细胞代谢及药物在细胞内分布等多个因素，可以更好的预测药物与生物系统之间的作用途径及效果。与其他评价方法相比，细胞评价法在说明药物的生物活性时更具可靠性。另外，由于动物模型实验及人体实验昂贵且耗时较长，并且不适宜初期的高通量筛选。有时研究药物的活性采用不同的评价模型来测定时，往往得到的结果都不尽相同甚至相差很选，而且单一的评价方法不能够完全系统的评价一种药物的生物活性，应当根据不同的用途来选择不同的反应机制，以更加直观准确的方法评价。而细胞评价方法，相较于其他评价方法，更接近于生物体内的真实环境，得到的结果更具直观性和准确性，可以作为一种评价药物生物活性评价的选择方法。

第二节 生药的安全性评价

生药的安全性评价方法是指采用现代毒理学、化学分析或仪器分析等手段，对中药商品的毒性和有害物质进行检测，确定其使用是否安全的一种方法，为中药质量标准中安全性检测指标的建立提供科学数据。药物的基本要求是安全，对生药的安全性起重要作用的因素主要是内源性物质（主要为肝毒性成分和肾毒性成分）和外源性物质（包括重金属、有害元素、农药残留等）。因此，常见的安全性评价方法包括生药中内源性的毒性成分分析及其限量及外来有害物质如重金属、农药残留等的检测与限量等。

一、生药中农药残留量的测定

由于生药的需求量逐年增多，野生品种远远不能满足市场的需求，野生药材变人工栽培药材便成了必然的趋势。为了追求中药栽培品种的产量，农药被频繁地使用便成必然。因此，中药中农药的污染，直接影响了临床用药的安全性。因此必须对中药的农药残留量进行控制。生药中常见的农药残留有有机氯化合物（chlorinated hydrocarbons and related pesticides）（如六六六、滴滴涕、五氯硝基苯等）、有机磷化合物（organophosphorus pesticides）（如对硫磷、甲基对硫磷、乐果、氧化乐果、甲胺磷、敌敌畏等）和拟除虫菊酯类（如氯氰菊酯、氰戊菊酯、溴氰菊酯等）。此外，还有氨基甲酸酯类（如西维因、二硫代氨基甲酸酯（如福美铁）、无机农药（如磷酸铝，砷酸钙等）和苯氧羧酸类除草剂等。在生药的种植、采收、包装运输、储藏等各个环节都有可能和农药接触，被其污染。在 2010 年版《中国药典》一部规定了有机氯类、有机磷类、拟除虫菊酯类的测定方法，除另有规定外，均采用气相色谱测定有关农药残留量。农药残留量的气相色谱测定法，包括有机氯类农药残留量测定、有机磷农药残留量测定和拟除虫菊酯类农药残留量测定。

二、生药中有害重金属和有害元素的测定

生药中另一类重要的外源性有害物质就是重金属和有害元素。目前被公认的常见对人体有害的重金属和有害元素主要有砷、汞、铅、镉、铜、铝等。其来源一方面与生药生长的环境条件如土壤、大气、水、化肥、农药的施用等有关；另一方面与植物本身的遗传特性和对该类元素的富集能力等有关。重金属元素的毒性作用主要是由于它们进入体内并与体内酶蛋白上的—SH 和—S—S—键牢固结合，从而使蛋白质变性，酶失去活性，组织细胞出现结构和功能上的损害。砷主要是扩张毛细血管，麻痹血管舒张中枢，使腹腔脏器严重充血，引起肝、肾、心等实质脏器的损害，长期吸收砷化合物会引起诱发性肺癌和呼吸道肿瘤。铅是一种严重危害人类健康的重金属元素，它可影响神经、造血、消化、泌尿、生殖和发育、心血管、内分泌、免疫、骨骼等各类器官，主要的靶器官是神经系统和造血系统。更为严重的是它影响婴幼儿的生长和智力发育，损伤认知功能、神经行为和学习记忆等脑功能，严重者造成痴呆。金属汞进入人体后，很快被氧化成汞离子，汞离子可与体内酶或蛋白质中许多带负电的基团如巯基等结合，使细胞内许多代谢途径，如能量的生成、蛋白质和核酸的合成受到影响，从而影响了细胞的功能和生长。金属镉与含羟基、氨基、巯基的蛋白质分子结合，能使许多酶系统受到抑制，从而影响肝、肾器官中酶系统的正常功能。铜中毒是会出现胃肠道中毒症状，口内有金属味、上腹痛、恶心呕吐或腹泻；重者可出现胃肠黏膜溃疡、溶血、肝坏死、肾损害，甚至发生低血压、休克而死亡。铝超标是健康杀手，与多种蛋白质、酶等人体重要成分结合，影响体内多种生化反应，长期摄入会损伤大脑，导致痴呆。

重金属在实验条件下能与硫代乙酰胺或硫化钠作用发生显色反应，因此重金属总量常用硫代乙酰胺或硫化钠显色反应比色法测定。有害元素砷常用古蔡法或二乙基二硫代氨基甲酸银法测定。单个重金属和有害元素测定方法有原子吸收光谱法和电感耦合等离子体质谱法。2010 年版《中国药典》附录对这些测定方法进行了规范化。另外文献还有紫外分光光度法、荧光分光光度法和高效液相色谱法。

三、生药的内源性毒性成分检查法

生药的成分复杂，其毒性成分可能就是主要的有效成分，也可能是非药效成分，甚至是未知成分。生药具有药用价值主要是因为其含有治疗作用的有效成分，但某些生药也含有能引起不良反应的毒性成分，如生物碱类、毒苷类、毒性蛋白类。有些药物在临床常用剂量下，不会引起不良反应，但超过一定阈值就会引起毒性作用。根据毒理学研

究数据进行评定，可以用治疗指数（therapeutic index，TI）来表示药物的安全性，治疗指数为半数致死量（median lethal dose，LD_{50}）与半数有效量（median effective dose，ED_{50}）的比值。半数致死量指能引起50%的动物死亡的浓度或剂量，半数有效量指能引起50%的动物或实验标本产生反应的浓度或剂量。

1. 生药中具有明显毒性的内源性成分类型及检测方法

（1）生物碱类成分　　含乌头碱的中药有川乌、草乌、附子、雪上一枝蒿等，其毒性主要表现为作用于中枢神经系统及周围神经系统的症状，过量的乌头碱先兴奋后麻痹各种神经末梢，刺激迷走神经中枢，甚至麻痹运动中枢、呼吸中枢，产生心源性休克、呼吸衰竭而致死。雷公藤等含雷公藤碱，对中枢神经系统的损害可引起视丘、中脑、延髓、脊髓的病理改变，肝、肾、心脏可发生出血坏死，中毒剂量可引起肾小管细胞变性坏死，肾曲管上皮轻度脂肪变性，而稍小剂量的致死多以肾衰竭为主。小天仙子等含莨菪碱、东莨菪碱和阿托品生物碱，此类生物碱皆为M-胆碱受体阻滞剂，其中毒机制主要为抗M-胆碱能反应，对周围神经的作用表现为抑制交感神经功能，对中枢神经系统则表现为兴奋作用，严重者转入中枢抑制致嗜睡、昏迷。马钱子等的种子均含士的宁和马钱子碱，其毒性主要作用于脊髓、大脑皮质或延髓等高级神经中枢，主要表现为脊髓反射性的兴奋显著亢进，引起特殊的强直性痉挛，常因呼吸肌强直性收缩而引起窒息死亡。该类成分的检测主要包括高效液相色谱法、高效毛细管电泳法、荧光检测法等。

（2）毒苷类成分　　此类成分的毒理类似洋地黄，强心苷是一类对心肌有显著兴奋作用的苷类，夹竹桃等中草药均含强心苷，中毒主要表现在胃肠道方面，严重时可出现传导阻滞、心动过缓、异位节律等，最后因心室颤动，循环衰竭而致死。蟾蜍为重要的强心药之一，其强心成分属强心甾体类化合物，其中毒症状出现时间多在30~60min之后，首先有上腹部不适，继而恶心呕吐、口唇青紫、心悸，甚至昏迷以致休克，多数患者有心动过缓伴心律不齐及不同程度的房室或窦房传导阻滞。另外，杏、桃、枇杷等的种仁均含氰苷（即苦杏仁苷）等有毒成分，苦杏仁苷在水中溶解度较大、不稳定，中毒症状主要是组织缺氧，并损害中枢神经，中毒后主要表现为中枢神经系统症状。木通所含的木通皂苷水解后得常春藤皂苷元等，能损害肾小管，导致其上皮细胞坏死，严重者可导致肾衰竭。该类成分的检测主要包括比色法、高效液相色谱法等。

（3）毒性蛋白类成分　　毒蛋白主要存在于植物的种子中（如巴豆、苍耳子、蓖麻子等）。其中毒机制主要是对胃肠黏膜的强烈刺激和腐蚀，能引起广泛性的内脏出血。例如，巴豆的巴豆油中主要含有毒性球蛋白，内服中毒后出现的症状主要为急性胃肠炎。有服巴豆油20滴而致死者，致死原因可能是毒性球蛋白对血球及中枢神经系统有原浆毒作用。苍耳子所含的苍耳子油、毒蛋白等有毒成分能损害心、肝、肾等内脏及引起脑水肿，尤以肝损害为甚，继发引起脑水肿而致的惊厥可能为死亡的直接原因。蓖麻子含蓖麻子毒蛋白，7mg即可使人中毒死亡，易致肝肾等损害、糖类代谢紊乱。该类成分的检测主要是放射免疫检测法。

2. 中药毒性药理学检测方法

生药的毒理学实验包括急性毒性实验、长期毒性实验、一般药理学实验、生殖发育毒性实验、遗传毒性实验，必要时还需进行致癌性等特殊毒性实验。

（1）**急性毒性实验**　　单次给药毒性试验主要观察对实验动物一次给药后所产生的毒性症状及其程度、出现和消失的时间、死亡的发生率并计算出其最大给药量、最小致死量、半数致死量（LD_{50}）等。由于中药毒性常较小，单次给药往往不能表现明显的毒性作用，我国药政部门把一日内多次给药观察受试药物毒性的实验也称作急性毒性实验。

急性毒性试验的目的是推测新药对人的急性毒性的强弱。同时，它可以为长期毒性试验、生殖毒性试验、致突变试验等试验设计提供剂量选择依据和有关毒性信息，还可以推测受试药物毒性发生的速度和持续时间，与半数有效量（ED_{50}）比较判断新药的安全系数。因此，急性毒性试验对了解新药的毒性是非常必要的。

鉴于种种因素造成急性毒性试验结果（症状和致死量）在不同实验室内有较大的差异，且耗费大量动物，而所取得的动物毒性的信息量相对较少，因此，各国目前都在修订急性毒性试验的技术要求，希望能利用尽可能少的动物数量而取得有价值的信息，同样达到急性毒性试验的目的。

（2）**长期毒性实验**　　中药新药一般均需要做长期毒性实验，长期毒性主要是观察动物因连续给药所产生的毒性反应、中毒时首先出现的症状及停药后组织和功能损害的发展和恢复情况，为临床安全用药提供参考。

（3）**一般药理学实验**　　主要观察对中枢神经系统、心血管系统和呼吸系统的影响。中枢神经系统的评价指标是定性和定量评价给药后动物的运动功能、行为改变、协调功能、感觉/运动反射和体温的变化，以此来评价中药对中枢神经系统的影响。心血管系统的评价指标是以测定并记录给药前后血压（包括收缩压、舒张压、平均压）、心电图（包括 QT 间期、PR 间期、ST 段和 QRS 波群等）和心率等的变化，综合评价受试物对心血管系统的影响。呼吸系统的评价指标主要以测定给药前后动物的呼吸频率和呼吸深度的变化来评价药物对呼吸系统的影响。

（4）**生殖发育毒性实验**　　目的是通过动物试验反应受试物对哺乳动物生殖功能和发育过程的影响，预测可能对生殖细胞、受孕、妊娠、分娩、哺乳等亲代生殖功能产生的不良影响，以及对子代胚胎-胎儿发育、出生后发育的不良影响。进行生殖发育毒性实验通常首选三阶段一代试验法，即一般生殖毒性、致畸敏感期毒性、围生期毒性实验。

（5）**遗传毒性实验**　　是指用于检测通过不同机制直接或间接诱导遗传学损伤的化合物的体内和体外实验，这些实验能检出 DNA 损伤及其损伤固定。根据实验检测的遗传终点，可将检测方法分为四类，即基因突变、染色体畸变、染色体组畸变及 DNA 损伤与修复。

（6）**致癌性实验**　　一般先通过致突变试验及哺乳动物细胞体外恶性转化试验预测中药的致癌性。中药的致癌作用评价包括定性和定量两个方面，定性即确定中药是否具有致癌作用；定量即进行量效关系分析，推算人类可耐受的危险度剂量或实际用药剂量下可能发生的致癌危险度。

第八章

生药资源的开发利用与保护

随着现代科学技术的飞速发展和人类生活水平的不断提高，"回归自然"的观念日益增强，中国的传统医药以其特有的医药理论和药效优势，越来越受世界各国青睐。但长期以来，由于国际医药市场上药用植物提取物贸易量的迅速增加和医药工业的快速发展，诱发对野生药用植（动）物资源的过度采挖和利用，致使药用植（动）物资源受到不同程度的破坏，导致资源衰退甚至面临灭绝，有些原本濒危的资源供求矛盾更加突出，严重制约了中国的传统医药产业的发展。因此，生药资源能否得到良好的保护并实现可持续开发利用，是 21 世纪中国的传统医药产业生存发展和实现中国的传统医药现代化的重要前提。

第一节　我国生药资源概况

我国幅员辽阔，自然条件复杂，条件优越，蕴藏着极为丰富的生药资源。新中国成立以来，我国曾于 1958 年、1966 年、1983 年 3 次对不同区域的生药资源种类进行了全面系统的调查，包括调查古今有药用记载的植物、动物、矿物的种类和分布、数量和质量、保护和管理、中药区划、中药资源区域开发等，发现我国的生药资源种类共有 12 807 种，其中药用植物有 11 146 种，约占全部种类的 87%，药用动物 1581 种，占 12%，药用矿物 80 种（原矿物），不足 1%。在药用植物中，低等植物有 459 种，高等植物有 10 687 种，其中种子植物有 10 188 种。在药用动物中，陆栖动物有 1306 种，海洋动物 275 种；脊椎动物占药用植物总数的 62%。然而，近 20 多年来，我国较大型的有影响的调查工作尚未进行过，特别是近年来，我国生药资源的开发利用强度非常大，在带来了可观经济效益的同时，生药资源遭到了前所未有的破坏。

我国生药生产区，以四川省所产种类最多，居全国第一位，常用药物约 500 余种，主要的药用植物有黄连、川芎、川贝母、乌头、川牛膝、白芷、麦冬、芍药、白术、云木香、党参、郁金、酸橙、泽泻、佛手、红花、天麻、杜仲、黄檗、厚朴、羌活及大黄等；浙江省位居第二，约 400 余种，主要的药用植物有浙贝母、白术、延胡索、菊花、麦冬、白芍、玄参、温郁金、厚朴、山茱萸及前胡等；河南、安徽和湖北省均产 300～400 余种。全国已建立中药材生产基地 600 多个，人工栽培的药用植物约有 250 多种，种植面积已达 600 万亩①。有近百种常用中药材已建立了 GAP 生产基地。

　　道地药材（也称地道药材）是指那些历史悠久，品种优良，产量宏丰，栽培（养殖）加工合理，疗效显著，具有明显的地域特征，特定产地出产的著名优质药材；该产地称道地产区。道地药材是药材品质的概念，同时也是经济、文化的概念，是自然经济的产物，其主要特征是：地域性特产、品质优良、产地加工方法独特、久负盛名、疗效卓著，并形成一定规模的集中生产。我国著名的道地药材如下：四川的著名道地药材具有明显的区域性分布，高山虫草、川贝母、岷江流域的姜、郁金，江油的附子，绵阳的麦冬，都江堰（原灌县）的川芎，遂宁的白芷，中江的丹参、白芍，雅安的川牛膝等；吉林、黑龙江的人参、鹿茸，辽宁、吉林的五味子、细辛、黄柏；内蒙古的甘草、黄芪；山西的党参、麻黄；青海的大黄、冬虫夏草；宁夏的枸杞子、银柴胡；甘肃的当归；陕西的杜仲、天麻；云南的三七、云木香；河南的地黄、山药、牛膝、红花；山东的金银花、北沙参、阿胶、蟾酥；广西的蛤蚧、肉桂、罗汉果、石斛；广东的藿香、砂仁、槟榔、高良姜、巴戟天；安徽的白芍、牡丹皮、菊花；浙江的白芍、白术、麦冬、浙贝母、杭菊花等。需要注意的是，药材的道地产区也会随着环境、气候及其他的原因发生变迁，如党参、三七等药材的道地产地就发生过变化。

第二节　生药资源的开发利用

　　生药资源的开发利用是生药资源实现社会效益、经济效益和生态效益的全过程。开发主要指人们对生药资源进行劳动（如调查、经营等），达到开采和形成产品的措施和过程；利用是指人们对已开发出的资源产品进行加工或处理，使之成为可利用产品的措施。开发与利用在概念上有区别，过程有先后，但两者紧密联系，有时是无法分割的连续过程。生药资源开发利用有三个层次，即以生产药材为主的初级开发；以发展中药制剂或其他药品为主的二级开发；以开发天然药物化学产品为主，提取精制有效物质，将其加工制成药品，或将其进行结构修饰、转化为三级开发，如青蒿素的提取分离，结构改造等。

一、生药资源的开发途径

1. 挖掘整理本草，寻找新药源

　　生药资源的开发研究和利用，要结合对《本草纲目》等经典著作进行品种考证、挖掘整理，寻找新的药源。从现代分类学的角度看，相当多的传统中药为多基源品种，如黄芪、党参、贝母、贯众等，虽然造成了药材品种混乱，但也为寻找新药、新资源提供了线索和依据。不同时期的本草资料，反映出不同历史时期药物品种的变迁情况，反映出当时新品种、新资源不断被利用的情况。古方、验方通常是千百年来中国传统医药临床经验的总结，许多方剂疗效确切，这是中国的优势和生药资源开发的重要前提。

---

　　① 1 亩≈666.7 米^2

2. 利用生物亲缘关系密切与化学成分相近开发新药源

动植物中亲缘关系相近的类群往往具有相似的化学成分和药理活性。因此，利用生物亲缘关系密切与化学成分相近开发新药源是行之有效的。例如，从薯蓣属（Dioscorea）植物中寻找薯蓣皂素（苷）资源。沙参类中天蓝沙参（*Adenophora coelestis* Diels）、狭叶沙参（*A. stricta* subsp. *henanica*）、泡沙参（*A. potaninii* Korsh）与《中国药典》品种成分相似且含量高，药理作用明显，产量大，资源丰富。

3. 扩大药用部位

在中国传统医药经验的应用中，对药用植物往往仅采用某一个部位或某几个部位，其余弃之不用，但经现代实验研究发现，同一种药用植物的其他部位也常含有类似的药用成分，药理作用相同或相似，其中一些甚至药用成分含量更高、作用更明显，还有些具有其他新的独特功能作用。例如，人参的茎、叶、须根均含人参皂苷，均可用作提取人参皂苷的原料或开发各种人参制剂。三七的叶和根一样都有止血、消肿、镇痛作用；而三七花则不同，有清热平肝、降血压作用。又如杜仲、黄檗、厚朴、银杏、大黄等传统用药一般不用其叶，但经现代实验研究证明叶片也具有药用价值。

4. 提取有效成分、有效部位，开发药物种类

目前从生药中直接提取出有效成分、有效部位作为制药原料，如从青蒿中提取青蒿素、小檗属植物中提取小檗碱、人参茎叶中提取人参皂苷、动物昆虫斑蝥中提取斑蝥素等。一般每一种动、植物都具有某种或数种潜在的药用活性成分，因此，从丰富的动、植物资源中去寻找新的药用资源，是一项重要的策略。通过横向扩展，纵向深入研究，必将会有更多更好的传统新药问世。

5. 利用化学成分转化及结构修饰开发新药物

在生药的开发利用中，利用化学成分转化及结构修饰的途径研制新药具有广阔前景。这一途径既可以解决原料来源不足的困难，又能降低成本，达到高效、低毒、获取新药物、新活性成分的目的。例如，动植物毒素大多数都具有很强的生物活性，但是我们往往把它作为剧毒物质看待。也正是因为其生物活性强，因此可以利用生物技术开发活性物质，加以合理利用。人参中含量甚微的成分 Rg_3、Rh_2，通过利用生物技术，在一定条件下使人参皂苷成分发生定向转化，因而大幅提高了生产产量。洋地黄中的洋地黄毒苷通过生物转化成强心活性成分地高辛，转化率几乎可达 100%。除了利用化学成分转化外，还可以利用生化手段及微生物修饰，为研制新药开辟新途径，如从微生物代谢产物中寻找药理活性物质。目前已有很多微生物的代谢产物经实验证明有很好的药理活性。

6. 从民族药、民间药中开发新药资源

民族药和民间药是各民族多年的经验积累，有着长期的临床使用基础，很多沿用至今未被淘汰。我国有 56 个民族，有民族和民间药物 3500 种以上，开发潜力很大。例如，东北长白山区民间使用仙鹤草的冬芽驱除绦虫，疗效很好，经研究挖掘出有效成分鹤草酚，进而又改变结构为鹤草酚精氨酸盐，毒性减半，受到国际瞩目。国际上的一些具有特殊疗效的活性成分，很多也是从民间植物药中发掘的，如麻黄碱、咖啡因、阿托品、奎宁、士的宁等。

此外，还有从农副产品或工业废料（如药渣）中利用生物技术开发新药和活性物质等途径。

二、生药资源多方向开发利用

随着人们日益增长的物质生活需求及文化素养、科学水平的不断提高，随着医疗模式逐步由治疗型向预防保健型方面的转变，生药资源开发利用的领域也在不断扩大。除了开发成药品之外，还逐渐进入到人们日常生活的各个方面，如保健食品、化妆品、香料、色素、药膳、矫味剂、解酒剂、保健香烟、兽药、农药等。人们渴望这些产品尽量来自天然原料，以减少毒性作用或增加产品的天然特色。

第三节　生药资源的保护

一、生药资源保护的意义

生药资源开发与保护是矛盾的，如何处理好这一矛盾是关系到资源可持续利用的重大问题。长期以来，人们在利用生药资源的时候，由于对资源的保护意识还没有和资源的可持续发展紧密联系起来，没有把资源保护提到重要的地位，因而对大自然进行了过度的开发利用，破坏了许多药用动植物赖以生存的生态环境，一些名贵药用动植物资源面临枯竭，或处于濒临灭绝的边缘。为此，保护药用动植物资源和保护其他自然资源一样，已成为了国内外学者高度关注的焦点之一。

改革开放以来，党和政府及业内有关专家对资源的保护十分重视，先后成立了国务院环境保护领导小组和国家濒危动植物管理办公室，编写、颁发了一系列资源保护管理文件。这些举措对我国野生药材资源的保护起到了重要的作用。但部分药农和不法分子由于利益驱使，滥采、滥伐、滥猎现象仍非常严重，国家有关部门屡禁不止，目前大量名贵药材野生资源仍以惊人的速度消失。因此，野生药材资源保护现状仍十分严峻。根据国家自然监测中心估计，现存受到不同程度威胁的植物物种已经有6万种之多。

二、生药资源保护面临的问题

我国是世界上少数几个"生物多样性大国"之一，拥有全球物种总数的10%～14%。但我国又是世界上人口最多、增长速度较快的发展中国家，人均占有资源量相对不足，人们对生药资源的需求量日益增大，必然导致人均资源拥有量的迅速降低。除此之外，世界各国对天然药物及其提取物的市场需求和开发利用不断增加，极大地促进了生药资源的使用，也使生药资源面临着日益严重的资源危机。

20世纪以来，随着医药等工业生产的飞速发展，以及城市建设规模的扩大，人们对土地、森林、草原的不合理利用，尤其是毁林开荒、滥采、滥挖、滥捕，严重地破坏了药用植物和动物的生态环境及资源分布，导致生态环境失衡，使野生药用植物和动物的分布区发生重大改变，物种的数量和质量均面临急剧下降的问题。我国的生药资源虽然丰富，但是由于规范化的管理工作相对滞后，以及人们对生药资源的保护意识淡薄，对资源的相关保护法律法规的漠视，尤其是受部分野生药材的市场高额利润刺激，对野生药用植物资源往往采取掠夺式采挖，造成野生资源的严重破坏，而忽视资源保护与开发利用的相互关系。由于生态系统的大面积破坏和退化，我国高等植物濒危物种已经有近5000 种，因此濒危药用植物资源的拯救力度亟待加大。传统医药事业的发展导致野生药用植物物种的濒危甚至灭绝是不争的事实，并已引起世界各国的广泛关注，对濒危药用植物物种的拯救保护已成为国际社会关注的热点之一。

三、生药资源保护的有关政策和法规

保护生物多样性是保护自然或保护地球的一个重要部分。自 20 世纪 60 年代开始，国际上出现了关心人类生存环境的热潮。1972 年，在联合国召开的第一次人类环境会议，对人类面临的环境恶化问题形成了一系列的决议。在生物资源保护方面，国际上制订了一系列的公约和决定，主要有《濒危野生动植物国际贸易公约》、《亚洲和太平洋区域植物保护协定》和《生物多样性公约》等。为了保护和拯救珍贵、濒危野生动物，保护、发展和合理利用野生动物资源，维护生态平衡，我国在 1988 年 11 月 8 日第七届全国人民代表大会常务委员会第四次会议通过《中华人民共和国野生动物保护法》，并于 1989年 3 月 1 日起施行。全国有关部门的专家经过研究，向国务院提交了《国家重点保护野生动物名录》，并于 1989 年 1 月 14 日正式发布施行。国家重点保护野生动物名录共 257种（类），其中属一级保护的有 96 种。1994 年 10 月 9 日颁布《中华人民共和国自然保护区条例》，并于 1994 年 12 月 1 日实施。自然保护区对保护珍稀濒危动植物种类有着极其重要的意义。《野生药材资源保护管理条例》制定出第一批国家重点保护野生药材物种名录，共 76 种，属二级保护的有 161 种，三级保护的有 45 种。《中国珍稀濒危保护植物名录》共列入 354 种，一级重点保护的有 8 种，二级 143 种，三级保护 203 种。其中的药用植物或具有药用价值的植物有 160 余种。我国卫生部还印发了《卫生部关于限制以野生动植物及其产品为原料生产保健食品的通知》（卫法监发〔2001〕160 号）、《卫生部关于限制以甘草、麻黄草、苁蓉和雪莲及其产品为原料生产保健食品的通知》（卫法监发〔2001〕188 号）等文件。

四、生药资源保护的对策和措施

生药资源保护与管理是一个受国家经济政治管理体制制约的工作。由于长期以来，人们意识上的不足，生药资源的管理制度上还不健全，使得生药资源遭到不同程度的破坏，一些生药资源枯竭，一些物种处于濒危灭绝状态。因此，我们应该加强对生药资源的管理工作，做到合理、科学的开发利用，以保证生药资源的可持续发展和利用。

1. 加强政府部门的行政管理

我国资源与环境保护、管理的机构，是根据国家有关法律、政策设置的。我国对全国环境保护包括生物资源保护进行协调与管理的政府最高决策机构是国务院环境保护委员会，而国家环境保护部是在国务院直接领导下负责全国环境保护，包括生物资源保护领域的工作。与国家机构相适应，各级地方政府的相应部门，负责本地区有关环境与资源保护领域的工作。

2. 对重点区域、重点品种确立保护等级，进行分级保护

3. 建立自然保护区、国家公园进行就地保护

就地保护是在原来的自然生态系统和自然生长环境下就地保存与繁殖野生动植物。这是一种最有效的保护方式。世界上第一座自然保护区"黄石国家公园"是美国在 1872 年建立的。此后的一个多世纪里，世界各地纷纷开辟自然保护区与自然公园，自然保护区的数量和面积已成为国家发达程度的重要标志之一。我国的自然保护区从 20 世纪 50 年代起步，迄今为止，我国已经建立数百个类型不同的自然保护区。另外我国还将建立或完善国家重点珍稀濒危生物保存繁育中心。

4. 迁地保存

迁地保存又称异地保护，即在植物原产地以外的地方保存和繁育植物种质材料。即将珍稀濒危药用动植物迁出其自然生长地，保存在保护区、动植物园、种植园内，并进行引种驯化研究。迁地保存包括两类方法：一类是以保存野生植物为主的植物园、树木园或种质圃；另一类是保存栽培物种质资源的种子库。迁地保护可以作为一种植物野生状态和原环境的一种急救措施。

5. 人工种植

随着现在农业、药业的规模化、专业化生产的发展，人工养殖业也有了大发展。目前，我国已建立中药材生产基地 600 多个，产量约 5 亿公斤，至 2012 年，我国通过 SFDA GAP 认证的中药材种植基地 95 个（其中 13 个是复认证）。许多珍稀濒危药用植物经过系统研究，已具有成熟的人工栽培技术，如杜仲、厚朴、天麻等许多濒危植物已实现了大规模生产，能基本满足甚至超过市场需求，极大保护了野生资源。

6. 加强资源普查工作

应加强对我国生药资源的普查工作，分清辨明目前我国生药资源的实际情况，从而加以科学地开发利用。从 1960 年开始到 2014 年我国已开展了 3 次全国中药普查工作。

7. 加强立法宣传工作

应积极鼓励和开展生药资源保护的科学研究活动，加强执法和宣传力度。做到有法必依、执法必严、违法必究。

第九章

根和根茎类生药

根和根茎类生药均是来源于植物的地下部分。绝大多数来源于草本双子叶植物，其次是单子叶植物，少数为蕨类植物。其外形常较相似，但有些生药以根入药，如白芍、白芷；有些生药以根茎入药，如黄连、川芎；有些生药根和根茎均可入药，如大黄、甘草、人参。根和根茎为植物的两种不同器官，其性状虽有类似，但在外形和显微结构特征上仍有区别，是生药准确鉴定的重要依据。

第一节 根 类 生 药

根类（radix）生药一般采用被子植物的干燥根，包括根（如白芍、白芷），以根为主带有部分根茎（如人参、桔梗）或地上茎残基（如柴胡）的生药。

一、性状鉴定

根类生药的鉴定，应注意观察生药的形状、大小、颜色、表面特征、质地、断面和气味等特征。根没有节和节间，且不生叶和芽。应注意辨别双子叶植物和单子叶植物的根。双子叶植物的根一般为直根系，主根发达，侧根较小，主根一般呈圆柱形（如甘草、黄芪），圆锥形（如白芷、桔梗）或纺锤形（如地黄、何首乌）；平直或稍弯曲、扭转、上端常连接短缩的根茎（芦头），如桔梗；具有次生构造，表面粗糙，多数有木栓层、皮孔及支根痕；横断面呈放射状结构，中柱占横切面的大部分，形成层环大多明显，中心常无髓。少数双子叶植物的主根不发达，为须根系，根茎上簇生多数细长的须根，如龙胆、细辛。应注意少数生药的根有异常构造（如牛膝、商陆、何首乌）。单子叶植物根类生药多为须根或须根膨大成块根状，多呈纺锤形（如麦冬、百部、郁金）。仅具初生构造，表面常有表皮，较光滑，无木栓层及皮孔；横断面不呈放射状，中柱较小，通常占横切面的 1/2 以下，内皮层环较明显，中心有髓。

二、显微鉴定

观察根类生药的组织构造时，先根据形成层的有无、维管束类型及排列方式，区分其为双子叶植物或单子叶植物的根，再由外向内观察各部分组织及内含物的特征。

（一）单子叶植物根

单子叶植物根一般仅有初生构造，无形成层，初生韧皮部束和初生木质部束数目多，通常为8～30个，径向相间排列成一圈，呈辐射状，形成辐射型维管束。单子叶植物根最外层通常为一列表皮细胞，表皮细胞外壁有时增厚或由表皮发育成数列根被细胞，壁木栓化或木质化，如百部、麦冬、天冬等。皮层宽广，占根的大部分，内皮层凯氏点通常明显。中心常具明显的髓，髓部大。

（二）双子叶植物根

双子叶植物根初生构造与单子叶植物相似，但初生韧皮部束和初生木质部束数目较少，通常为2～5个，一般无髓。大多数双子叶植物根具有次生构造，最外层大多数为周皮。少数根类生药的次生构造不发达，无周皮而有表皮，如龙胆；或由皮层细胞的壁发生木栓化，形成"后生皮层"，如乌头、附子；或表皮死亡脱落由微木栓化的外皮层细胞进行保护，称为"后生表皮"，如细辛。皮层狭窄。由于根的木栓形成层常发生在中柱鞘，一般初生皮层已脱落，为栓内层积累的次生皮层。有形成层，韧皮部位于外方，木质部位于内方，形成无限外韧型维管束，韧皮部较发达，包括筛管、伴胞、韧皮薄壁细胞、韧皮纤维和韧皮射线等，木质部由导管、管胞、木纤维、木薄壁细胞和木射线组成。双子叶草本植物的根，木质部导管和木纤维较少，导管常稀疏地呈放射状排列，木射线宽广，如人参、白芍。根的中心常无髓，少数有明显的髓部，如乌头、龙胆等。此外，有些双子叶植物根有异常的三生构造，是生药鉴定的重要特征，如形成层环外有数个大小不一的异型复合维管束，如何首乌；形成数轮、同心环状排列的异型维管束，如牛膝、商陆；次生木质部内形成木栓环带，如黄芩老根中央可见木栓环。

根类生药显微鉴定时应注意观察具有重要鉴别意义的组织构造或内含物特征。

（1）分泌组织　应注意分泌组织的类型、形状和存在部位，如人参、三七有树脂道；桔梗、党参有乳汁管；当归有油室或油管；细辛有油细胞；木香有油室。

（2）机械组织　注意观察石细胞、纤维的有无、存在部位、形态特征及细胞壁的性质及增厚程度，并注意其周围的细胞是否有草酸钙结晶，形成晶鞘纤维。

（3）内含物　观察细胞后含物中草酸钙晶体、碳酸钙结晶、淀粉粒、菊糖等的有无、类型、大小、分布和形态特征。如何首乌、人参有簇晶；牛膝有砂晶；甘草、苦参有方晶；麦冬有针晶；菊科和桔梗科植物的根多数含菊糖，如木香、桔梗和党参等。淀粉是植物根中常见的能量储藏形式，根类生药中的淀粉粒一般较小。

*川乌和附子

Aconiti Radix Aconiti Lateralis Radix Praeparata

（英）**Aconite Root**

【来源】　川乌为毛茛科植物乌头（*Aconitum carmichaeli* Debx.）的干燥主根（母根）。

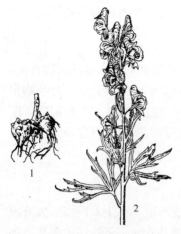

图 9-1　乌头原植物图

1. 根；2. 花枝

附子为乌头侧根（子根）的加工品。

【植物形态】　多年生草本，高 60～120cm。块根常 4～5 个连生，母根瘦长圆锥形，侧生子根短圆锥形。茎直立。叶互生，具短柄；叶片卵圆形，掌状 3 深裂，两侧裂片再 2 裂。总状花序顶生，花蓝紫色，萼片 5，上萼片盔帽状；花瓣 2，有长爪，距长 1～2.5mm；雄蕊多数；心皮 3～5，离生。蓇葖果 3～5 个，长约 2cm。种子多数。花期 6～7 月，果期 7～8 月（图 9-1）。

【采制】　一般于栽培第二年 6 月中旬至 8 月上旬采挖，除去茎叶，洗净泥沙，将母根与子根分开。母根晒干后，称为"川乌"，子根习称"泥附子"，加工成下列品种。

（1）盐附子　选择个大、均匀的泥附子，洗净，浸入食用胆巴的水溶液中过夜，再加食盐，继续浸泡，每日取出晾晒，并逐渐延长晾晒时间，直至附子表面出现大量结晶盐粒（盐霜）、体质变硬为止，习称"盐附子"。

（2）黑顺片　取泥附子，按大小分别洗净，浸入食用胆巴的水溶液中数日，连同浸液煮至透心，捞出，水漂，纵切成厚约 0.5cm 的片，再加水浸漂，用调色液使附片染成浓茶色，取出，蒸至出现油面光泽后，烘至半干，再晒干或继续烘干，习称"黑顺片"。

（3）白附片　选择大小均匀的泥附子，洗净，浸入食用胆巴的水溶液中数日，连同浸液煮至透心，捞出，剥去外皮，纵切成厚约 0.3cm 的片，用水浸漂，取出，蒸透，晒干，习称"白附片"。

（4）制川乌　取净川乌，大小个分开，用水浸泡至内无干心，取出，加水煮沸 4～6h（或蒸 6～8h）至取大个及实心者切开内无白心，口尝微有麻舌感时，取出，晾至六成干，切片，干燥。

【产地】　主产于四川、陕西；主要栽培于四川江油、平武、青川、安县等地。

【性状】

（1）川乌　呈不规则的圆锥形，稍弯曲，顶端常残留粗大的短段残茎，中部多向一侧膨大，长 2～7.5cm，直径 1.2～2.5cm。表面棕褐色或灰棕色，皱缩，有锥形瘤状支根（习称"钉角"）及子根脱离后的痕迹。质坚实，断面类白色或浅灰黄色，粉性，形成层环纹呈多角形。气微，味辛辣、麻舌（有剧毒）。

（2）生附子　呈圆锥形，长 1.5～5cm，直径 1.5～3.5cm。表面灰棕色，有细密纵皱纹，顶端有凹陷的芽痕，周围有锥形瘤状支根（习称"钉角"），侧边留有自母根脱离的痕迹。质坚实，断面类白色，粉性，形成层环纹呈多角形。气微，味辛辣、麻舌（有剧毒）。

（3）盐附子　呈圆锥形，长 4～7cm，直径 3～5cm。表面灰黑色，被盐霜，顶端有凹陷的芽痕，周围有瘤状突起的支根或支根痕。体重，横切面灰褐色，可见充满盐霜的小空隙及多角形形成层环纹，环纹内侧导管束排列不整齐。气微，味咸而麻，刺舌。

（4）黑顺片　　系纵切片，上宽下窄，长1.7~5cm，宽0.9~3cm，厚0.2~0.5cm。外皮黑褐色，切面暗黄色，油润具光泽，半透明状，并有纵向导管束脉纹。质硬而脆，断面角质样。气微，味淡。

（5）白附片　　形状与黑顺片相似，但无黑褐色外皮，黄白色，半透明，厚约3mm。

【显微特征】

（1）川乌（子根）横切面　　后生皮层为数层淡黄色木栓化细胞，其内为数层皮层薄壁细胞，皮层中常有少数石细胞，单个散在或2~3个成群，呈类长方形、方形或椭圆形，胞腔较大；内皮层不甚明显。韧皮部宽阔，内侧偶见纤维束。形成层环类多角形，其内外侧偶有一至数个异型维管束。木质部于形成层角隅处较发达，导管多列，呈径向或略呈"V"形排列。髓宽阔。薄壁细胞充满淀粉粒（图9-2）。

（2）粉末　　灰黄色。淀粉粒众多，单粒球形、长圆形或肾形，直径3~22μm；复粒由2~15分粒组成。石细胞近无色或淡黄绿色，呈类长方形、类方形，直径49~117μm，长113~280μm，壁厚4~13μm，纹孔较稀疏，聚集成群或偏于边缘。后生皮层细胞表面观多角形，垂周壁不均匀增厚，有的壁呈瘤状增厚突入细胞腔。导管淡黄色，主为具缘纹孔，直径29~70μm，末端平截或短尖。

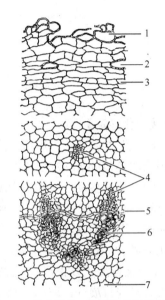

图9-2　卡氏乌头（块根）横切面详图

1. 后生皮层；2. 皮层石细胞；3. 内皮层；4. 筛管群；5. 形成层；6. 导管群；7.髓

【化学成分】　　含生物碱类成分。

（1）双酯型二萜类生物碱　　乌头碱（aconitine）、新乌头碱（mesaconitine）、次乌头碱（hypaconitine）、去氧乌头碱（deoxyacontine）、杰斯乌头碱（jesaconitine）、异翠雀碱（isodelphinine）等，呈现强烈的毒性，为乌头中的主要毒性成分。

（2）单酯型二萜类生物碱　　川乌和附子在加工炮制或长时间水煮沸过程中，双酯型生物碱水解生成单酯型生物碱，如苯甲酰乌头胺（benzoylaconine）、苯甲酰新乌头胺（benzoylmesaconine）和苯甲酰次乌头胺（benzoylhypaconine），这类成分毒性明显减小，仅为双酯型生物碱的1/1000~1/100。其进一步水解为相应的醇胺型二萜生物碱：乌头胺（aconine）、新乌头胺（mesaconine）和次乌头胺（hypaconine），则几无毒性，不会引起心律失常。

	R_1	R_2	R_3	R_4
乌头碱	C_2H_5	OH	Bz	OH
新乌头碱	CH_3	OH	Bz	OH
次乌头碱	CH_3	H	Bz	OH
杰斯乌头碱	C_2H_5	OH	$BzOCH_3$	OH
异翠雀碱	CH_3	H	Bz	H

（Bz=—C_6H_5）

（3）其他生物碱　　去甲乌药碱（higenamine，dl-demethylcoclaurine）、去甲猪毛菜碱（salsolinol）为水溶性强心有效成分，后者还兼有弱的升压、镇痛等作用。棍掌碱（coryneine）及氯化棍掌碱（coryneinechloride）具有明显的升压作用。

去甲乌药碱　　　　　　去甲猪毛菜碱　　　　　棍掌碱

【理化鉴定】

（1）化学鉴定　　川乌或附子的乙醇浸出液，加香草醛和 1mol/L 硫酸溶液少量，沸水浴上加热 20min，显红紫色。

（2）薄层鉴定　　取本品粉末 2g，加氨试液 2ml 润湿，加乙醚 20ml，超声处理 30min，滤过，滤液挥干，残渣加二氯甲烷 1ml 使溶解，作为供试品溶液。另取乌头碱对照品、次乌头碱对照品、新乌头碱对照品，加异丙醇-三氯甲烷（1：1）混合溶液制成每 1ml 各含 1mg 的混合溶液，作为对照品溶液。吸取上述溶液各 5μl，分别点于同一硅胶 G 薄层板上，以正己烷-乙酸乙酯-甲醇（6.4：3.6：1）为展开剂，氨蒸气饱和 20min 的展开缸内，展开，取出，晾干，喷以稀碘化铋钾试液。供试品色谱中，在与对照品色谱相应位置上，显相同颜色的斑点。

【安全性检测】

1）2010 年版《中国药典》规定，照高效液相色谱法测定，制川乌含双酯型生物碱以乌头碱（$C_{34}H_{47}NO_{11}$）、次乌头碱（$C_{33}H_{45}NO_{10}$）及新乌头碱（$C_{33}H_{45}NO_{11}$）的总量计，不得过 0.040%。

2）2010 年版《中国药典》规定，照高效液相色谱法测定，附子含双酯型生物碱以乌头碱（$C_{34}H_{47}NO_{11}$）、次乌头碱（$C_{33}H_{45}NO_{10}$）及新乌头碱（$C_{33}H_{45}NO_{11}$）的总量计，不得过 0.020%。

【含量测定】

1）2010 年版《中国药典》规定，照高效液相色谱法测定，川乌药材（以干燥品计算）含乌头碱（$C_{34}H_{47}NO_{11}$）、次乌头碱（$C_{33}H_{45}NO_{10}$）及新乌头碱（$C_{33}H_{45}NO_{11}$）的总量应为 0.050%～0.17%。

2）2010 年版《中国药典》规定，照高效液相色谱法测定，制川乌（以干燥品计算）含苯甲酰乌头原碱（$C_{32}H_{45}NO_{10}$）、苯甲酰次乌头原碱（$C_{31}H_{43}NO_9$）及苯甲酰新乌头原碱（$C_{31}H_{43}NO_{10}$）的总量应为 0.070%～0.15%。

3）2010 年版《中国药典》规定，照滴定法测定，附子（以干燥品计算）含生物碱以乌头碱（$C_{34}H_{47}NO_{11}$）计，不得少于 1.0%；照高效液相色谱法测定，含苯甲酰乌头原碱（$C_{32}H_{45}NO_{10}$）、苯甲酰次乌头原碱（$C_{31}H_{43}NO_9$）及苯甲酰新乌头原碱（$C_{31}H_{43}NO_{10}$）的总量不得少于 0.010%。

【药理作用】

（1）强心作用　　川乌水煎剂对体外蛙心有强心作用，但剂量加大则引起心律失常，终致心脏抑制。

（2）抗炎作用　　川乌总碱灌服，能显著抑制大鼠角叉菜胶、蛋清、组胺和5-羟色胺所致大鼠足跖肿胀。

（3）扩血管、降压作用　　川乌和乌头碱具有舒张血管作用，引起暂时性血压下降，高浓度乌头碱可使血管收缩。

（4）镇痛作用　　川乌总碱灌服，在小鼠热板法、乙酸扭体法试验中均有明显的镇痛作用。

（5）毒性　　川乌和附子具有很强的毒性，急性中毒的表现为呼吸兴奋、流涎、运动麻痹、末梢痉挛、呕吐样开口运动。

【功效】　　川乌性热，味辛、苦，有大毒。能祛风除湿，温经止痛。用于风寒湿痹、关节疼痛、心腹冷痛、寒疝作痛、麻醉止痛。一般须炮制后内服。生品内服应慎。不宜与贝母类、半夏、白及、白蔹、天花粉、瓜蒌类同用。生川乌酊外用能刺激皮肤，继而产生麻木感，故外用作某些神经痛及风湿痛的镇痛剂。

附子性大热，味辛、甘；有毒。能回阳救逆，补火助阳，逐风寒湿邪。用于亡阳虚脱、肢冷脉微、阳痿、宫冷、心腹冷痛、虚寒吐泻、阴寒水肿、阳虚外感、寒湿痹痛。用量3～15g。

【附注】　　草乌为毛茛科植物北乌头（*Aconitum kusnezoffii* Reichb.）的干燥块根。全国大部分地区均有分布。于秋季茎叶枯萎时采挖，除去残茎、须根及泥土，晒干或烘干。性状与生川乌相似，但主根干瘪，表面多皱缩。成分、功效也与生川乌类同，一般炮制后用。草乌为中药麻醉剂的组成药物。

*白芍　Paeoniae Radix Alba

（英）Peony Root

【来源】　　本品为毛茛科植物芍药（*Paeonia lactiflora* Pall.）的干燥根。

【植物形态】　　多年生草本，高40～70cm。根粗壮，圆柱形。茎直立。叶互生，常二回三出复叶；小叶狭卵形、披针形或椭圆形，先端渐尖或锐尖，基部楔形，边缘具骨质细齿。花大形，生茎顶或叶腋；萼片4，宽卵形或近圆形；花瓣10片或更多，倒卵形，白色或粉红色；雄蕊多数；心皮3～5，分离。蓇葖果3～5枚，卵形，顶端具喙。花期5～7月，果期6～8月（图9-3）。

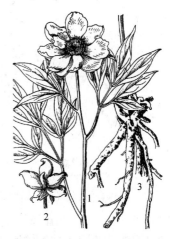

图9-3　芍药植物图

1. 花枝；2. 蓇葖果；3. 白芍（根）外形

【采制】　　药用白芍主要为栽培品。一般于种植后3～4年即可采收，在立夏或立冬前后采挖，洗净，除去头尾及细根，按粗细分别置沸水中煮后，除去外皮或去皮后再煮至断面透心，晒干或整理搓圆后晒干。

【产地】 主产于浙江（杭白芍）、安徽（亳白芍）、四川（川白芍）；在河南、山东、湖南、湖北、河北、陕西等地亦有栽培。

【性状】 呈圆柱形，平直或稍弯曲，两端平截，粗细较均匀，长 5~20cm，直径 1~2.5cm。表面类白色或淡红棕色，平滑，隐约可见横长皮孔、纵皱纹及细根痕，偶有残存的棕褐色外皮。质坚实，不易折断，断面较平坦，类白色或淡粉红色，角质样，形成层环明显，其内方有 1、2 轮断续环纹（为切向排列的导管群所形成），射线宽。气微，味微苦、酸。

【显微特征】

（1）根横切面 木栓层 6~10 列木栓细胞，去皮者偶有残存。皮层窄，薄壁细胞有的可见大纹孔。韧皮部筛管群于近形成层处较明显。形成层环状。木质部宽广，约占半径的 3/4，导管径向散在，近形成层处成群；木射线较宽，中央初生木质部不明显。薄壁细胞含糊化淀粉粒团块，有的含草酸钙簇晶（图 9-4）。

（2）粉末 黄白色。含糊化淀粉粒的薄壁细胞无色，类圆形、类长方形，淀粉粒多糊化，有的轮廓隐约可见，类圆形。草酸钙簇晶存于薄壁细胞，直径 11~35μm，常排列成行，或一个细胞中含数个簇晶。纤维管胞长梭形，边缘稍不平整，直径约至 45μm，有的胞腔内可见细粒状草酸钙晶体。具缘纹孔及网纹导管直径 20~65μm，具缘纹孔排列较整齐。薄壁细胞壁略呈连珠状增厚，纹孔隐约可见（图 9-5）。

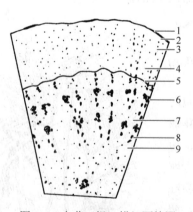

图 9-4 白芍（根）横切面简图

1. 木栓层；2. 皮层；3. 筛管群；4. 韧皮射线；5. 形成层；6. 木质部；7. 木射线；8. 木纤维束；9. 草酸钙簇晶

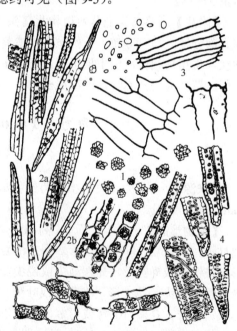

图 9-5 白芍（根）粉末图

1. 草酸钙簇晶；2a. 木纤维管胞；2b. 木韧型纤维；3. 木栓细胞；4. 导管；5. 淀粉粒

【化学成分】 主要含有单萜苷类，芍药苷（paeoniflorin，3.3%~5.7%），并含少量羟基芍药苷（oxypaeoniflorin）、苯甲酰芍药苷（benzoylpaeoniflorin）、苯甲酰羟基芍药苷（benzoyloxypaeoniflorin）、芍药内酯苷（albiflorin）、丹皮酚原苷（paeonolide）、丹皮酚苷（paeonoside）等。尚含苯甲酸、d-儿茶精、没食子酸、胡萝卜苷（daucosterol）、没食子鞣质（gallotannin）、牡丹酚（paeonol）等。

	R	R$_1$
芍药苷	H	H
羟基芍药苷	OH	H
苯甲酰芍药苷	H	C$_6$H$_5$-CO-
苯甲酰羟基芍药苷	OH	C$_6$H$_5$-CO-

芍药内酯苷　　　　　　　　　丹皮酚原苷

【理化鉴定】

1）本品横切面加三氯化铁试液显蓝色，在形成层及木薄壁细胞部分较显著（鞣质类反应）。

2）取本品粉末 5g，加乙醚 50ml，加热回流 10min，滤过。取滤液 10ml，蒸干，加醋酐 1ml 与硫酸 4～5 滴，先显黄色，渐变成红色、紫色，最后呈绿色。

3）薄层鉴定：取本品粉末 0.5g，加乙醇 10ml，振摇 5min，滤过，滤液蒸干，残渣加乙醇 1ml 使溶解，作为供试品溶液。另取芍药苷对照品，加乙醇制成每 1ml 含 1mg 溶液，作为对照品溶液。吸取上述两种溶液各 10μl，分别点于同一硅胶 G 薄层板上，以三氯甲烷-乙酸乙酯-甲醇-甲酸（40∶5∶10∶0.2）为展开剂，展开，取出，晾干，喷以 5%香草醛硫酸溶液，加热至斑点显色清晰。供试品色谱中，在与对照品色谱相应的位置上，显相同的蓝紫色斑点。

【安全性检测】　重金属及有害元素检查：铅不得过百万分之五；镉不得过千万分之三；砷不得过百万分之二；汞不得过千万分之二；铜不得过百万分之二十。

【含量测定】　2010 年版《中国药典》规定，照高效液相色谱法测定，本品（以干燥品计算）含芍药苷（C$_{23}$H$_{28}$O$_{11}$）不得少于 1.60%。

【药理作用】

（1）镇静镇痛作用　　白芍苷腹腔注射小鼠，能延长戊巴比妥钠的睡眠时间，呈剂量依赖性地抑制乙酸致小鼠扭体反应，延长小鼠疼痛潜伏期，抑制热板致痛小鼠的反应。

（2）解痉作用　　白芍苷对乙酰胆碱、组胺、催产素引起的子宫收缩具有抑制作用。

（3）保肝作用　　白芍水提取物对 d-半乳糖胺、四氯化碳和黄曲霉素 B$_1$ 所致肝损伤均有明显保护作用，能显著降低血清谷丙转氨酶和乳酸脱氢酶。

（4）对心血管系统的作用　　白芍苷能明显降低小鼠心肌耗氧量，延长小鼠常压耐缺氧存活时间。白芍所含 d-儿茶精和没食子酸有抗血栓和抗血小板聚集作用。

（5）抗病原生物作用　　白芍煎剂体外对多种革兰阴性和阳性细菌、病毒、致病真菌均有抑制作用。此外，尚有解热、免疫调节、抗溃疡和抗炎等作用。

【功效】　　性微寒，味苦、酸。能平肝止痛，养血调经，敛阴止汗。用于头痛眩晕、胸胁疼痛、胃肠痉挛性疼痛、泻痢腹痛、手足拘挛疼痛、血虚萎黄、月经不调、自汗盗汗、阴虚发热。用量 6～15g。不宜与藜芦同用。

【附注】　　赤芍为毛茛科植物芍药（*Paeonia lactiflora* Pall.）或川赤芍（*P. veitchii* Lynch.）的干燥根。多系野生。主产于内蒙古、河北、黑龙江、四川等地。春、秋季采挖，除去地上部分、须根及泥土，一般不去外皮，晒干。根圆柱形，稍弯曲，长 10～40cm，直径 0.5～3cm。表面暗棕色或紫棕色，有横向突起的皮孔及稍扭曲的纵沟纹，外皮易脱落或皮部与木部脱离。质硬而脆，易折断，断面平坦，粉红色或黄白色，木部放射状纹理明显（俗称菊花心）或有裂隙。气微香，味微苦、酸涩。主含芍药苷，含量较白芍高。药理实验表明，赤芍具有扩张血管、增加冠状动脉血流量、增加机体的耐缺氧能力、抗血小板聚集和血栓形成及广谱抗菌等作用。本品性微寒，味苦；能清热凉血，散瘀止痛；用于温毒发斑、吐血衄血、目赤肿痛、肝郁胁痛、经闭痛经、月经不调、跌扑损伤、痈肿疮疡、冠心病、心绞痛；用量 6～12g。不宜与藜芦同用。

*甘草　Glycyrrhizae Radix et Rhizoma

（英）Licorice Root

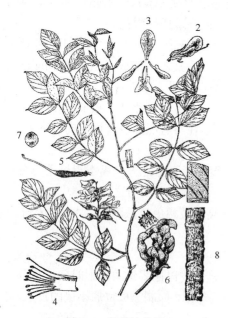

图 9-6　甘草植物图

1. 花枝；2. 花的侧面观；3. 花剖开后，示旗瓣、翼瓣和龙骨瓣；4. 雄蕊；
5. 雌蕊；6. 果序；7. 种子；8. 根的一段

【来源】　　本品为豆科植物甘草（*Glycyrrhiza uralensis* Fisch.）、胀果甘草（*G. inflata* Bat.）或光果甘草（*G. glabra* L.）的干燥根及根茎。

【植物形态】

（1）甘草　　多年生草本，高 30～100cm。根茎圆柱形，主根甚长。茎直立，被白色短毛及腺鳞或腺毛。奇数羽状复叶，小叶 5～17 枚，卵形、倒卵形或阔椭圆形，全缘，两面被腺鳞及白毛，下面毛较密；托叶披针形，早落。总状花序腋生，花密集；花萼钟状，萼齿 5，披针形，较萼筒略长，外被短毛及腺鳞；花冠紫红色或蓝紫色；雄蕊二体（9+1），9 枚基部连合。荚果扁平，多数紧密排列成球状，弯曲成镰状或环状，密被黄褐色刺状腺毛。种子 2～8 粒，肾形。花期 6～7 月，果期 7～9 月（图 9-6）。

（2）胀果甘草　　常被密集成片的淡黄褐色鳞片状腺体，无腺毛。小叶 3～7，卵形，椭圆形至矩圆形，边缘波状，上面具黄褐色腺点，下面有似涂胶状光泽。荚果短小而直，膨胀，无腺毛。

（3）光果甘草　　密被淡黄褐色腺点和鳞片状腺体，常局部有白霜，无腺毛。小叶片19，长椭圆形或窄长卵状披针形，上面无毛或有微柔毛，下面密被淡黄褐色腺点。荚果扁直，多为长圆形，无腺毛或有少许不显眼的腺瘤。

【采制】　春、秋两季采挖，以秋季为佳。除去地上部分与须根，切成1m左右的长段，晒至六、七成干时，按粗细、大小分等级捆好，置通风干燥处至完全干燥。刮去栓皮干燥者，称为"粉甘草"。

【产地】　甘草主产于内蒙古、甘肃、新疆等地。按产地分为西甘草和东甘草。前者产于内蒙古、陕西、甘肃、青海、新疆，后者产于东北、河北、山西等地。以内蒙古伊盟的杭锦旗、巴盟的橙口、甘肃及宁夏的阿拉善旗一带所产者质量最佳，新疆产量为最大。胀果甘草和光果甘草主产于新疆、甘肃。

【性状】

（1）甘草　　根呈圆柱形，长25～100cm，直径0.6～3.5cm。表面红棕色或灰棕色，具显著的纵皱纹、沟纹，并有横长的皮孔突起和稀疏的细根痕，外皮有时呈鳞片状剥落而露出黄色内皮。质坚实，折断时有粉尘散出，断面略显纤维性，黄白色，粉性；横切面可见明显的形成层环，射线放射状，有的有裂隙。根茎呈圆柱形，表面有芽痕，断面中心有髓。气微，味甜而特殊。

（2）胀果甘草　　根木质粗壮，有的分枝，粗糙，灰棕色或灰褐色。质坚硬，木质纤维多，粉性小。根茎上芽多而粗大。

（3）光果甘草　　外皮灰棕色，不粗糙，皮孔细小而不明显。

以皮细紧、色红棕、质坚实、断面色黄白、粉性足者为佳。

【显微特征】

（1）根和根茎横切面　　木栓层为数列至30列木栓细胞，外侧数列红棕色。皮层较窄，有纤维束。韧皮部射线宽广，多弯曲，常现裂隙；纤维多成束，非木化或微木化，周围薄壁细胞常含草酸钙方晶；筛管群常因压缩而变形。束内形成层明显。木质部射线宽3～5列细胞；导管较多，直径约至160μm，常单个散在或2～3个成束；木纤维成束，周围薄壁细胞也含草酸钙方晶。根中心无髓；根茎中心有髓，有的含红棕色物质（图9-7）。

（2）粉末　　淡棕黄色。纤维细长，直径8～14μm，壁极厚，胞腔狭窄，微木

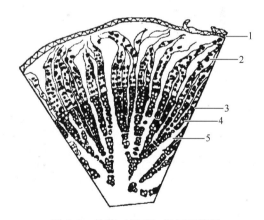

图9-7　甘草（根茎）横切面简图

1. 木栓层；2. 韧皮纤维束；3. 形成层；4. 木质部；5. 射线

化。纤维束周围薄壁细胞含草酸钙方晶，形成晶纤维。具缘纹孔导管直径较大，具缘纹孔较密，常破碎，稀有网纹导管。木栓细胞红棕色，多角形，微木化。淀粉粒众多，多为单粒，椭圆形或卵形，直径3～10μm，脐点点状或短缝状。草酸钙方晶、棕色块、射

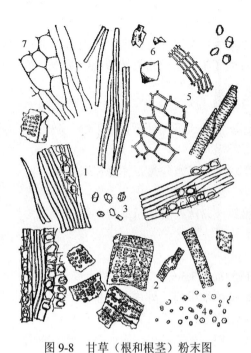

图 9-8　甘草（根和根茎）粉末图

1. 纤维及晶纤维；2. 导管；3. 草酸钙方晶；4. 淀粉粒；5. 木栓细胞；6. 色素块；7. 射线细胞

线细胞可见（图 9-8）。

【化学成分】

（1）三萜皂苷类　　甘草甜素（glycyrrhizin），是甘草酸（glycyrrhizic acid）的钾、钙盐，为甘草的甜味成分，甘草酸水解后得 2 分子葡萄糖醛酸（glucuronic acid）和 1 分子 18β-甘草次酸（18β-glycyrrhetic acid）。另含 24-羟基甘草次酸、去氧甘草次酸 I 和 II、18α-羟基甘草次酸、异甘草次酸（liquiritic acid）、甘草萜醇（glycyrrhetol）、甘草内酯（glabrolide）等。

（2）黄酮类　　含甘草苷（liquiritin）、甘草苷元（liquiritigenin）、异甘草苷（isoliquiritin）、异甘草苷元（isoliquiritigenin）、新甘草苷（neoliquiritin）、新异甘草苷（neoisoliquiritin）、甘草西定（licoricidin）、甘草利酮（licoricone）、刺芒柄花素（formononetin）、甘草查耳酮（licochalcone）A 和 B、甘草黄酮 A（licoflavone A）等。

尚含香豆素类如甘草香豆素（glycycoumarin）、异甘草香豆素、甘草酚（glycyrol）、异甘草酚（isoglycyrol）等和生物碱类如 5，6，7，8-四氢-2，4-二甲基喹啉（5，6，7，8-tetrahydro-2，4-dimethylquinoline）等及多糖类如甘草多糖。

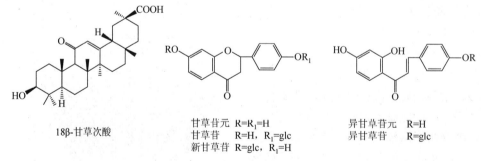

18β-甘草次酸

甘草苷元　R=R₁=H
甘草苷　　R=H，R₁=glc
新甘草苷　R=glc，R₁=H

异甘草苷元　R=H
异甘草苷　　R=glc

【理化鉴定】

1）取本品粉末置白瓷板上，加 80%硫酸溶液数滴，显黄色，渐变橙黄色（甘草皂苷反应）。

2）薄层鉴定：取本品粉末 1g，加乙醚 40ml，加热回流 1h，滤过，弃去醚液，药渣加甲醇 30ml，加热回流 1h，滤过，滤液蒸干，残渣加水 40ml 使溶解，用正丁醇提取 3 次，每次 20ml，合并正丁醇液，用水洗涤 3 次，弃去水液，正丁醇液蒸干，残渣加甲醇 5ml 使溶解，作为供试品溶液。另取甘草对照药材 1g，同法制成对照药材溶液。再取甘草酸单铵盐对照品，加甲醇制成每 1ml 含 2mg 的溶液，作为对照品溶液。吸取上述三种溶液各 1～2µl，分别点于同一用 1%氢氧化钠溶液制备的硅胶 G 薄层板上，以乙酸乙酯-甲酸-冰醋酸-水（15：1：1：2）为展开剂，展开，取出，晾干，喷以10%硫酸乙醇溶液，在105℃加热至斑点显色清晰，置紫外线灯（365nm）下检视。供试品色谱中，在与对照药材色谱相应的位置上，显相同颜色的荧光斑点；在与对照品色谱相应的位置上，显相同的橙黄色荧光斑点。

【安全性检测】

（1）重金属及有害元素检查 铅不得过百万分之五；镉不得过千万分之三；砷不得过百万分之二；汞不得过千万分之二；铜不得过百万分之二十。

（2）有机氯农药残留量 六六六（总BHC）不得过千万分之二；滴滴涕（总DDT）不得过千万分之二；五氯硝基苯（PCNB）不得过千万分之一。

【含量测定】

1）2010年版《中国药典》规定，照高效液相色谱法测定，本品（以干燥品计算）含甘草酸（$C_{42}H_{62}O_{16}$）不得少于2.0%。

2）2010年版《中国药典》规定，照高效液相色谱法测定，本品（以干燥品计算）含甘草苷（$C_{21}H_{22}O_9$）不得少于0.5%。

【药理作用】

（1）抗溃疡作用 甘草和甘草浸膏对结扎幽门和组胺、乙酰胆碱等诱导的动物胃溃疡均有明显抑制作用。

（2）肾上腺糖、盐皮质激素样作用 甘草能增强肾上腺皮质功能，减少对皮质激素的依赖，减轻激素撤除反应。

（3）镇咳祛痰作用 甘草次酸、甘草黄酮和甘草浸膏对小鼠氨水、二氧化硫引咳均有显著的镇咳和祛痰作用。

（4）解毒作用 甘草和甘草甜素对多种药物中毒、食物中毒、代谢产物中毒和细菌毒素中毒等均有解毒效果。

（5）抗炎作用 甘草酸和甘草次酸对多种动物炎症反应均有明显的抑制作用，黄酮类成分也有抗炎作用。此外，甘草尚有抗菌和抗病毒、抗肿瘤、降血脂等作用。

【功效】 性平，味甘。能补脾益气，止咳祛痰，清热解毒，缓急止痛，调和药性。用于脾胃虚弱、倦怠乏力、心悸气短、咳嗽痰多、脘腹、四肢挛急疼痛、痈肿疮毒、缓解药物毒性和烈性。用量1.5～9g。清热应生用，补中宜炙用。不宜与京大戟、芫花、甘遂、海藻同用。

*黄芪 Astragali Radix

（英）Milkvetch Root

【来源】 本品为豆科植物蒙古黄芪 [*Astragalus membranaceus*（Fisch.）Bge.var. *mongholicus*（Bge.）Hsiao] 或膜荚黄芪 [*A. membranaceus*（Fisch.）Bge.] 的干燥根。

【植物形态】

（1）蒙古黄芪 多年生草本，高40～80cm。主根长而粗壮，较直。奇数羽状复叶，小叶12～18对，小叶片宽椭圆形或长圆形，长5～10mm，宽3～5mm，上面无毛，下

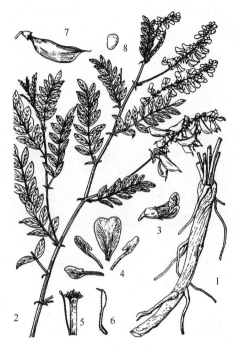

图 9-9　膜荚黄芪植物图

1. 根；2. 花、果枝；3. 花；4. 旗瓣、翼瓣和
龙骨瓣；5. 雄蕊；6. 雌蕊；7. 果实；8. 种子

面被柔毛；托叶披针形。总状花序腋生，常比叶长，有花 5～20 余朵；花萼钟状，密被短柔毛，具 5 萼齿；花冠黄色至淡黄色，旗瓣长圆状倒卵形，翼瓣及龙骨瓣均有长爪；雄蕊 10，二体；子房光滑无毛。荚果膜质，膨胀，半卵圆形，有长子房柄，无毛。花期 6～7 月，果期 7～9 月。

（2）膜荚黄芪　　小叶 6～13 对，小叶片较大，椭圆形至长圆形卵形，长 7～30mm，宽 3～12mm，子房被柔毛。荚果被黑色或黑白相间的短柔毛（图 9-9）。

【采制】　　春、秋季采挖，以秋季采挖者质较佳，除净泥土、须根和根头，晒至六、七成干，分出大小，理直扎捆并晒干。

【产地】　　主产于山西、黑龙江、内蒙古、甘肃等地。野生或栽培，以栽培的蒙古黄芪质佳，膜荚黄芪质稍次。产于山西绵山者，习称“绵芪”或“西黄芪”；产于黑龙江、内蒙古者，习称“北黄芪”。

【性状】　　呈圆柱形，单枝或有分枝，上端较粗，长 30～90cm，直径 1～3.5cm。表面淡棕黄色或淡棕褐色，有不规则纵皱纹或纵沟及稀疏须根痕。质坚韧，不易折断，断面纤维性强，且具粉性，皮部黄白色，木部淡黄色，有放射状纹理及裂隙，菊花心明显。老根中心偶有枯朽状或空洞状，黑褐色。气微，味微甜，嚼之微有豆腥味。

【显微特征】

（1）根横切面　　木栓层为多列木栓细胞。栓内层为 3～5 列厚角细胞。韧皮部射线外侧常弯曲，有裂隙；韧皮部纤维成束，壁厚，木化或微木化，与筛管群交互排列；近栓内层处有时可见石细胞及管状木栓组织。形成层成环。木质部导管单个散在或 2～3 个相聚，导管周围有木纤维束；射线中有时可见单个或 2～4 个成群的石细胞。薄壁细胞含淀粉粒（图 9-10）。

（2）粉末　　黄白色。纤维多成束，细长，直径 8～30μm，壁极厚，非木化，表面有纵裂纹，初生壁常与次生壁分离，两端常断裂成须状，或较平截。具缘纹孔导管无色或橙黄色，直径

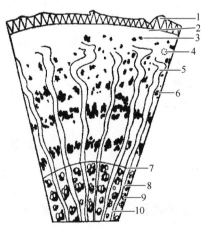

图 9-10　黄芪（根）横切面简图

1. 木栓层；2. 栓内层；3. 石细胞；4. 管状木栓组织；5. 韧皮射线；6. 韧皮纤维束；7. 形成层；8. 导管；9. 木纤维束；10. 木射线

24～160μm，具缘纹孔排列紧密。石细胞少见，圆形、长圆形或形状不规则，壁较厚，层纹可见，孔沟少。木栓细胞淡黄绿色，多角形或类方形，垂周壁薄，有的细波状弯曲。淀粉粒较多，单粒，类圆形、椭圆形或类肾形，直径 3～13μm，复粒由 2～4 分粒组成（图9-11）。

【化学成分】

（1）皂苷类　　膜荚黄芪含黄芪皂苷Ⅰ～Ⅷ（astragaloside Ⅰ～Ⅷ）、大豆皂苷Ⅰ（soyasaponin Ⅰ）、乙酰黄芪皂苷Ⅰ（acetyla-stragaloside Ⅰ）、异黄芪皂苷Ⅰ、Ⅱ（isoastragaloside Ⅰ、Ⅱ）、膜荚黄芪苷Ⅰ、Ⅱ（astramembranin Ⅰ、Ⅱ）等。蒙古黄芪含黄芪皂苷Ⅰ～Ⅳ（astragaloside Ⅰ～Ⅳ）、大豆皂苷Ⅰ（soyasaponin Ⅰ）等。其中黄芪皂苷Ⅳ（黄芪甲苷）是国产黄芪的主要成分。

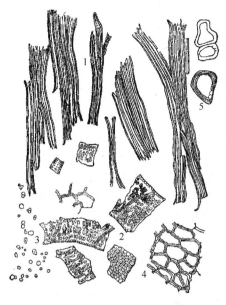

图 9-11　黄芪（根）粉末图

1. 纤维；2. 导管；3. 淀粉粒；4. 木栓细胞；5. 石细胞

	R_1	R_2	R_3	R_4
黄芪皂苷Ⅰ	glc	H	Ac	Ac
黄芪皂苷Ⅱ	glc	H	Ac	H
黄芪皂苷Ⅲ	H	H	glc	H
黄芪皂苷Ⅳ	glc	H	H	H
黄芪皂苷Ⅴ	H	glc	glc	H
黄芪皂苷Ⅵ	glc	H	glc	H
黄芪皂苷Ⅶ	glc	glc	H	H

（2）黄酮类　　膜荚黄芪含刺芒柄花素（formononetin）、毛蕊异黄酮（calycosin，3′-羟基芒柄花素）、熊竹素（kumatakenin，3-O-甲基鼠李柠檬素）、毛蕊异黄酮-7-O-β-D-葡萄糖苷、刺芒柄花素-7-O-β-D-葡萄糖苷、2′，4′-二羟基-5，6-二甲氧基二氢异黄烷、7，3′-二羟基-4′，5′-二甲氧基异黄烷等。蒙古黄芪含毛蕊异黄酮、刺芒柄花素、毛蕊异黄酮-7-O-β-D-葡萄糖苷、2′-羟基-3′，4′-二甲氧基异黄烷-7-O-β-D-葡萄糖苷等。

刺芒柄花素　R=H
毛蕊异黄酮　R=OH

（3）多糖类　　黄芪多糖Ⅰ、Ⅱ、Ⅲ（astragalan Ⅰ、Ⅱ、Ⅲ），其中Ⅱ和Ⅲ为葡聚糖，有增强免疫活性作用。

【理化鉴定】

1）取粉末 1g，加水 10ml，浸渍过夜，滤过。取滤液 1ml，加 0.2%茚三酮溶液 2 滴，沸水中加热 5min，显紫红色（氨基酸、多肽反应）。

2）取粉末 2g，加甲醇 10ml，浸渍过夜，滤过。取滤液 1ml，蒸干，用少量冰醋酸溶解残渣，加醋酸酐-浓硫酸（19∶1）0.5ml，溶液颜色由黄色转变为红色→青色→污绿色（甾醇类反应）。

3）薄层鉴定（黄芪甲苷）：取本品粉末 3g，加甲醇 20ml，加热回流 1h，滤过，滤液加于中性氧化铝柱（100～120 目，5g，内径 10～15mm）上，用 40%甲醇 100ml 洗脱，收集洗脱液，蒸干，残渣加水 30ml 使溶解，用水饱和的正丁醇振摇提取 2 次，每次 20ml，合并正丁醇液，用水洗涤 2 次，每次 20ml，弃去水液，正丁醇液蒸干，残渣加甲醇 0.5ml 使溶解，作为供试品溶液。另取黄芪甲苷对照品，加甲醇制成每 1ml 含 1mg 的溶液，作为对照品溶液。吸取上述两种溶液各 2μl，分别点于同一硅胶 G 薄层板上，以三氯甲烷-甲醇-水（13∶7∶2）的下层溶液为展开剂，展开，取出，晾干，喷以 10%硫酸乙醇溶液，在 105℃加热至斑点显色清晰。供试品色谱中，在与对照品色谱相应的位置上，日光下显相同的棕褐色斑点；紫外线灯（365nm）下，显相同的橙黄色荧光斑点。

4）薄层鉴定（对照药材）：取本品粉末 2g，加乙醇 30ml，加热回流 20min，滤过，滤液蒸干，残渣加 0.3%氢氧化钠溶液 15ml 使溶解，滤过，滤液用稀盐酸调节 pH 至 5～6，用乙酸乙酯 15ml 振摇提取，分取乙酸乙酯液，用铺有适量无水硫酸钠的滤纸滤过，滤液蒸干。残渣加乙酸乙酯 1ml 使溶解，作为供试品溶液。另取黄芪对照药材，同法制成对照药材溶液。吸取上述两种溶液各 10μl，分别点于同一硅胶 G 薄层板上，以三氯甲烷-甲醇（10∶1）为展开剂，展开，取出，晾干，置氨蒸汽中熏后，置紫外线灯（365nm）下检视。供试品色谱中，在与对照药材色谱相应的位置上，显相同颜色的荧光主斑点。

【安全性检测】

（1）重金属及有害元素检查　　　铅不得过百万分之五；镉不得过千万分之三；砷不得过百万分之二；汞不得过千万分之二；铜不得过百万分之二十。

（2）有机氯农药残留量　　　六六六（总 BHC）不得过千万分之二；滴滴涕（总 DDT）不得过千万分之二；五氯硝基苯（PCNB）不得过千万分之一。

【含量测定】

1）2010 年版《中国药典》规定，照高效液相色谱法测定，本品（以干燥品计算）含黄芪甲苷（$C_{41}H_{68}O_{14}$）不得少于 0.040%。

2）2010 年版《中国药典》规定，照高效液相色谱法测定，本品（以干燥品计算）含毛蕊异黄酮葡萄糖苷（$C_{22}H_{22}O_{10}$）不得少于 0.020%。

【药理作用】

（1）提高和促进免疫功能　　　黄芪水提物灌胃，能使小鼠腹腔巨噬细胞吞噬百分率和吞噬指数增加。黄芪、多糖及皂苷能明显促进正常机体的抗体生成功能和细胞免疫功能。

（2）对循环系统的作用　　　黄芪总黄酮能减少大鼠心肌缺血-再灌注自由基产生；黄芪总皂苷、多糖能减轻梗死心肌的损伤；黄芪多糖对垂体后叶素引起的大鼠、犬急性心肌缺血有保护作用。

（3）保肾和利尿作用　　黄芪能减轻各种实验性肾炎引起的肾脏病变，并有显著的利尿作用。

（4）对血液系统的作用　　黄芪煎剂能显著促进骨髓造血细胞 DNA 的合成，加快有核细胞分裂过程。黄芪水溶液制剂对红细胞变形具有保护作用，并能减轻其损伤程度。

（5）保肝作用　　黄芪煎剂给小鼠口服，有保护肝、防止肝糖原减少的作用。此外，尚有抗溃疡、抗病毒、镇静、镇痛、抗衰老、抗骨质疏松等作用。

【功效】　　性温，味甘。能补气固表，利尿，托毒排脓，敛疮生肌。用于气短心悸、乏力、虚脱、自汗、盗汗、体虚水肿、慢性肾炎、久泻、脱肛、子宫脱垂、痈疽难溃、疮口久不愈合、慢性肾炎蛋白尿、糖尿病。用量 9～30g。补气宜炙用，止汗、利尿、托毒排脓、生肌宜生用。

*人参　Ginseng Radix et Rhizoma
（英）Ginseng

【来源】　　本品为五加科植物人参（*Panax ginseng* C.A.Mey.）的干燥根及根茎。栽培品称"园参"，播种在山林野生状态下自然生长的又称"林下山参"，习称"籽海"。

【植物形态】　　多年生草本，高达 60cm。根状茎（芦头）结节状，每年增生 1 节；主根粗壮，圆柱形，单一或二歧。茎单一。叶轮生茎顶，通常一年生者具1 枚三出复叶，两年生者具 1 枚五出复叶，三年生者具 2 枚复叶，四年生者具 3 枚复叶，开始抽生花序，以后每年增 1 枚复叶，最多可至 6 枚复叶。掌状复叶有长柄，小叶常 5，基部一对较小，倒卵状椭圆形，上面脉上疏生刚毛。伞形花序顶生；花小，花萼 5 齿裂，花瓣 5，淡黄绿色；雄蕊 5；子房下位，2 室。核果浆果状，扁球形，成熟时鲜红色，内含半球形种子2 粒。花期 6～7 月，果期 7～9 月（图 9-12）。

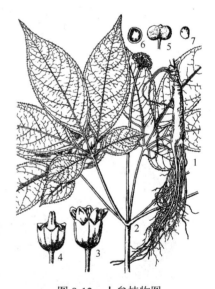

图 9-12　人参植物图

1. 根；2. 花枝；3. 花；4. 花萼、花柱和花盘；5. 果实；6. 种子；7. 胚体

【采制】　　园参于 9～10 月间采收栽培 5～6 年的人参，林下山参于 7 月下旬至 9 月果红熟时采挖，洗净。全根晒干者称"全须生晒参"；剪去小支根，晒干者称"生晒参"；剪下的小支根及须根晒干称"白参须"。用真空冷冻干燥法加工的人参称"冻干参"或"活性参"。

【产地】　　园参主产于吉林省抚松县，辽宁及黑龙江省亦产。

【性状】　　生晒参主根呈圆柱形或纺锤形，长 3～15cm，直径 1～2cm。表面灰黄色，上部或全体有疏浅断续的粗横纹及明显的纵皱，下部有支根 2～3 条，并着生多数细长的须根，须根上常有不明显的细小疣状突起。顶端有短小的根茎（习称"芦头"）长1～4cm，直径 0.3～1.5cm，多拘挛而弯曲，上有稀疏的凹窝状茎痕（习称"芦碗"）数个，交互排列，有时具不定根（习称"艼"）。质较硬，断面平坦，淡黄白色，形成层环棕黄色，皮部有黄棕色点状树脂道及放射状裂隙。香气特异，味微苦、甘。

主根与根茎等长或较短，呈圆柱形或具两条短纺锤形支根呈人字形，主根长 2～10cm。表面灰黄色，具纵皱纹，上部或中下部有环纹。支根多为 2～3 条，须根细长，清晰不乱，有明显的疣状突起（习称"珍珠疙瘩"）。根茎细长（习称"雁脖芦"），少数粗短，中上部具稀疏或密集而深陷的茎痕，不定根较细，多下垂。

【显微特征】

（1）主根横切面　　　木栓层为数列扁平细胞。皮层窄。韧皮部外侧有裂隙，内侧薄壁细胞排列较紧密；有树脂道散在，圆形或椭圆形，内含黄色分泌物。形成层环明显。木质部射线宽广，导管单个散在或数个相聚，断续排列成放射状，导管旁偶有非木化纤维。薄壁细胞含草酸钙簇晶，并含众多淀粉粒。红参中淀粉粒多已糊化（图 9-13，图 9-14）。

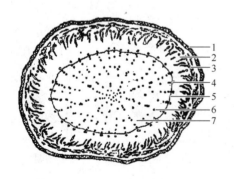

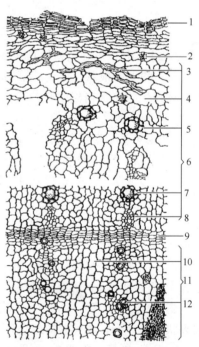

图 9-13　人参（根）横切面简图

1. 木栓层；2. 韧皮部；3. 裂隙；4. 树脂道；5. 形成层；
6. 导管；7. 射线

图 9-14　人参（根）横切面详图

1. 木栓层；2. 草酸钙簇晶；3. 颓废筛管群；4. 裂隙；5. 树
脂道；6. 韧皮部；7. 树脂道；8. 筛管群；9. 形成层；
10. 射线；11. 木质部；12. 导管

（2）粉末　　淡黄白色（生晒参）或红棕色（红参）。树脂道碎片易见，内径 34～110μm，含金黄色或黄棕色块状分泌物，分泌细胞中含粒状物或油滴。草酸钙簇晶直径 20～68μm，棱角锐尖。木栓细胞类方形或多角形，壁薄，细波状弯曲。网纹和梯纹导管多见，直径

10～56μm。淀粉粒极多，单粒类球形、半圆形或不规则多角形，直径4～20μm，脐点点状、人字状或裂缝状，层纹不明显，复粒由2～6分粒组成。红参淀粉粒糊化轮廓模糊（图9-15）。

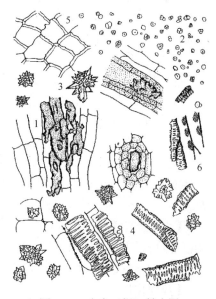

【化学成分】

（1）三萜皂苷类　　生晒参主要含人参皂苷（ginsenoside），多数为达玛烷型四环三萜皂苷，如人参皂苷 Ra_1、Ra_2、Rb_1、Rb_2、Rb_3、Rc、Rd、Re、Rf、Rg_1、Rg_2、Rg_3、Rh_1、Rh_2 和20-葡萄糖基-人参皂苷 Rf 等；少数为齐墩果酸型（C 型）皂苷，如人参皂苷 Ro。由于苷元不同，达玛烷型皂苷又分为20（S）-原人参二醇［20（S）-protopanaxadiol］型皂苷（A 型）和20（S）-原人参三醇［20（S）-protopanaxatriol］型皂苷（B 型），前一类型较多。A 型和 B 型人参皂苷酸水解后，由于 C_{20} 上的甲基与羟基发生差向异构并与支链上双键环合，分别得到人参二醇（panaxadiol）和人参三醇（panaxatriol），而不能得到真正的皂苷元20（S）-人参二醇和20（S）-原人参三醇。

图9-15　人参（根）粉末图

1. 树脂道；2. 淀粉粒；3. 草酸钙簇晶；
4. 导管；5. 木栓细胞；6. 木薄壁细胞

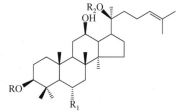

20(S)-原人参二醇　$R,R_1,R_2=H$
20(S)-原人参三醇　$R,R_2=H$　$R_1=OH$

（2）挥发性成分　　生晒参含挥发性成分人参炔醇（panaxynol）、人参氧炔醇（panaxydol）。生晒参含挥发油，油中含 γ-榄香烯、2，6-二叔丁基-4-甲基苯酚、β-金合欢烯、α-愈创木烯、蛇麻烯、艾里莫欢烯、β-广藿香烯等约20余种成分。

（3）多糖类　　含人参淀粉和人参果胶，人参果胶为两种酸性杂多糖 SA 与 SB 的混合物。

红参另含特有成分20（R）-人参皂苷 Rg_2、20（S）-人参皂苷 Rg_3、20（R）-人参皂苷 Rh_1、人参皂苷 Rh_2、Rs_1、Rs_2 和挥发性成分人参炔三醇（panaxytriol）、麦芽酚（maltol）等。

【理化鉴定】

（1）化学鉴定　　取粉末0.5g，加乙醇5ml，振摇，过滤，滤液少量置蒸发皿中蒸干，滴加三氯化锑三氯甲烷饱和溶液，蒸干显紫色（甾萜类反应）。

（2）薄层鉴定　　取人参粉末1g，加三氯甲烷40ml，加热回流1h，弃去三氯甲烷液，药渣挥干溶剂，加水 0.5ml 拌匀湿润，加水饱和正丁醇 10ml，超声处理 30min，吸取上清液加 3 倍量氨试液，摇匀，放置分层，取上层液蒸干，残渣加甲醇 1ml 使溶解，作为供试品溶液。另取人参对照药材 1g，同法制成对照药材溶液。再取人参皂苷 Rb₁ 对照品、人参皂苷 Re 对照品、人参皂苷 Rf 对照品和人参皂苷 Rg₁ 对照品，加甲醇制成每 1ml 各含 2mg 的混合溶液，作为对照品溶液。吸取上述三种溶液各 1~2μl，分别点于同一硅胶 G 薄层板上，以三氯甲烷-乙酸乙酯-甲醇-水（15：40：22：10）10℃以下放置的下层溶液为展开剂，展开，取出，晾干，喷以 10%硫酸乙醇溶液，在 105℃加热至斑点显色清晰，分别置日光及紫外线灯（365nm）下检视。在供试品色谱中，在与对照药材和对照品色谱相应位置上，分别显相同颜色的斑点或荧光斑点。

【含量测定】　　2010 年版《中国药典》规定，照高效液相色谱法测定，本品（以干燥品计算）含人参皂苷 Rg_1（$C_{42}H_{72}O_{14}$）和人参皂苷 Re（$C_{48}H_{82}O_{18}$）的总量不得少于 0.30%，人参皂苷 Rb_1（$C_{54}H_{92}O_{23}$）不得少于 0.20%。

【药理作用】

（1）适应原样作用（增强免疫作用）　　人参能增强机体对各种有害因素的非特异性抵抗力。

（2）对中枢神经系统的作用　　人参对中枢神经系统有双向调节作用，人参皂苷 Rb 类有中枢镇静作用，Rg 类有中枢兴奋作用。

（3）对心血管系统的作用　　人参总皂苷有强心作用，可增强心肌收缩力，减慢心率，增加心排血量和冠状动脉血流量。人参皂苷对冠状动脉、脑血管和外周血管均有扩张作用。人参小剂量可使血压轻度上升，大剂量则使血压下降。

（4）对血液系统的作用　　人参或其提取物对骨髓的造血功能有保护和刺激作用，促进骨髓 DNA、RNA、蛋白质和脂质的合成，可抑制血小板凝集，降低血浆黏度。

（5）对物质代谢的作用　　人参能明显促进机体组织的核酸和蛋白质的合成，人参多糖具有降血糖作用。

【功效】　　生晒参性平，红参性温；味甘，微苦。能大补元气，复脉固脱，补脾益气，生津，安神。用于体虚欲脱、肢冷脉微、脾虚食少、肺虚喘咳、惊悸失眠、津伤口渴、内热消渴、神经衰弱、精神倦怠、阳痿宫冷、心力衰竭、心源性休克。用量 3~9g。不宜与藜芦同用。

【附注】

（1）红参　　为五加科植物人参（*Panax ginseng* C.A.Mey.）的栽培品经蒸制后的干燥根及根茎。将鲜参剪去小支根，蒸透（3~6 小时）后干燥。剪下的支根、细根和须根，蒸后干燥者称"红参须"。主根呈纺锤形、圆柱形或扁方柱形，长 3~10cm，直径1~2cm。表面红棕色，半透明，偶有不透明的暗黄褐色斑块（习称"黄马褂"），具纵沟、皱纹及细根痕，下部有 2~3 条扭曲交叉的支根。质硬而脆，断面平坦，角质样。其化学成分亦含多种与人参根相同的皂苷类成分。2010 年版《中国药典》规定，照高效液相色谱法测定，红参（以干燥品计算）含人参皂苷 Rg_1（$C_{42}H_{72}O_{14}$）和人参皂苷 Re（$C_{48}H_{82}O_{18}$）的总量不得少于 0.25%，人参皂苷 Rb_1（$C_{54}H_{92}O_{23}$）

不得少于 0.20%。

（2）西洋参（Panacis Quinquefolii Radix）　为五加科植物西洋参（*Panax quinquefolium* L.）的干燥根，又称"花旗参"、"广东人参"。主产于美国北部及加拿大，我国北京、黑龙江、吉林、陕西等地有引种栽培。植物形态与人参相似，区别在于本种小叶片倒卵形，先端突尖，脉上无刚毛。根呈圆柱形或纺锤形，芦头大部份除去，仅留长约 1mm 的残基，无侧根和须根，长 2～6cm，直径 0.5～1.5cm；表面淡棕黄色或黄白色，有密集的横纹及细纵皱纹；质较轻松，折断面平坦，淡黄白色，近形成层处棕色环较深，散有多数红棕色树脂道；气微，味微苦、甘。显微特征与人参相似。含人参皂苷 6.4%～7.3%，主要有人参皂苷 Ro、Rb$_1$、Rb$_2$、Bc、Rd、Re、Rg$_1$、西洋参皂苷 L$_1$（quinquenoside L$_1$）和拟人参皂苷 F$_{11}$（pseudoginsenoside F$_{11}$）。本品性凉，味甘、微苦。能补气养阴，清热生津；用于气虚阴亏、内热、咳喘痰血、虚热烦倦、消渴、口燥咽干。用量 3～6g。不宜与藜芦同用。

*当归　Angelicae Sinensis Radix

（英）Chinese Angelica

【来源】　本品为伞形科植物当归［*Angelica sinensis*（Oliv.）Diels］的干燥根。

【植物形态】　多年生草本，高 0.4～1m，全株有特异香气。主根粗短，支根数条。茎直立，带紫红色，具明显纵棱。叶互生，二至三回奇数羽状复叶，叶柄基部膨大成鞘状抱茎；小叶三对，卵形或菱形，一至二回分裂。复伞形花序顶生，总苞片 2 或缺，伞辐 9～13；花白色。双悬果椭圆形，背腹扁平，分果有果棱 5 条，侧棱成宽而薄的翅。花期 7 月，果期 8～9 月（图 9-16）。

【采制】　秋末采挖，除去地上茎、细小须根及泥土，晾至半干后，捆成小把，上栅，用烟火慢慢熏干。

【产地】　分布于甘肃、云南、四川、陕西、湖北等省，各地均有栽培。主产区为甘肃岷县、宕昌和文县等地，商品称"岷当归"，产量大、质量优；其次为四川九寨沟、平武等地，商品称"川当归"；云南沾益等地，商品称"滇当归"。

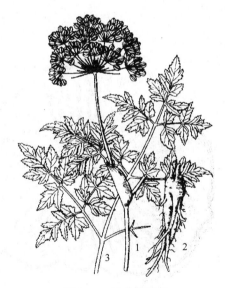

图 9-16　当归植物图

1. 果枝；2. 根；3. 叶

【性状】　略呈圆柱形，下部有支根 3～5 条或更多，长 15～25cm。表面黄棕色至棕褐色，具纵皱纹和横长皮孔样突起。根头（归头）直径 1.5～4cm，具环纹，上端圆钝，或具数个明显突出的根茎痕，有紫色或黄绿色的茎和叶鞘的残基；主根（归身）表面凹凸不平；支根（归尾）直径 0.3～1cm，上粗下细，多扭曲，有少数须根痕。质柔韧，断面黄白色或淡黄棕色，皮部厚，有裂隙和多数棕色点状分泌腔，木部色较淡，形成层环

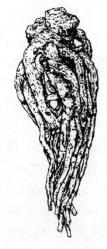

图 9-17　当归药材图

黄棕色。有浓郁的香气，味甘、辛、微苦（图 9-17）。

柴性大、干枯无油或断面呈绿褐色者不可供药用。

【显微特征】

（1）侧根横切面　　木栓层为数列木栓细胞组成。栓内层窄，有少数油室。韧皮部宽广，多裂隙，油室及油管类圆形，直径 25～160μm，外侧较大，向内渐小，周围分泌细胞 6～10 个；射线稍弯曲。形成层成环。木质部射线宽至 3～5 列细胞；导管单个或数个成束，放射状排列；木薄壁细胞较射线细胞小。薄壁细胞含淀粉粒（图 9-18）。

（2）粉末　　淡黄棕色。纺锤形韧皮薄壁细胞，直径 18～34μm，壁稍厚，表面（切向壁）有微细的斜向交错的纹理，有的具菲薄横隔。油室及油管碎片，油室内径 25～160μm，含挥发油滴。梯纹及网纹导管，直径 13～80μm，并有具缘纹孔、螺纹导管。此外，有木栓细胞、淀粉粒，偶见木纤维（图 9-19）。

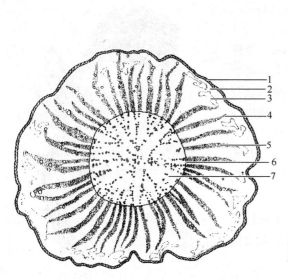

图 9-18　当归（侧根）横切面简图

1. 木栓层；2. 皮层；3. 裂隙；4. 韧皮部；
5. 分泌腔（油室、油管）；6. 形成层；7. 导管

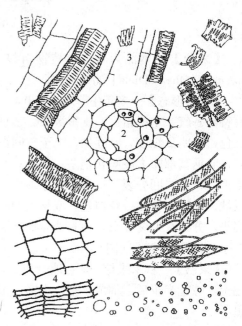

图 9-19　当归（根）粉末图

1. 纺锤形韧皮薄壁细胞；2. 油室；3. 导管；
4. 木栓细胞；5. 淀粉粒

【化学成分】

（1）挥发油　　含量达 0.4%。油中含 30 余种成分，主要为苯酞类化合物，如正丁烯酰内酯（n-butylidenephthalide）、藁本内酯（ligustilide）等，两者均为抗胆碱（解痉）的有效成分。

（2）水溶性成分　　主要有阿魏酸（ferulic acid）等多种有机酸类，阿魏酸有抑制

血小板聚集作用。此外含当归多糖。

丁烯基酞内酯　　　藁本内酯　　　　藁本内酯二聚体　　阿魏酸

【理化鉴定】

（1）薄层鉴定（对照药材）　　取本品粉末 0.5g，加乙醚 20ml，超声处理 10min，滤过，滤液蒸干，残渣加乙醇 1ml 使溶解，作为供试品溶液。另取当归对照药材 0.5g，同法制成对照药材溶液。吸取上述两种溶液各 10μl，分别点于同一硅胶 G 薄层板上，以正己烷-乙酸乙酯（4：1）为展开剂，展开，取出，晾干，置紫外线灯（365nm）下检视。供试品色谱中，在与对照药材色谱相应的位置上，显相同颜色的荧光斑点。

（2）薄层鉴定（阿魏酸、藁本内酯）　　取本品粉末 3g，加 1%碳酸氢钠溶液 50ml，超声处理 10min，离心，取上清液用稀盐酸调节 pH 至 2～3，用乙醚振摇提取 2 次，每次 20ml，合并乙醚液，挥干，残渣加甲醇 1ml 使溶解，作为供试品溶液。另取阿魏酸对照品、藁本内酯对照品，加甲醇制成每 1ml 各含 1mg 的溶液，作为对照品溶液。吸取上述三种溶液各 10μl，分别点于同一硅胶 G 薄层板上，以环己烷-二氯甲烷-乙酸乙酯-甲酸（4：1：1：0.1）为展开剂，展开，取出，晾干，置紫外线灯（365nm）下检视。供试品色谱中，在与对照品色谱相应的位置上，显相同颜色的荧光斑点。

（3）高效液相色谱鉴定　　取粉末 0.5g，加甲醇适量，超声提取，滤过，滤液作供试液。用阿魏酸及各内酯类成分作对照成分。色谱条件：十八烷基键合硅胶为填充剂；流动相为水、乙腈，梯度洗脱，流速 1ml/min，柱温 30℃。分别吸取对照品溶液与供试液各 10μl，注入液相色谱仪，测定，即得（图 9-20）。

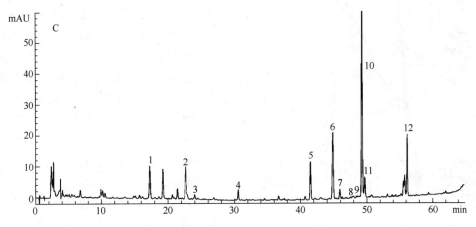

图 9-20　当归药材的 HPLC 图谱

1. 阿魏酸；2. 洋川芎内酯 I；3. 洋川芎内酯 H；4. 洋川芎内酯 F；5. 阿魏酸松柏酯；6. 洋川芎内酯 A；7. 丁基苯酞；8. E-藁本内酯；9. E-丁烯基苯酞；10. Z-藁本内酯；11. Z-丁烯基苯酞；12. 藁本内酯二聚体

【含量测定】

1）2010 年版《中国药典》规定，照高效液相色谱法测定，本品（以干燥品计算）含阿魏酸（$C_{10}H_{10}O_4$）不得少于 0.050%。

2）2010 年版《中国药典》规定，照挥发油测定法（乙法）测定，本品（以干燥品计算）含挥发油不得少于 0.4%。

【药理作用】

（1）对心血管系统作用　　当归水浸液给小鼠口服能显著促进血红蛋白和红细胞的生成，能增加心肌血液供给，降低心肌耗氧量，降低血管阻力，增加循环血流量，并有抗心律失常、抑制血小板聚集作用。当归及其阿魏酸钠有明显的抗血栓作用。

（2）促进机体免疫功能　　当归和当归多糖对非特异免疫功能、细胞免疫功能、体液免疫应答及细胞因子均有显著的促进作用。

（3）调节子宫作用　　　可多方面调节子宫平滑肌功能活动，兴奋与抑制子宫，其抑制成分主要为高沸点挥发油；兴奋成分为水或醇溶性非挥发性物质。

（4）抗辐射损伤的作用　　当归多糖对受照小鼠的造血细胞有辐射防护作用。此外，尚有抗炎、抗菌、抗氧化和抗肿瘤等作用。

【功效】　性温，味甘、辛。能补血活血，调经止痛，润肠通便。用于血虚眩晕、月经不调、经闭痛经、虚寒腹痛、肠燥便秘、痈疽疮疡、跌打损伤、风湿痹痛。用量 4.5～9g。制剂有当归浸膏片、复方当归注射液。

*丹参　Salviae Miltiorrhizae Radix et Rhizoma

（英）Dan-Shen Root

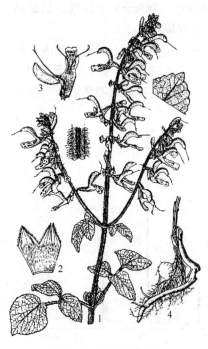

图 9-21　丹参植物图

1. 花枝；2. 花萼；3. 花冠展开（示雄蕊和雌蕊）；4. 根

【来源】　　本品为唇形科植物丹参（*Salvia miltiorrhiza* Bge.）的干燥根及根茎。

【植物形态】　　多年生草本，高 40～80cm，全株密被长柔毛。根圆柱形，外皮砖红色。茎四棱形。叶对生，奇数羽状复叶，小叶 5～7，卵形至椭圆状卵形，边缘具圆锯齿，两面被柔毛。轮伞花序顶生或腋生，组成假总状花序；花萼钟状，先端二唇形，紫色；花冠蓝紫色，二唇形，上唇直立，略呈镰刀状，下唇较上唇短；能育雄蕊 2 枚；子房上位，4 深裂，花柱着生于子房底。小坚果椭圆形。花期 4～6 月，果期 7～8 月（图 9-21）。

【采制】　　春、秋两季采挖，以秋季采挖质佳。采挖后除去地上部分，晒干；或将根摊晒至五、六成干时，再集中堆积发热至内部变为紫黑色，再晒干。

【产地】　　主产于四川、河南、山东、陕西、安徽、江苏、山西等省。四川栽培品产量最大，主产四川中江，习称"川丹参"。

【性状】 根茎粗短，顶端有时残留茎基。根数条，长圆柱形，常稍弯曲，并有分枝和须状细根，长 10～30cm，直径 0.3～1cm。表面砖红色、棕红色或暗棕红色，粗糙，有不规则纵沟或纵皱纹。老根外皮疏松，多显紫棕色，常呈鳞片状剥落。质硬而脆，断面纤维性，断面疏松有裂隙或略平整，皮部棕红色，木部灰黄色或紫褐色，导管束黄白色，呈放射状排列。气微，味微苦涩（图 9-22）。

栽培品主根粗壮、肥实，分枝少，直径 0.5～1.5cm。表面红棕色，具纵皱，外皮紧贴不易剥落。质坚实，断面较平整，略呈角质样。

【显微特征】

（1）根横切面 木栓层为数列细胞，大多含橙色或淡紫棕色物，有的可见落皮层。皮层窄。韧皮部宽广，筛管群明显。皮层和韧皮部可见散在石细胞。形成层成环。木质部束呈放射状，作 2～3 歧状径向排列，导管近中心少，向外渐多，单个或 2～12 个径向或切向连接，常与薄壁细胞相间排列形成层状，射线宽，木纤维发达，与导管常伴存（图 9-23）。

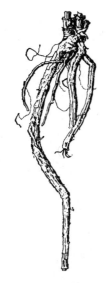

图 9-22 丹参药材图

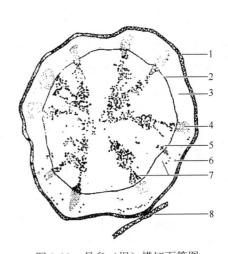

图 9-23 丹参（根）横切面简图

1. 木栓层；2. 形成层；3. 皮层；4. 韧皮部；5. 导管；
6. 石细胞；7. 木质部；8. 落皮层

（2）粉末 红棕色。石细胞类圆形、类长方形、类梭形或不规则形，直径 20～65μm，长至 257μm，壁厚 5～16μm，有的胞腔内含棕色物。网纹和具缘纹孔导管，直径 10～50μm，网纹导管分子长梭形，末端长尖或斜尖，壁增厚不均匀，网孔狭细，穿孔多位于侧壁。韧皮纤维梭形，长 60～170μm，直径 7～27μm，壁厚 3～12μm，孔沟明显。木纤维多成束，长梭形，末端长尖，直径 18～25μm，壁厚 2～4μm，纹孔斜缝状，孔沟较稀疏。木栓细胞黄棕色，表面观类方形或多角形，壁稍厚，弯曲或平直，含红棕色色素（用水合氯醛透化后色素溶解）（图 9-24）。

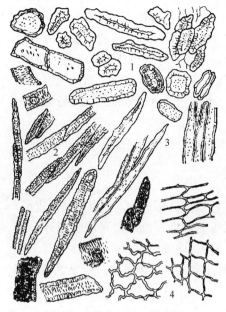

图 9-24　丹参（根）粉末图

1. 石细胞；2. 导管；3. 木纤维；4. 木栓细胞

【化学成分】　主要含脂溶性的二萜醌类和水溶性的酚酸类成分。

（1）二萜醌类成分　　丹参酮（tanshinone）Ⅰ、ⅡA、ⅡB，隐丹参酮（cryptotanshinone），异丹参酮（isotanshinone）Ⅰ、Ⅱ，异隐丹参酮（isocrypto-tanshinone），羟基丹参酮ⅡA（hydroxytanshinone ⅡA），二氢丹参酮Ⅰ（dihydrotanshinone Ⅰ）等。

（2）酚酸类成分　　丹酚酸（salvianolic acid）A、B、C、D、E、G，丹参酸甲、乙、丙（salvianic acid A、B、C），迷迭香酸（rosmarinic acid），原儿茶醛（protocatechuic aldehyde），原儿茶酸（protoc atechuic acid），异阿魏酸（isoferulic acid）等。

【理化鉴定】

（1）化学鉴定　　取粉末 5g，加水 50ml，煎煮 15～20min，放冷，滤过。滤液置水浴上浓缩至黏稠状，放冷后，加乙醇 3～5ml 使溶解，滤过，取滤液数滴，点于滤纸条上，干后置紫外线灯（365nm）下观察，显亮蓝灰色荧光。将滤纸条悬挂在浓氨溶液瓶中（不接触液面），20min 后取出，置紫外线灯（365nm）下观察，显淡亮蓝绿色荧光。

丹参酮Ⅰ（tanshinone Ⅰ）　　　　丹参酮ⅡA（tanshinone ⅡA）　　　隐丹参酮（cryptotanshinone）

丹参酸甲（salvianic acid A）　　　　　　　　丹酚酸B（salvianolic acid B）

（2）薄层鉴定（对照药材和丹参酮ⅡA）　　取丹参粉末 1g，加乙醚 5ml，振摇，放置 1h，滤过，滤液挥干，残渣加乙酸乙酯 1ml 使溶解，作为供试品溶液。另取丹参对照药材 1g，同法制成对照药材溶液。再取丹参酮ⅡA对照品，加乙酸乙醋制成每 1ml 含 2mg 的溶液，作为对照品溶液。吸取上述三种溶液各 5μl，分别点于同一硅胶 G 薄层板上，以石油醚（60～90℃）-乙酸乙酯（4∶1）为展开剂，展开，取出，晾干。供试品色谱中，在与对照药材色谱相应的位置上，显相同颜色的斑点；在与对照品色谱相应的位置上，显相同的暗红色斑点。

（3）薄层鉴定（丹酚酸 B）　取丹参粉末 0.2g，加 75%甲醇 25ml，加热回流 1h，滤过，滤液浓缩至 1ml，作为供试品溶液。另取丹酚酸 B 对照品，加 75%甲醇制成每 1ml 含 2mg 的溶液，作为对照品溶液。吸取上述两种溶液各 5μl，分别点于同一硅胶 GF$_{254}$ 薄层板上，以甲苯-三氯甲烷-乙酸乙酯-甲醇-甲酸（2∶3∶4∶0.5∶2）为展开剂，展开，取出，晾干，置紫外线灯（254nm）下检视。供试品色谱中，在与对照品色谱相应的位置上，显相同颜色的斑点。

【安全性检测】　重金属及有害元素检查　铅不得过百万分之五；镉不得过千万分之三；砷不得过百万分之二；汞不得过千万分之二；铜不得过百万分之二十。

【含量测定】

1）2010 年版《中国药典》规定，照高效液相色谱法测定，丹参（以干燥品计算）含丹参酮 II$_A$（C$_{19}$H$_{18}$O$_3$）不得少于 0.20%。

2）2010 年版《中国药典》规定，照高效液相色谱法测定，丹参（以干燥品计算）含丹酚酸 B（C$_{36}$H$_{30}$O$_{16}$）不得少于 3.0%。

【药理作用】

（1）对心血管系统作用　丹参可扩张冠状动脉，显著增加冠状动脉流量，降低冠状动脉阻力，抗心肌缺血、心肌梗死，并具有保护脑血管和缺血再灌注损伤的心肌、预防动脉粥样硬化形成的作用。

（2）对血液循环系统作用　丹参能改善微循环，降低血液黏度，抗凝血，促进纤维蛋白溶解，抑制血小板聚集，防止血栓形成。

（3）对消化系统作用　丹参和丹酚酸 A 能够明显增加动物肝脏的血流量，纠正肝的微循环障碍，促进肝细胞再生，对抗 CCl$_4$、d-半乳糖胺等引起的大鼠肝损伤。丹参能改善胰腺微循环，对实验性急性胰腺炎有治疗作用。丹参对乙酸性慢性胃溃疡有促进愈合作用。

（4）抑菌作用　总丹参酮对金黄色葡萄球菌、真菌铁锈色毛发癣菌和红色癣菌有抑制作用。另外尚有镇静、抗炎、抗肿瘤等作用。

【功效】　性微寒，味苦。能祛瘀止痛，活血调经，清心除烦。用于月经不调、经闭痛经、胸腹刺痛、疮疡肿痛、产后瘀滞腹痛、神经衰弱、心烦不眠、心绞痛、肝脾肿大等症。用量 9～15g。不宜与藜芦同用。

*黄芩　Scutellariae Radix

（英）Scutellaria Root

【来源】　本品为唇形科植物黄芩（*Scutellaria baicalensis* Georgi）的干燥根。

【植物形态】　多年生草本。主根粗大，圆锥形，老根中央常腐朽、中空。茎丛生，钝四棱形。叶对生，披针形至条状披针形，无柄或具短柄，全缘，顶端钝，基部圆形，叶背密被下陷的腺点。总状花序顶生，花序中花偏向一侧，花萼唇形，上唇背部有盾状物，花冠筒细长，蓝紫色或紫红色，雄蕊 4，雌蕊花柱细长，子房 4 裂，花盘环状。小坚果卵球形，黑褐色，具瘤。花期6～9月，果期8～10月（图9-25）。

【采制】　　春、秋季采挖，以春季采收为好。除去地上部分及须根，晒至半干后撞去栓皮，再晒干。商品将新根色鲜黄、内部充实者称"子芩"（又称"条芩"或"枝芩"）；老根内部暗棕色、中心枯朽者称"枯芩"。子芩质佳，枯芩较次。黄芩软化切制饮片，不宜冷浸，而以蒸半小时或沸水煮 10min 后切薄片，干燥（避免暴晒），以防止有效成分的含量降低。

【产地】　　主产于东北、华北等地，以山西产量最多，河北承德质量佳。近年来栽培品渐多，在商品黄芩中占1/3。

【性状】　　根呈圆锥形，扭曲，长 8～25cm，直径 1～3cm。根头粗大，有茎痕或残存茎基。表面棕黄色或深黄色，有稀疏的疣状细根痕，上部较粗糙，有扭曲的纵皱纹或不规则的网纹，下部有顺纹和细皱纹。质硬而脆，易折断，断面刺片状，黄色，中心红棕色；老根中心枯朽状或中空，呈暗棕色或棕黑色。气微，味苦（图9-26）。

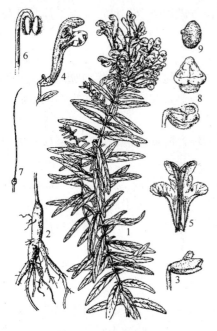

图 9-25　黄芩植物图

1. 花枝；2. 根；3. 花萼侧面观；4. 花冠侧面观和苞片；5. 花冠展开示雄蕊；6. 雄蕊；7. 雌蕊；8. 果实及花萼；9. 果实

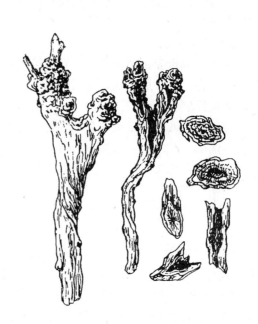

图 9-26　黄芩药材图

【显微特征】

（1）根横切面　　木栓层为数列至 20 余列细胞，散在石细胞，外缘多破裂。皮层狭窄，散在纤维及石细胞。韧皮部较宽广，有较多纤维和石细胞，石细胞多分布于外侧，纤维单个散在或数个成群，多分布于内侧。形成层环明显。木质部导管数个成群，周围有木纤维束，木射线较宽。老根中央常有 1 至多个木栓组织环。薄壁细胞中含淀粉粒（图9-27）。

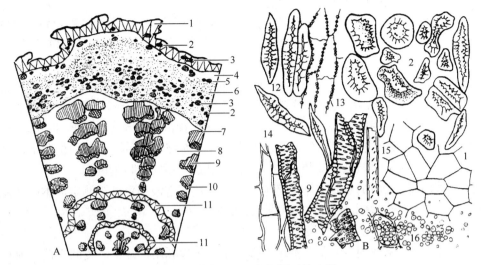

图 9-27　黄芩（根）组织图及粉末图

A. 黄芩根的横切面简图；B. 粉末图

1. 木栓层；2. 石细胞；3. 纤维束；4. 皮层；5. 皮层石细胞和纤维；6. 韧皮部；7. 形成层；8. 木射线；9. 木质部（导管）；
10. 木纤维；11. 木栓细胞环；12. 韧皮纤维；13. 韧皮薄壁细胞；14. 木薄壁细胞；15. 木纤维；16. 淀粉粒

（2）粉末　　黄色。韧皮纤维微黄色，梭形，两端尖或圆钝，长 60～250μm，直径 9～33μm，壁木化，孔沟明显。石细胞淡黄色，类方形、类圆形、椭圆形或纺锤形，直径 24～48μm，长 85～160μm，壁厚达 24μm。韧皮薄壁细胞纺锤形或长圆形，壁连珠状增厚。网纹导管与具缘纹孔导管多见，直径 24～72μm。纺锤形木薄壁细胞伴导管旁，壁稍厚，中间有横隔。此外还有木栓细胞、木纤维及细小淀粉粒等（图 9-28）。

【化学成分】　含多种黄酮类化合物，主要为黄芩苷（baicalin）、黄芩素（baicalein）、汉黄芩苷（wogonoside）、汉黄芩素（wogonin）、去甲汉黄芩素（norwogonin）、7-甲氧基黄芩素（7-methoxybaicalein）、黄芩新素 I、II（skullcapflavone I、II）、5，7，4′-三羟基-8-甲氧基黄酮、7-甲氧基去甲基汉黄芩素（7-methoxynorwogonin）、5，8，2′-三羟基-7-甲氧基黄酮（5，8，2′-trihydroxy-7-methoxyflavone）等。

黄芩苷	R=葡萄糖醛酸基
黄芩素	R=H
7-甲氧基黄芩素	R=CH_3

汉黄芩苷	R=葡萄糖醛酸基, R_1=CH_3
汉黄芩素	R=H, R_1=CH_3

【理化鉴定】

1）取粉末 1g，加乙醇 10ml，加热回流 15min，滤过。取滤液 1ml，加醋酸铅试液 2～3 滴，生成橘黄色沉淀；另取滤液 1ml，加镁粉少量与盐酸 3～4 滴，显红色（黄酮类反应）。

2）薄层鉴定：取黄芩粉末 1g，加乙酸乙酯-甲醇（3∶1）的混合溶液 30ml，加热回流 30min，放冷，滤过，滤液蒸干，残渣加甲醇 5ml 使溶解，取上清液作为供试品溶液。另取黄芩对照药材 1g，同法制成对照药材溶液。再取黄芩苷对照品、黄芩素对照品、汉黄芩素对照品，加甲醇制成每 1ml 含 1mg、0.5mg、0.5mg 的对照品溶液。吸取供试品溶液、对照药材溶液各 2μl 及上述 3 种对照品溶液各 1μl，分别点于同一聚酰胺薄膜上，以甲苯-乙酸乙酯-甲醇-甲酸（10∶3∶1∶2）为展开剂，预饱和 30min，展开，取出，晾干，置紫外线灯（365nm）下检视。供试品色谱中，在与对照药材色谱相应的位置上，显相同颜色的斑点；在与对照品色谱相应的位置上，显 3 个相同的暗色斑点。

【含量测定】　2010 年版《中国药典》规定，照高效液相色谱法测定，本品（以干燥品计算）含黄芩苷（$C_{21}H_{18}O_{11}$）不得少于 9.0%。

【药理作用】

（1）抗菌抗病毒作用　黄芩煎剂对多种革兰阳性和阴性细菌、皮肤真菌、流行性感冒病毒、乙型肝炎病毒、钩端螺旋体等均有抑制作用。

（2）对免疫系统的作用　黄芩 50%乙醇提取物对小鼠中性粒细胞吞噬白色念珠菌具有增强作用，对吸入甲醛损伤小鼠免疫系统有保护作用。

（3）抗炎作用　黄芩 70%乙醇提取物、黄芩苷、黄芩素和汉黄芩素灌胃均可抑制乙酸引起的小鼠腹腔渗出增加，对大鼠佐剂性关节炎有抑制作用。

（4）降压和镇静作用　黄芩和黄芩苷具有降压、轻度扩张血管和镇静作用。此外，尚有保肝、利胆、解痉、抗氧化、抗肿瘤等作用。

【功效】　性寒，味苦。能清热燥湿，泻火解毒，止血，安胎。用于湿温、暑温、胸闷呕恶、湿热痞满、泻痢、黄疸、肺热咳嗽、高热烦渴、血热吐衄、痈肿疮毒、胎动不安。用量 3～9g。

何首乌　Polygoni Multiflori Radix

本品为蓼科植物何首乌（*Polygonum multiflorum* Thunb.）的干燥块根。主产于河南、湖北、广西、广东、贵州、四川、江苏等省。块根呈团块状或不规则纺锤形，长 6～15cm，直径 4～12cm。表面红褐色或红棕色，皱缩不平，有不规则浅沟或皱纹，并有横长皮孔样突起及细根痕。体重，质坚实，不易折断，断面淡红棕色，粉性，皮部有 4～11 个类圆形异型维管束环列，形成“云锦样花纹”，中央木部较大，有的呈木心。气微，味微苦而甘、涩。制首乌为不规则皱缩状的块片，表面黑褐色，凹凸不平，质坚硬，断面角质样，棕褐色或黑色。含卵磷脂（lecithin）（磷脂酰胆碱）约 3.7%；含蒽醌衍生物约 1.1%，主要为大黄酚、大黄素、大黄酸、大黄素甲醚、芦荟大黄素、大黄素-8-O-β-D-葡萄糖苷等；含芪类成分，主要为 2，3，5，4′-四羟基二苯乙烯-2-O-β-D-葡萄糖苷（约 1.2%，是延缓衰老、降血脂、心血管活性、免疫调节及保肝的活性成分）。此外，含儿茶素、表儿茶素、3-O-没食子酰儿茶素、3-O-没食子酰表儿茶素、3-O-没食子酰原矢车菊素 B-1（3-O-galloyl-procyanidin B-1）、3，3′-双-O-没食子酰原矢车菊素（3，3′-di-O-galloyl-procyanidin）等。本品性温，味苦、甘、涩。生首乌能解毒，消痈，润肠通便；用于肠燥便秘，疮痈，瘰疬，风疹瘙痒。制首乌能补肝肾，益精血，乌须发，强筋骨；用于血虚萎黄，眩晕耳鸣，须发早白，腰膝酸软，肢体麻木，崩漏带下，久疟体虚，高血脂。用量 6～12g。

【附注】　首乌藤：蓼科植物何首乌（*Polygonum multiflorum* Thunb.）的干燥藤茎。茎细圆柱形，扭曲，具分枝，直径 4～7mm。表面紫红色至紫褐色，粗糙，具扭曲的纵皱纹，节部略膨大，有侧枝痕，外皮菲薄，可剥离。质脆，易折断，断面皮部紫红色，木部黄白色或淡棕色，导管孔明显，髓部疏松，类白色。气微，味微苦涩。本品性平，味甘；能养血安神，祛风通络；用于神经衰弱，失眠多梦，血虚身痛，贫血；外治皮肤瘙痒。用量 9～15g；外用适量，煎水洗患处。

板蓝根　Isatidis Radix

本品为十字花科植物菘蓝（*Isatis indigotica* Fort.）的干燥根。我国各地有栽培。主产于河北、江苏、河南等地。本品呈圆柱形，稍扭曲，长 10～20cm，直径 0.5～1cm。表面淡灰黄色或淡棕黄色，有纵皱纹及明显的横长皮孔样的突起，并有支根痕。根头稍膨大，可见暗绿色或暗棕色轮状排列的叶柄残基和密集的疣状突起。体实，质略软，断面皮部黄白色，形成层环深棕色，木部黄色，粉性。气微，味微甜、后苦涩。含靛玉红（indirubin）、靛蓝（indigotin）、（R，S）-告依春（epigoitrin）、芥子苷（sinigrin）、2-羟基-3-丁烯基硫氰酸酯（2-hydroxy-3-butenylthiocyanate）、腺苷（adenosine）、多糖和多种氨基酸等。本品性寒，味苦。能清热解毒，凉血利咽。用于温毒发斑、舌绛紫暗、喉痹、烂喉丹痧、大头瘟疫、丹毒、痈肿。用量 9～15g。

【附注】　南板蓝根（Baphicacanthis Cusiae Rhizoma et Radix）为爵床科植物马蓝 [*Baphicacanthus cusia*（Nees）Bremek.] 的根茎和根。主产于福建、江西、四川、浙江、广东等地。根茎呈类圆形，多弯曲，有分枝。表面灰棕色，具细纵纹，外皮易剥落，呈蓝灰色。质硬而脆，易折断，断面不平坦，中央有髓。根粗细不一，弯曲有分枝，细根长而柔韧。气微，味淡。

三七　Notoginseng Radix et Rhizoma

本品为五加科植物三七 [*Panax notoginseng*（Burk.）F.H.Chen] 的干燥根及根茎。主产于云南和广西，仅见栽培品。移栽 3～4 年后即可采收。于 7 月开花前采挖的根，称"春七"，根饱满，质佳；11 月种子成熟后采挖，称"冬七"，根较松泡，质较次。挖出的根，除掉地上部分及泥土，将芦头、侧根、细根分别剪下，晒干。主根（习称"三七头子"）晒至半干时，用手搓揉，以后边晒边搓，直至全干，称"毛货"；将毛货置麻袋中反复冲撞，使表面光滑，即为成品。剪下的芦头称"剪口"，较粗侧根称"筋条"，细小侧根和细根称"绒根"。根呈类圆锥形、纺锤形或圆柱形，长 1～6cm，直径 1～4cm。表面灰黄色或灰褐色，有蜡样光泽，有多数断续细纵纹及少数横长皮孔样突起，顶端有根茎痕，周围有瘤状突起（习称"狮子头"），下部有支根断痕。体重，质坚实，难折断，断面灰绿色、黄绿色或灰白色，击碎后皮部与木部分离，皮部有棕色细小树脂道斑点，木部微显放射状纹理。气微,味苦、后回甜。主含人参皂苷 Rg_1、Rb_1、Rg_2 及少量 Rd、Re、Rb_2、Rc、Rh_1,不含人参皂苷 Ro;总皂苷水解后得人参三醇、人参二醇。另含三七皂苷(notoginsenoside)R_1、R_2、R_3、R_4、R_6、F_a、F_c 和 F_e、三七素(田七氨酸,dencichine)、三七黄酮 B、槲皮素、挥发油和氨基酸等。本品性温,味甘、微苦。能散瘀止血,消肿定痛。用于咯血、吐血、衄血、便血、崩漏、外伤出血、胸腹刺痛、跌扑肿痛。用量 3～9g,研粉吞服,每次 1～3g,外用适量。

柴胡 Bupleuri Radix

本品为伞形科植物柴胡(*Bupleurum chinense* DC.)或狭叶柴胡(*B. scorzonerifolium* Willd.)的干燥根。前者习称"北柴胡"(硬柴胡),主产于河北、河南、辽宁、陕西;后者习称"南柴胡"(红柴胡),主产于东北。北柴胡呈圆柱形或圆锥形,常有分枝,长 6～15cm,直径 0.3～1.2cm。表面淡棕色或棕褐色,近根头部有横皱纹,渐至下部有不规则纵皱纹,并有细小支根疤痕和皮孔,根头部多带有残留的茎基及凋枯的纤维状叶基残余。质坚韧,不易折断,断面片状纤维性,皮部淡棕色,木部淡黄白色。气微芳香,味微苦。南柴胡常弯曲,分枝少,长 4～10cm,直径 2～6mm;表面黄棕色或红棕色,有深皱纹,近根头处具横向疣状突起,根头稍膨大,残留众多纤维状叶基残余,有时带幼嫩地上部分;质较脆,易折断,断面木部黄白色,裂片状。具败油气,味淡。含柴胡皂苷约 2%,柴胡皂苷(saikosaponins)a～f,并含菠甾醇(spinasterol)、豆甾醇(stigmasterol)、$\triangle^{22}$-豆甾烯醇($\triangle^{22}$-stigmastenol)、福寿草醇(adonilol)及少量挥发油;地上部分含黄酮类成分。柴胡皂苷具有镇静、安定、镇痛、解热、镇咳、抗炎、降低血浆胆固醇和降血压等药理作用。柴胡皂苷和皂苷 a、c、d 的混合物能促进肝细胞核的核糖核酸及蛋白质的合成。柴胡煎剂(1:1)对结核杆菌有抑制作用。柴胡挥发油具有抗感冒病毒的作用。柴胡多糖具有免疫活性和抗溃疡活性,对实验性胃黏膜损伤有保护作用,其机制是清除活性氧作用。本品性微寒,味苦。能疏散退热,升阳,舒肝。用于感冒发热、寒热往来、疟疾、肝郁气滞、胸肋胀痛、脱肛、子宫脱垂、月经不调等。用量 3～9g。

【附注】 柴胡属多种植物的根可作药用,同属植物竹叶柴胡为膜缘柴胡(*Bupleurum marginatum* Wall. ex DC.)的根和全草。大叶柴胡(*B. longiradiatum* Turcz.)的根表面密生环带,曾在东北地区作柴胡用,毒性大,不能与柴胡一样入药。应注意鉴别。

白芷 Angelicae Dahuricae Radix

本品为伞形科植物白芷[*Angelica dahurica*(Fisch.ex Hoffm.)Benth. et Hook.f.]或杭白芷[*A. dahurica*(Fisch.ex Hoffm.)Benth.et Hook.f. var. *formosana*(Boiss.)Shan et Yuan]的干燥根。白芷主产于河南禹县(禹白芷)、河北安国(祁白芷);杭白芷主产于浙江(杭白芷)、四川(川白芷)。白芷根呈长圆锥形,长 10～25cm,直径 1.5～2.5cm。表面灰褐色或黄棕色,根上部钝四棱形或近圆形,具纵皱纹、支根痕及皮孔样的横向突起,有的排列成四纵列,顶端有凹陷的茎痕。质坚实,断面白色或灰白色,粉性,形成层环棕色,近方形或近圆形，皮部散有多数棕色油点。气芳香，味辛，微苦。杭白芷根呈圆锥形，长 10～20cm，直径 2～2.5cm。根上部粗大，略具四棱形，皮孔样突起较大，于四棱处尤多，略排成四纵行。断面形成层环类方形。主含挥发油和呋喃香豆素，如比克白芷内酯（byak-angelicin）、脱水比克白芷内酯（byak-angelicol）、欧前胡素（imperatorin）、异欧前胡素（isoimperatorin）、氧化前胡内酯（oxypeucedanin）、珊瑚菜素（phelloptorin）等 10 余种香豆素类化合物。本品性温，味辛。能散风除湿，通窍止痛，消肿排脓。用于感冒头痛、眉棱骨痛、鼻塞、鼻渊、牙痛、白带、疮疡肿痛。用量 3～9g。

龙胆　Gentianae Radix et Rhizoma

本品为龙胆科植物龙胆（*Gentiana scabra* Bge.）、条叶龙胆（*G. manshurica* Kitag.）、三花龙胆（*G. triflora* Pall.）或坚龙胆（*G. rigescens* Franch.）的干燥根及根茎。前三种习称"龙胆"，后一种习称"坚龙胆"。龙胆及三花龙胆主产于东北三省和内蒙古，习称"关龙胆"，产量大。条叶龙胆产于江苏、浙江、安徽，称"苏龙胆"，产量小。坚龙胆产于云南、贵州、四川，习称"川龙胆"。龙胆根茎呈不规则块状，长 1～3cm，直径 0.3～1cm，表面暗灰棕色或深棕色，皱缩，有横纹，上端具茎痕或残留茎基，周围和下端着生多数细长的根。根圆柱形，稍扭曲，长 10～20cm，直径 2～5mm；表面淡黄色或黄棕色，上部常有显著的横皱纹，下部较细，有纵皱纹及侧根痕。根茎质坚硬，不易折断；根质脆，易折断，断面略平坦，皮部黄白色或淡黄棕色，木部类白色。气微，味极苦。粗糙龙胆的根常 20 余条；三花龙胆的根约 15 条；条叶龙胆的根常少于 10 条。坚龙胆根茎极短，结节状，疏生细长的根。根浅棕色或红棕色。表面无横皱纹，外皮膜质，易脱落，木部黄白色，易与皮部分离。含龙胆苦苷（gentiopicrin）、獐牙菜苦苷（swertiamarin）、獐牙菜苷（sweroside）、苦龙胆酯苷（amarogentin）、龙胆三糖（gentianose）、龙胆苦苷四乙酰化物（gentiopicroside tetracetate）等。本品性寒，味苦。能清热燥湿，泻肝胆火。用于湿热黄疸、阴肿阴痒、带下、湿疹瘙痒、目赤、耳聋、胁痛、口苦、惊风抽搐。用量 3～6g。

地黄　Rehmanniae Radix

本品为玄参科植物地黄（*Rehmannia glutinosa* Libosch.）的新鲜或干燥块根。秋季采挖，除去芦头、须根及泥沙，鲜用（习称"鲜地黄"）；将块根缓缓烘焙至约八成干，捏成圆球形，继续烘培至不再变形（习称"生地黄"）；将生地黄照酒炖法或蒸法，蒸或炖至内外全黑润，取出晒至八成干，切厚片或块，干燥（习称"熟地黄"）。主产于河南、山东、山西、陕西等地，以河南产者质佳，习称"怀地黄"。鲜地黄呈纺锤形或条状，长 8～24cm，直径 2～9cm。外皮薄，表面浅红黄色，具弯曲的纵皱纹、芽痕、横长皮孔样突起及不规则疤痕。肉质，易断，断面皮部淡黄白色，可见橘红色油点，木部黄白色，导管呈放射状排列。气微，味微甜、微苦。生地黄呈不规则的团块状或长圆形，中间膨大，两端稍细，有的细小，长条状，稍扁而扭曲，长 6～12cm，直径 3～6cm。表面棕黑色或棕灰色，极皱缩，具不规则的横曲纹。体重，质较软而韧，不易折断，断面棕黑色或乌黑色，有光泽，具黏性。气微，味微甜。熟地黄呈不规则的块片、碎块，大小、厚薄不一。表面乌黑色，有光泽，黏性大。质柔软而带韧性，不易折断，断面乌黑色，有光泽。气微，味甜。主含环烯醚萜苷类化合物。鲜地黄和生地黄主要含有梓醇（catalpol）、二氢梓醇（dihydrocatalpol）、益母草苷（leonuride）、桃叶珊瑚苷（aucubin）、地黄苷 A、B、C、D（rehmannioside A、B、C、D）等，尚含挥发油、糖类和氨基酸等，鲜地黄中精氨酸含量最高，熟地黄中氨基酸含量显著减少。鲜地黄性寒，味甘、苦。能清热生津，凉血，止血。用于热病伤阴、舌绛烦渴、发斑发疹、吐血、衄血、咽喉肿痛。用量 12～30g。生地黄性寒，味甘。能清热凉血，养阴，生津。用于热病舌绛烦渴、阴虚内热、骨蒸劳热、内热消渴、吐血、衄血、发斑发疹。用量 9～15g。熟地黄性微温，味甘。能滋阴补血，益精填髓。用于肝肾阴虚、腰膝酸软、骨蒸潮热、盗汗遗精、内热消渴、血虚萎黄、心悸怔忡、月经不调、崩漏下血、眩晕耳鸣、须发早白。用量 9～15g。

天花粉　Trichosanthis Radix

本品为葫芦科植物栝楼（*Trichosanthes kirilowii* Maxim.）或双边栝楼（*T. rosthornii* Harms）的干燥根。主产于山东、河南、河北和四川。根呈不规则圆柱形、纺锤形或瓣块状，长 8～16cm，直径 1.5～5.5cm。表面黄白色或淡棕黄色，有纵皱纹、细根痕及略凹陷的横长皮孔样突起，有的有黄棕色外皮残留。质坚实，断面白色或淡黄色，富粉性，横切面可见黄色小孔（导管），略呈放射状排列，纵切面可见黄色条纹。气微，味微苦。含皂苷、天花粉蛋白（trichosanthin）和瓜氨酸（citrulline）、γ-氨基丁酸、精氨酸、谷氨酸、天冬氨酸、丝氨酸等 10 多种游离氨基酸和肽类。此外，还含有栝楼酸、酶、胆碱、多糖和甾醇类等。本品性微寒，味甘、微苦。能清热生津，消肿排脓。用于热病烦渴、肺热燥咳、内热消渴、疮疡肿毒。新鲜天花粉根中的蛋白质制成针剂，临床用于中期妊娠引产。用量 10～15g。不宜与乌头类药材同用。

【附注】　瓜蒌（Trichosanthis Fructus）为葫芦科植物栝楼（*Trichosanthes kirilowii* Maxim.）或双边栝楼（*T. rosthornii* Harms）的干燥成熟果实。果实呈类球形或宽椭圆形，长 7～15cm，直径 6～10cm。表面橙红色或橙黄色，皱缩或较光滑，顶端有圆形的花柱残基，基部略尖，具残存的果梗。质脆，易破开，内表面黄白色，有红黄色丝络，果瓤橙黄色，黏稠，与多数种子粘结成团。具焦糖气，味微酸、甜。含三萜皂苷、有机酸、氨基酸、糖类等成分；瓜蒌皮含挥发油、氨基酸和微量元素。种子含脂肪油，油中含油酸、亚油酸及多种甾醇类化合物。本品性寒，味甘、微苦。能清热涤痰，宽胸散结，润燥滑肠。用于肺热咳嗽、痰浊黄稠、胸痹心痛、结胸痞满、乳痈、肺痈、肠痈肿痛、大便秘结。用量 9～15g。不宜与乌头类药材同用。

党参　Codonopsis Radix

本品为桔梗科植物党参（*Codonopsis pilosula*（Franch.）Nannf.）、素花党参［*C.pilosula*

Nannf. var. *modesta*（Nannf.）L.T.Shen］或川党参（*C. tangshen* Oliv.）的干燥根。党参主产于山西（商品名"潞党"、"台党"），黑龙江、吉林、辽宁（商品名"东党"），河南，甘肃。素花党参主产于甘肃、陕西、四川（商品名"西党"）。川党参主产于四川、湖北（商品名"条党"）。党参根呈长圆柱形，稍弯曲，有少数分枝或不分枝，长 10～35cm，直径 0.4～2cm。表面黄棕色或灰棕色，根头部有多数疣状突起的茎痕及芽痕，习称"狮子盘头"，每个茎痕的顶端呈凹下的圆点状；根头下有致密的环状横纹，向下渐稀疏，有的达全长的一半；全体有纵皱纹及疏生的横长皮孔样突起，支根断落处常有黑褐色胶状物（凝结的乳汁）。质稍硬或略带韧性，断面较平坦，有裂隙或放射状纹理，皮部淡黄白色或淡棕色，木部淡黄色。有特殊香气，味微甜。栽培品的狮子盘头较小或无，根上部环状横纹较疏或无，根下部分枝较多。素花党参根长 10～35cm，直径 0.5～2.5cm。表面黄白色至灰黄色，根头下有致密的环状横纹常达全长的一半以上。断面裂隙较多，皮部灰白色或淡棕色，木部淡黄色。川党参根长 10～45cm，直径 0.5～2cm。根头下有稀疏的环状横纹，下部少分枝，表面灰黄色或黄棕色，有明显不规则的纵沟。质较软而结实，断面裂隙较少，皮部黄白色，木部淡黄色。含糖类如党参多糖、鼠李糖、果糖、菊糖和杂多糖等；苷类如党参苷（tangshenoside）Ⅰ、Ⅱ、Ⅲ、Ⅳ；尚含甾醇、香豆素、挥发油和酚酸等。本品性平，味甘。能补中益气，健脾益肺。用于脾肺虚弱、气短心悸、食少便溏、虚喘咳嗽、内热消渴。用量 9～30g。

桔梗　Platycodi Radix

本品为桔梗科植物桔梗［*Platycodon grandiflorum*（Jacq.）A.DC.］的干燥根。主产于安徽、江苏、湖北，质较优，习称"南桔梗"；东北、华北产量较大，习称"北桔梗"。根呈圆柱形或略呈纺锤形，下部渐细，有的有分枝，稍扭曲，长 7～20cm，直径 0.7～2cm。表面白色或淡黄白色，不去外皮者表面黄棕色至灰棕色，有扭转的纵沟及横长的皮孔斑痕、支根痕，上部有横纹。有的顶端有较短的根茎或不明显，其上有数个半月形凹陷的茎痕。质脆，断面不平坦，形成层环棕色，皮部类白色，有裂隙，木部淡黄白色（俗称"金井玉栏"），导管单个散在或数个相聚放射状排列形成"菊花心"。气微，味微甜后苦。含多种三萜皂苷，如桔梗皂苷（platycodin）A、C 和 D，总皂苷水解后产生的皂苷元主要有桔梗皂苷元（platycodigenin）、远志酸（polygalacic acid）、桔梗酸（platycogenic acid）A、B、C。尚含 α-菠菜甾醇及其糖苷、桔梗聚糖、氨基酸、挥发油等。本品性平，味苦、辛。能宣肺利咽，祛痰排脓。用于咳嗽痰多、胸闷不畅、咽痛音哑、肺痈吐脓、疮疡脓成不溃。用量 3～9g。

木香　Aucklandiae Radix

本品为菊科植物木香（*Aucklandia lappa* Decne.）的干燥根。主产于云南丽江地区和迪庆州，习称"云木香"；以前因从印度等地经广州进口，故又称"广木香"；均为栽培。根呈圆柱形或半圆柱形，长 5～10cm，直径 0.5～5cm。表面黄棕色至灰褐色，大部分栓皮已去除，具明显的皱纹、纵沟及侧根痕。质坚，不易折断，断面灰褐色至暗褐色，周边灰黄色或淡棕黄色，形成层环棕色，有放射状纹理及散在深褐色点状油室，老根中央多枯朽成空洞。气香特异，味微苦。饮片为类圆形厚片。表面显灰褐色或棕黄色，间有暗褐色或灰褐色环纹，褐色油点（油室）散在，周边外皮显黄棕色至灰褐色，有纵皱纹。质坚。有特异香气，味苦。含挥发油，主要由单萜和倍半萜内酯组成。单萜类化合物包括水芹烯、莰烯、芳樟醇、丁香烯、β-榄香烯等；倍半萜内酯类化合物包括木香内酯（costuslactone）、二氢木香内酯（dihydrocostuslactone）、去氢木香内酯（dehydrocostuslactone）、异去氢木香内酯（isodehydrocostuslactone）、木香烃内酯（costunolide）、二氢木香烃内酯（dihydrocostunolide）等；尚含有生物碱、三萜类等。本品性温，味辛、苦。能行气止痛，健脾消食。用于胸脘胀痛、泻痢后重、食积不消、不思饮食。用量 1.5～6g。

【附注】　川木香为菊科植物川木香［*Vladimiria souliei*（Franch.）Ling］或灰毛川木香［*V. souliei*（Franch.）Ling var. *cinerea* Ling］的干燥根。主产于四川。根呈圆柱形，稍弯曲，长 10～30cm，直径 1～3cm。表面黄褐色或棕褐色，具皱纵纹，外皮脱落处可见丝瓜络状细筋脉；根头偶有黑色发黏的胶状物，习称"油头"。体较轻，质硬脆，易折断，断面黄白色或黄色，有深黄色稀疏油点及裂隙，木部宽广，有放射状纹理；有的中心呈枯朽状。气微香，味苦，嚼之粘牙。含挥发油，油中含川木香内酯（mokkolactone）、土木香内酯（alantolactone）等。性味、功效和木香类同。用量 3～9g。

百部　Stemonae Radix

本品为百部科植物直立百部［*Stemona sessilifolia*（Miq.）Miq.］、蔓生百部［*S. japonica*（Bl.）Miq.］或对叶百部（*S. tuberosa* Lour.）的干燥块根。主产于安徽、浙江、江苏、湖北、湖南、广东等地。直立百部块根呈纺锤形，上端较细长，有的下端作长尾状，皱缩弯曲，长 5～12cm，直径 0.5～1cm。表面黄白色或淡棕黄色，有不规则深纵沟，间或有横皱纹。质脆，易折断，断面平坦，角质样，淡黄棕色或黄白色，皮部宽广，中柱扁缩。气微，味甘、苦。蔓生百部块根两端稍狭细，表面淡灰白色，多不规则皱褶及横皱纹。对叶百部块根呈长纺锤形或长条形，长 8～24cm，直径 0.8～2cm。表面淡黄棕色至灰棕色，具浅纵皱纹或不规则纵槽。质坚实，断面黄白色至暗棕色，中柱较大，髓部类白色。主含生物碱，如百部碱（stemonine）、直立百部碱（sessilistemonine）、对叶百部碱（tuberostemonine）、蔓生百部碱（stemonamine）等。尚含有联苄类化合物和有机酸等。本品性微温，味甘、苦。能润肺下气止咳，杀虫。用于新久咳嗽、肺痨咳嗽、百日咳；外用于头虱，体虱，蛲虫病，阴痒。用量 3～9g，外用适量，水煎或酒浸。

麦冬　Ophiopogonis Radix

本品为百合科植物麦冬［*Ophiopogon japonicus*（L.f）Ker-Gawl.］的干燥块根。主产于浙江、四川。前者习称"川麦冬"；后者习称"杭麦冬"，多为栽培。块根呈纺锤形，两端略尖，长 1.5～3cm，直径 0.3～0.6cm。表面黄白色或淡黄色，有细纵纹，一端常有细小中柱外露。质柔韧，断面类白色，半透明，皮部宽阔，中心有细小中柱。气微香，味微甘。嚼之有黏性。含多种甾体皂苷，如麦冬皂苷（ophiopogonin）A、B、B′、C、C′、D、D′。除麦冬皂苷 B′、C′、D′的苷元均为薯蓣皂苷元（diosgenin）外，其余的苷元均为假叶树皂苷元（鲁斯可皂苷元 ruscogenin）。含黄酮类，如麦冬黄酮（ophiopogonone）A、B，麦冬二氢黄酮（ophiopogonanone）A、B，甲基麦冬二氢黄酮（methylophiopogonanone）A、B，甲基麦冬黄酮（methylophiopogonone）A、B 等。此外，尚含麦冬多糖、挥发油等。本品性微寒，味甘、微苦。能养阴生津，润肺清心。用于肺燥干咳、虚痨咳嗽、津伤口渴、心烦失眠、内热消渴、肠燥便秘。用量 6～12g。

第二节　根茎类生药

根茎类（rhizoma）生药采用草本双子叶植物、单子叶植物或少数蕨类植物的地下茎。根茎类是一类变态茎，包括根状茎（常称根茎）、块茎、鳞茎和球茎，其中根状茎多见，块茎和鳞茎次之，球茎少见。

一、性状鉴定

根茎类生药的鉴定，首先应根据生药的性状区别为根状茎、块茎、鳞茎或球茎，然后注意观察生药的形状、大小、颜色、表面特征、质地、断面和气味等特征。在外形上，根茎类生药有节和节间，单子叶植物的根茎尤其明显；节上常有退化的膜质鳞叶或叶痕、芽痕；根状茎形状多呈结节状圆柱形，常有分枝，顶端常有地上茎残基或茎痕，周围或下侧有细长的不定根或根痕，如黄连、玉竹等。块茎呈不规则块状或类球形，肉质肥大，如天麻。鳞茎呈球形或扁球形，地下茎短缩呈扁平皿状（鳞茎盘），上面着生有较多肉质肥厚的鳞叶，包于顶芽的周围，基部有不定根或不定根痕，如川贝母、浙贝母、百合。蕨类植物根茎的表面常有鳞片或密生棕黄色鳞毛，有的周围密布整齐的叶柄残基，如狗脊、贯众等。

根茎类生药的横断面，双子叶植物根茎维管束多环状排列，呈放射状结构，中心有明显的髓；单子叶植物的根茎为有限外韧型维管束散列，内皮层环大多明显；蕨类植物根茎有原生中柱，中心为木部，无髓；有双韧管状中柱，木部呈完整的环圈，中心有髓；有网状中柱，维管束断续排列成环状。蕨类植物根茎也可观察叶柄残基横断面中柱的类型和维管束的数目及排列作为鉴别特征。有的根茎横切面可见黄棕色油室（俗称朱砂点），如苍术；有的具有异常的三生构造，如大黄髓部的星点。

二、显微鉴定

观察根茎类生药的组织构造时，首先应根据中柱、维管束的类型和排列形式，确定其为蕨类植物、双子叶植物或单子叶植物的根茎，再由外向内观察各部分组织及后含物的特征。

（一）双子叶植物根茎

双子叶植物根茎一般均具次生构造。最外层通常为木栓组织，或有木栓石细胞，如苍术、白术；皮层中有时可见根迹维管束或叶迹维管束斜向通过，内皮层不明显；维管束无限外韧型，呈环状排列；中心有明显的髓部。少数植物根茎具有三生构造，髓部有异型复合维管束，如大黄。

（二）单子叶植物根茎

单子叶植物根茎一般仅具初生构造，最外层多为表皮；有的皮层外侧局部形成木栓组织，如姜，或皮层细胞木栓化形成后生皮层，如藜芦；皮层中可见叶迹维管束散在，内皮层大多明显；在整个中柱基本薄壁组织中散有多数有限外韧维管束或周木维管束，如石菖蒲、香附。一般无髓。鳞茎多来源于单子叶植物，其肥厚鳞叶的组织构造与单子叶植物叶类似，薄壁组织极为发达，常含有多量的淀粉，鳞叶表皮可见气孔。

（三）蕨类植物根茎

蕨类植物根茎均为初生构造，木质部中有管胞而无导管。最外层多为厚壁性的表皮与数列厚壁性的下皮细胞，基本薄壁组织较发达。中柱的类型分别有网状中柱，因根茎叶隙的纵向延伸和相互重叠，将维管系统分割成束，横切面可见数个维管束断续呈环状排列的周韧型维管束，每一维管束成一原生中柱状，如绵马贯众；有原生中柱，木质部位于中心，韧皮部位于四周，外有中柱鞘及内皮层，如海金沙；有双韧管状中柱，木质部呈圆筒状，其内、外侧各有韧皮部、中柱鞘及内皮层，中央为宽广的髓，如狗脊。此外，有的在薄壁细胞间隙中生有单细胞间隙腺毛，内含分泌物，如绵马贯众。

根茎类生药显微鉴别时应注意观察具有重要鉴别意义的组织构造或内含物特征。

1. 分泌组织

应注意分泌组织的类型、形状和存在部位，如川芎、苍术、白术有油室；姜、石菖蒲、香附有油细胞。

2. 机械组织

观察石细胞、纤维的有无、存在部位、形状、大小、壁的厚度及纹孔特征，如黄连有皮层石细胞和中柱鞘纤维；苍术具木栓石细胞带，姜有分隔纤维，香附有下皮纤维束。

3. 内含物

注意草酸钙晶体、淀粉粒、菊糖等的有无、类型、大小、分布和形态特征，如苍术、白术有针晶；天南星、半夏、天麻、白芨、玉竹、黄精含草酸钙针晶束，针晶束大多存在于黏液细胞中；大黄有簇晶；射干有柱晶。根茎类生药常含多量的淀粉粒，其形状、大小、脐点、层纹及复粒、半复粒、多脐点单粒（如贝母）等特征是重要的鉴别依据。

蕨类植物的根茎，应注意薄壁细胞间隙中有无间隙腺毛，附带的叶柄残基横切面维管束的类型、大小、数目及排列方式；鳞毛的全形，边缘形状等特征。

*绵马贯众　Dryopteridis Crassirhizomatis Rhizoma

（英）Male Fern Rhizome

【来源】　本品为鳞毛蕨科植物粗茎鳞毛蕨（*Dryopteris crassirhizoma* Nakai）的干燥根茎及叶柄残基。

【植物形态】　多年生草本，高 50～100cm。根茎粗壮，斜生，有较多的叶柄残基及黑色细根，密被棕褐色、长披针形的大鳞片。叶簇生于根茎顶端；叶柄长 10～25cm，基部以上直达叶轴密生棕色条形至钻形狭鳞片，叶片草质，倒披针形，长 60～100cm，中部稍处宽 20～25cm，二回羽状全裂或深裂，中轴及叶脉多少被褐色鳞毛，羽片无柄披针形，裂片密接。孢子囊群着生于叶片背面上部 1/3～1/2 处的羽片上，生于小脉中下部，每裂片 1～4 对。囊群盖肾圆形，棕色（图 9-28）。

【采制】　秋季采收，将全株挖起，除去地上部分及须根，洗净，晒干。

【产地】　主产于黑龙江、吉林、辽宁、内蒙古、河北。

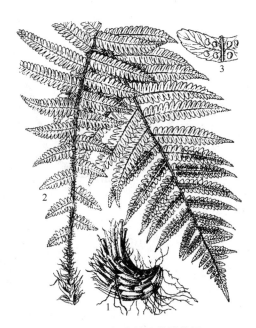

图 9-28　粗茎鳞毛蕨植物图

1. 根状茎；2. 叶；3. 羽片一部分，示孢子囊群

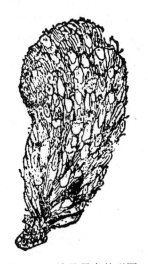

图 9-29　绵马贯众外形图

【性状】　根茎呈长倒卵形，略弯曲，上端钝圆或截形，下端狭尖，常纵剖为两半，长 7～20cm，直径 4～9cm，表面呈黄棕色至黑褐色，密布叶柄残基和膜质鳞片，每个叶柄残基的外侧常有 3 条须根。叶柄残基扁圆形，长 3～5cm，直径 0.5～1.0cm；表面有纵棱线；质硬而脆，断面略平坦，棕色，有黄白色维管束 5～13 个，环列。鳞片条状披针形，全缘，常脱落。根茎质坚硬，断面略平坦，深绿色至棕色，有黄白色维管束 5～13 个，环列，其外散有较多的叶迹维管束。气特异，味初淡而微涩，后渐苦、辛（图 9-29）。

【显微特征】　叶柄基部横切面：表皮常脱落。下皮为数列厚壁细胞，棕色至褐色。薄壁组织细胞排列疏松，有大形细胞间隙，内生单细胞间隙腺毛，腺毛头部类球形，含棕色分泌物，柄极短。维管柱整体为网状中柱（dictyostele），横切面呈现为周韧维管束（分体中柱）5～13 个，圆形或椭圆形，环列。每个维管束周围有 1 层扁小的内皮层细胞，凯氏点明显，有油滴散在，其内有 1～2 层中柱鞘薄壁细胞，内含棕色物及淀粉粒。根茎构造与叶柄相似：分体中柱亦 5～13 个，长圆形或椭圆形，略向外弯曲；亦有间隙腺毛（图9-30）。

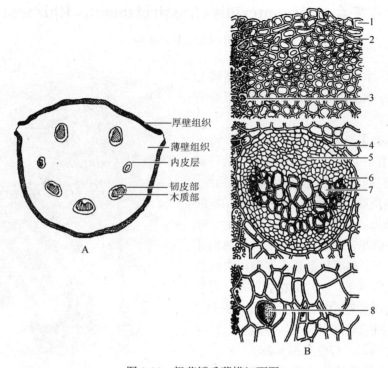

图9-30　粗茎鳞毛蕨横切面图

A. 简图；B. 详图

1. 表皮；2. 下皮；3. 淀粉粒；4. 内皮层；5. 韧皮部；6. 中柱鞘；7. 木质部；8. 间隙腺毛

【化学成分】　本品主要含间苯三酚类、萜类及黄酮类。间苯三酚衍生物绵马精（filmarone），其性质不稳定，能缓慢分解产生绵马酸类，包括绵马酸（filixic acid）BBB、PBB、PBP、ABB、ABP、ABA 等，黄绵马酸（flavaspidic acid）AB、BB、PB，白绵马素（albaspidins）AA、BB、PP，去甲绵马素类（desaspidins）AB、BB、PB，以及绵马酚（aspidinol）、绵马次酸（filicinic acid）等。还含有东北贯众素（dryocrassin）等。

【理化鉴定】

1）本品横切面片，滴加 1%香草醛乙醇溶液及浓盐酸，镜检，可见细胞间隙的内生腺毛显红色。

2）薄层鉴定：取本品粉末 0.5g，加环己烷 20ml，超声处理 30min，滤过，取续滤液 10ml，浓缩至 5ml，作为供试品溶液。另取绵马贯众对照药材 0.5g，同法制成对照药材溶液。吸取供试品溶液 4μl、对照药材溶液 5μl，分别点于同一硅胶 G 薄层板上［取硅胶 G10g、枸橼酸-磷酸氢二钠缓冲液（pH7.0）10ml、维生素 C60mg、羧甲基纤维素钠溶液 20ml，调匀，铺板，室温避光晾干，50℃活化 2h 后备用］，以正己烷-三氯甲烷-甲醇（30：15：1）为展开剂，薄层板置展开缸中预饱和 2h，展开，展距 8cm 以上，取出，立即喷以 0.3%坚牢蓝 BB 盐的稀乙醇溶液，在 40℃放置 1h。供试品色谱中，在与对照药材色谱相应的位置上，显相同颜色的斑点。

【药理作用】

（1）驱虫作用　绵马素类物质对绦虫具有强烈毒性，可使虫体麻痹，因而不能牢附肠壁，通过泻药可将绦虫驱出体外。

（2）兴奋子宫作用　提取物可引起豚鼠子宫的强直性收缩和痉挛性收缩，也可引起子宫明显兴奋。

（3）抗肿瘤作用　提取物腹腔注射对小鼠宫颈癌（U14）、小鼠肉瘤 S180、B22 脑瘤和小鼠网织细胞肉瘤（ARS）腹水型均有抑制作用。

（4）抗病原微生物作用　煎剂对流行性感冒病毒、伤寒杆菌、大肠埃希菌、铜绿假单细胞菌、变形杆菌和金黄色葡萄球菌有不同的抑制作用。

（5）煎剂有驱除牛肝蛭及抗皮肤真菌作用

【功效】　性微寒，味苦；有小毒。能清热解毒，凉血止血，杀虫。主治风热感冒、湿热斑疹、吐血、衄血、便血、崩漏、血痢、带下及钩、蛔、绦虫等肠寄生虫病。用量 4～9g，止血炒炭用；大剂量易引起中毒。本品鲜用效果较好，储存一年就失去有效成分而无效。

【附注】　全国曾作贯众用的原植物有 11 科 58 种，均为蕨类植物，其中各地可用的商品和混同的药材有 26 种，另外 32 种为民间用药。常见的有紫萁、狗脊蕨、苏铁蕨等 5 种，其叶柄构造具明显区别，应该注意鉴别（图 9-31）。

（1）紫萁贯众　为紫萁科植物紫萁（*Osmunda japonica* Thumb.）的根茎和叶柄基部。全国大部分省区使用。叶柄基部断面半月形，维管束呈 U 字形。分体中柱周韧式，韧皮部中多见红棕色的分泌细胞散在。无细胞间隙毛。气微，味淡、微涩。

（2）狗脊贯众　为乌毛蕨科植物狗脊

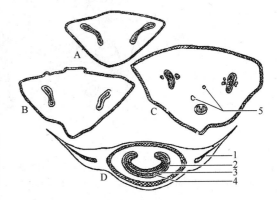

图 9-31　几种贯众叶柄基部横切面简图

A. 荚果蕨；B. 峨眉蕨；C. 狗脊蕨；D. 紫萁

1. 厚壁组织；2. 内皮层；3. 韧皮部；

4. 木质部；5. 分泌细胞群

蕨［*Woodwardia japonica*（L.f.）Sm.］的根茎和叶柄基部。全国大部分省区使用。叶柄基部断面类三角形，有 2～4 个分体中柱，内面的一对较大，成"八"字形。

（3）苏铁贯众　　为乌毛蕨科植物苏铁蕨［*Brainea insignis*（Hook.）J.Sm.］的根茎及叶柄基部。广东、广西、福建、海南多用本品。叶柄基部断面类方形，分体中柱 8～12 个，基本组织中有众多的红棕色石细胞群。

（4）荚果贯众　　为球子蕨科植物荚果蕨［*Matteuccia struthiopteris*（L.）Todaro］的根茎和叶柄基部。全国大部分省区使用。叶柄基部断面三角形，分体中柱 2 个，较小。

（5）峨眉贯众　　为蹄盖蕨科植物植物峨眉蕨［*Lunathyrium acrostichoides*（Sw.）Ching］的带叶柄的干燥根茎。叶柄基部常呈菱形，两侧边缘具有明显的刺状突起。断面具八字形的分体中柱。

*大黄　Rhei Radix et Rhizoma

（英）Rhubarb

【来源】　　本品为蓼科植物掌叶大黄（*Rheum palmatum* L.）、唐古特大黄及（*R. tanguticum* Maxim. et Balf.）或药用大黄（*R. officinale* Baill.）的干燥根及根茎。

【植物形态】

（1）掌叶大黄　　多年生草本，茎高达 2m。基生叶宽卵形或近圆形，长、宽达 35cm，掌状 5～7 中裂，裂片窄三角形，叶柄粗壮；茎生叶互生，较小，托叶鞘大，膜质，淡褐色。大形圆锥花序顶生，花小，红紫色，花被片 6。瘦果三棱状，具翅。花期 6～7 月，果期 7～8 月（图 9-32）。

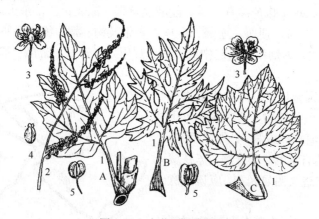

图 9-32　大黄原植物图

A. 掌叶大黄；B. 唐古特大黄；C. 药用大黄
1. 叶；2. 果枝；3. 花；4. 雌蕊；5. 果实

（2）唐古特大黄　　形态与上种相似，主要区别为叶片掌状深裂，裂片再做羽状浅裂。

（3）药用大黄　　与掌叶大黄的区别为叶片掌状浅裂，一般仅达叶片 1/4 处，裂片宽三角形；花较大，白色。

【采制】 10～11 月间地上部分枯萎时，或 4～5 月未开花前采挖生长四年以上的植物地下部分，除去顶芽及细根，刮去外皮，根茎按大小横切或纵切成厚片或瓣状或马蹄状，也有加工成卵圆形和圆柱形的；粗根切成段。焙干或阴干。

【产地】 掌叶大黄、唐古特大黄主产于甘肃、青海、西藏，海拔 2000m 左右。药用大黄主产于四川、贵州、云南、湖北、陕西，海拔 1200m 左右。

【性状】 根茎呈类圆柱形、圆锥形或不规则块状，长 3～17cm，直径 3～10cm。表面黄棕色或红棕色，可见斜方形网状纹理（由黄棕色射线与类白色薄壁组织交织而成）。质坚实，横断面淡橙红色，颗粒性。皮部极狭，可见暗色形成层环纹，其内侧有细密的棕红色射线。髓宽广，有多数星点（异常维管束）及线纹，习称锦纹。根木部发达，具放射状纹理，形成层环明显，无星点。气清香，味苦、微涩，嚼之有砂粒感（图 9-33）。

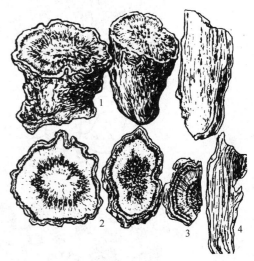

图 9-33 大黄药材图

1. 药材外形；2. 根茎部横切饮片；3. 根部横切饮片；4. 根部纵切饮片

【显微特征】

（1）根茎横切面

1）掌叶大黄。木栓层与皮层大多已除去，偶有残留。韧皮部中有时可见大型的黏液腔，韧皮射线 3～4 列细胞，内含棕色物。近形成层的韧皮部中有时可见大型黏液腔。形成层环明显。木质部导管径向稀疏排列，不木化；木纤维少量存在，壁薄或厚，不木化。髓部宽广，散有多数异型维管束（星点）；在髓周边的星点呈环状排列，形成星点环。星点为外木式维管束，形成层类圆形，木质部在外，韧皮部在内，射线呈星芒状射出，含深棕色物，在其韧皮部近形成层处常可见黏液腔。星点的木质部可见特异性状的导管——蛇形导管（coil-like vessel），形似蛇盘状。本品薄壁细胞中含众多淀粉粒、草酸钙簇晶。

2）唐古特大黄。根茎中韧皮射线 2～3（～8）列细胞，多数射线弯曲。韧皮部的大部分为大型黏液腔所占有，在近形成层处黏液腔环状排列成 2～4 环。木质部中无纤维。

3）药用大黄。根茎韧皮部中无黏液腔，韧皮射线 1～2（～4）列细胞，木质部中无纤维。

（2）掌叶大黄根茎粉末 棕黄色。草酸钙簇晶众多，完整者直径 20～160（～190）μm，棱角大多短钝。网纹、具缘纹孔导管大型，直径约至 140μm，非木化或微木化。淀粉粒大多圆球形，直径 3～45μm，脐点常呈星状，十字状；复粒由 2～7 分粒组成（图 9-34）。

（3）根横切面 3 种大黄根中均无髓，无星点，其余构造与根茎类似。

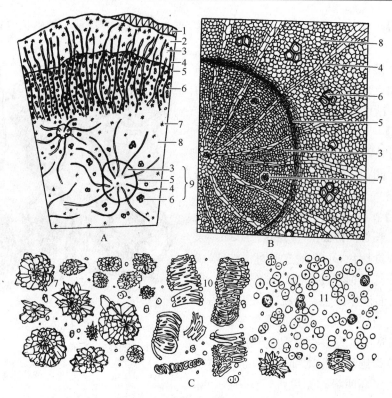

图 9-34 大黄组织图及粉末图

A. 大黄根茎横切面简图；B. 大黄根茎星点的横切面详图；C. 大黄粉末图

1. 木栓层；2. 皮层；3. 韧皮部；4. 射线；5. 形成层；6. 木质部；7. 草酸钙簇晶；8. 髓；
9. 异型维管束（星点）；10. 导管；11. 淀粉粒

【化学成分】 含有蒽类衍生物，包括蒽醌、蒽酚、蒽酮类及其苷类。蒽醌类，包括芦荟大黄素（aloe-emodin）、大黄酚（chrysophanol）、大黄素（emodin）、大黄素甲醚（physcion）、大黄酸（rhein）等游离蒽醌及它们的单、双葡萄糖苷等结合蒽醌类成分。蒽酚和蒽酮类包括大黄二蒽酮（rheidin）A、B、C 及它们的苷类如番泻苷（sennoside）A（含量 0.6%～2.3%）、B、C、D、E、F，大黄酸苷（rheinoside）A、B、C、D 等。

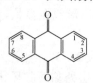

游离蒽醌的化学结构

成分名称	C_1	C_2	C_3	C_4	C_5	C_6	C_7	C_8
芦荟大黄素 aloe-emodin	OH	H	CH_2OH	H	H	H	H	OH
大黄酚 chrysophanol	OH	H	CH_3	H	H	H	H	OH
大黄素 emodin	OH	H	OH	H	H	CH_3	H	OH
大黄素甲醚 physcion	OH	H	CH_3	H	H	OCH_3	H	OH
大黄酸 rhein	OH	H	COOH	H	H	H	H	OH

		R_1	R_2
大黄二蒽酮	A	OH	COOH
	B	H	COOH
	C	OCH$_3$	COOH
掌叶二蒽酮	A	OH	CH$_2$OH
	B	H	CH$_2$OH
	C	OH	CH$_3$
		R_1	R_2
番泻苷	A	COOH	H(t)
	B	COOH	H(m)
	C	CH$_2$OH	H(t)
	D	CH$_2$OH	H(m)
	E	COOH	OC·COOH(t)
	F	COOH	OC·COOH(m)
大黄酸苷	A	R=OH（α-OH）	
	B	R=OH（β-OH）	
	C	R=H（α-H）	
	D	R=H（β-H）	

此外大黄还含有二苯乙烯类化合物、鞣质类（含量 3%～5%）等，但不含土大黄苷（rhaponticin）。

【理化鉴定】

1）本品新断面或粉末遇碱液显红色。或取本品粉末少量进行微量升华，得黄色菱状针晶，高温则得羽毛状结结晶。结晶遇氢氧化钾（钠）试液或氨水，溶解并显红色（羟基蒽醌类反应）。

2）取本品粉末约 0.2g，加入 10%硫酸 10ml 与氯仿 10ml，回流 15min，放冷，分取氯仿层，加氢氧化钠试液 5ml，振摇，碱液层显红色。

3）薄层鉴定：取本品粉末 0.1g，加甲醇 20ml，浸泡 1h，滤过，取滤液 5ml，蒸干，残渣加水 10ml 使溶解，再加盐酸 1ml，加热回流 30min，立即冷却，用乙醚分 2 次振摇提取，每次 20ml，合并乙醚液，蒸干，残渣加三氯甲烷 1ml 使溶解，作为供试品溶液。另取大黄对照药材 0.1g，同法制成对照药材溶液。再取大黄酸对照品，加甲醇制成每 1ml 含 1mg 的溶液，作为对照品溶液。吸职上述 3 种溶液各 4μl，分别点于同一以羧甲基纤维素钠为黏合剂的硅胶 H 薄层板上，以石油醚（30～60℃）-甲醇乙酯-甲酸（15∶5∶1）的上层溶液为展开剂，展开，取出，晾干，置紫外线灯（365nm）下检视。供试品色谱中，在与对照药材色谱相应的位置上，显相同的 5 个橙黄色荧光主斑点；在与对照品色谱相应的位置上，显相同的橙黄色荧光斑点，置氨蒸气中熏后，斑点变为红色。

4）高效液相色谱鉴定：取粉末 1.0g，精确称定，加甲醇-水（6∶4，V/V）50ml，称量，振摇片刻后超声提取 1h，放冷后加入适量甲醇补足重量。取 2ml 上清液用甲醇稀释至 25ml，滤过，滤液作供试液。色谱条件：十八烷基键合硅胶为填充剂；流动相为

0.05%磷酸水、乙腈，梯度洗脱，流速 1ml/min，柱温 40℃。分别吸取对照品溶液与供试液各 10μl，注入液相色谱仪，测定，即得（图 9-35）。

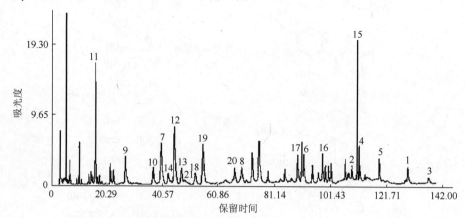

图 9-35　大黄药材的指纹图谱

1. 大黄酚；2. 芦荟大黄素；3. 大黄素甲醚；4. 大黄酸；5. 大黄素；6. 大黄酚-8-O-β-D-葡萄糖；7. 芦荟大黄素-8-O-β-D-葡萄糖；8. 3, 4′, 5-三羟基反式芪；9. 3, 4′, 5-三羟基反式芪-4′-O-β-D-葡萄糖；10. (-)-表儿茶素-3-O-没食子酸酯；11. (+)-儿茶素；12. 复盆子酮；13. 莲花掌苷；14. 异莲花掌苷；15. 复盆子酮-4′-O-β-D-（6″-O-没食子酰-2″-O-肉桂酰）-葡萄糖；16. 复盆子酮-4′-O-β-D-（2″-O-没食子酰-6″-O-肉桂酰）-葡萄糖；17. 决明蒽酮-8-O-β-d-葡萄糖；18. 3, 4′, 5-三羟基反式芪-4′-O-β-D-（2″-O-没食子酰）-葡萄糖；19. 3, 4′, 5-三羟基反式芪-4′-O-β-D-（6″-O-没食子酰）-葡萄糖；20. 番泻叶苷A；21. 番泻叶苷 B

【检查】　土大黄苷：取本品粉末 0.2g，加甲醇 2ml，温浸 10min，放冷，取上清液 10μl，点于滤纸上，以 45%乙醇展开，取出，晾干，放置 10min，置紫外线灯（365nm）下检视，不得显持久的亮紫色荧光。

【含量测定】　2010 年版《中国药典》规定，用高效液相色谱法测定，本品（按干燥品计算）含芦荟大黄素（$C_{15}H_{10}O_5$）、大黄酸（$C_{15}H_8O_6$）、大黄素（$C_{15}H_{10}O_5$）、大黄酚（$C_{15}H_{10}O_4$）和大黄素甲醚（$C_{16}H_{12}O_5$）的总量不得少于 1.50%。

【药理作用】

（1）泻下作用　大黄煎剂有显著的泻下作用，番泻苷和大黄酸苷为泻下有效成分。番泻苷本身不直接具有泻下作用，它在口服后经肠内细菌代谢转变成 8-葡萄糖大黄酸蒽酮（8-glucosylrheinanthrone）并进一步变成大黄酸蒽酮，后两者才是真正的泻下活性成分，直接作用于大肠。

（2）抗菌作用　大黄煎剂对葡萄球菌、溶血性链球菌、肺炎菌等多种细菌均有不同程度的抑制作用，大黄酸、大黄素和芦荟大黄素为抑菌有效成分。

（3）降低血清尿素氮（BUN），改善肾功能　　拉丹宁（rhatannin）为有效成分。

（4）止血作用　没食子酸和 d-儿茶素可通过促进血小板聚集和降低抗凝血酶的活性而发挥止血作用。

（5）抗炎作用　大黄对多种炎症动物模型均有抗炎作用，对于其抗炎机制，目前研究比较多的是其单体成分如大黄素。

（6）抗肿瘤作用　大黄的抗瘤谱较广，研究较多的是抗瘤机制。主要通过抑制肿瘤细胞的增生、促进细胞凋亡、抑制细胞色素和抗突变作用，以及抑制 N_2 乙酰转移酶的活性实现的。大黄蒽酮衍生物，大黄酸、大黄素和芦荟大黄素有明显抗肿瘤作用。

（7）抗衰老作用　　近年来研究表明，大黄酚能够通过减少过氧化脂质的生成、增强抗氧化酶的活性、抑制乙酰胆碱酯酶（AchE）活性及提高脑血氧水平，明显改善学习记忆、改善认知功能、提高抗缺氧能力和耐力。

【功效】　　性寒，味苦。能泻热通肠，凉血解毒，逐瘀通经。用于实热便秘、积滞腹痛、湿热黄疸、瘀血闭经、急性阑尾炎、痈肿疔疮、烫伤。用量 3～30g，煎服。外用适量，研末调敷患处。孕妇慎服。

【附注】　　同属一些植物在部分地区或民间称山大黄、土大黄等而作药用，有时与上述 3 种正品大黄混淆。主要有藏边大黄（*Rheum emodi* Wall.）、河套大黄（*R.hotaoense* C.Y.Cheng et C.T.Kao）、华北大黄（*R. franzenbachii* Münt.）及天山大黄（*R. wittrochii* Lundstr.）。商品中根的比例很大，香气弱，含有游离的和结合的蒽酮类成分，但不含或仅含痕迹量的大黄酸和番泻苷。由于均含有土大黄苷（rhaponticin），故其断面在紫外线灯下显亮蓝紫色荧光而易与正品大黄（深棕色荧光）区别。土大黄的泻下作用很弱，通常外用为收敛止血药，或作兽药和工业染料。除藏边大黄根茎中可见个别星点外，其他上述植物无星点。

*黄连　Coptidis Rhizoma

（英）Coptis Root

【来源】　　本品为毛茛科植物黄连（*Coptis chinensis* Franch.）、三角叶黄连（*C. deltoidea* C.Y.Cheng et Hsiao）和云南黄连（*C.teeta* Wall.）的干燥根茎，分别习称"味连"、"雅连"和"云连"。

【植物形态】

（1）黄连　　多年生草本，高 15～35cm。根茎直立，常分枝，黄色。叶基生，叶柄长 5～12（16）cm；叶片坚纸质，卵状三角形，3 全裂，中央裂片具细柄，卵状菱形，羽状深裂，边缘锐锯齿，侧生裂片不等二深裂。花葶 1～2，聚伞花序顶生；花 3～8 朵，总苞片披针形，通常 3，披针形，羽状深裂；小苞片圆形，稍小；萼片 5，窄卵形，长 9～13mm，花瓣黄绿色，线形或线状披针形，长约为萼片的 1/2，中央有蜜槽；雄蕊多数；心皮 8～12，离生，具短柄。蓇葖果 6～12，具细柄。花期 2～4 月，果期 3～6 月（图 9-36）。

（2）三角叶黄连　　根茎不分枝或少分枝，有长节间；叶片稍革质，三角形，中央裂片三角状卵形。

（3）云南黄连　　植株较小，根茎单枝，细小；叶片卵三角形，裂片间距稀疏；花瓣匙形。

【采制】　　栽培 4～6 年后采收，以第五年采挖为好；一般均在秋末冬初采收。挖出根茎，除去地上部分和泥土，烘干后趁热在"撞笼"内撞去须根。

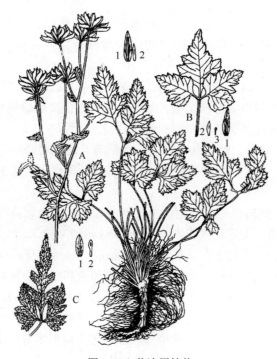

图 9-36　黄连原植物

A. 黄连；B. 三角叶黄连；C. 云南黄连
1. 萼片；2. 花瓣；3. 雄蕊

【产地】　味连主产于四川东部、湖北东部、湖南西北部，均为栽培品，陕西、贵州、甘肃也有栽培。雅连产于四川峨眉、洪雅，多为栽培。云连产于云南西北部，产量少，野生或栽培。

【性状】

（1）味连　　根茎多簇状分枝，弯曲互抱，形似倒鸡爪状，习称"鸡爪连"。单枝根茎类圆柱形，长 2～8cm，直径 2～8mm。表面黄棕色，粗糙，有不规则结节状突起，着生须根或有须根断痕，常有鳞叶，顶端常有残余的茎和叶柄；根茎中段常有细的节间，光滑，习称"过桥杆"，长 1～4cm。质坚硬，折断面不平坦，皮部橙红色或暗棕色，木部金黄色，可见放射状纹理，有裂隙，中央髓部红棕色，有时中空。气微，味极苦，嚼之唾液染为黄色。

（2）雅连　　多为单枝，略呈圆柱形，微弯曲，长 4～8cm，直径 5～10mm，有较长的"过桥"。

（3）云连　　多为单枝，较细小，圆柱形或弯曲呈钩状，长 1.5～5cm，直径 1.5～4mm。

【显微特征】

（1）根茎横切面

1）味连：木栓层为数列细胞。皮层较宽，可见根迹维管束和叶迹维管束；石细胞单个散在或数个成群，鲜黄色。中柱鞘纤维成束或伴有少数石细胞，均呈黄色。维管束外韧型，环状排列，束间形成层不明显；射线宽窄不一；髓由薄壁细胞组成，无石细胞。薄壁细胞中含淀粉粒（图 9-37）。

2）雅连：皮层及髓部有石细胞分布。

3）云连：皮层、中柱鞘、髓部均无石细胞和纤维束。

（2）味连粉末　　呈棕黄色。石细胞鲜黄色，类方形、类圆形、类长方形或类多角形，长径 30～75μm，壁厚 8～30μm，常见层纹、孔沟明显。韧皮纤维鲜黄色，长梭形或纺锤形，直径 20～40μm，壁厚，可见裂缝状、点状纹孔。木纤维众多，鲜黄色，直径 15～35μm，壁具裂隙状纹孔。鳞叶表皮细胞绿黄色或黄棕色，略呈长方形，壁微波状弯曲。导管直径 8～20μm，多为孔纹和螺纹导管；细小淀粉粒和细小草酸钙方晶（图 9-38）。

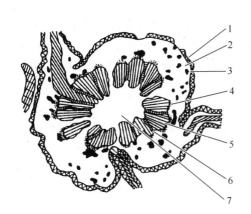
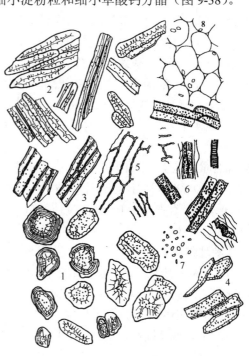

图 9-37　味连（根茎）横切面简图

1. 木栓层；2. 皮层；3. 石细胞；4. 韧皮部；
5. 木质部；6. 木射线；7. 髓

图 9-38　味连（根茎）粉末图

1. 石细胞；2. 韧皮纤维；3. 木纤维；4. 木薄壁细胞；
5. 鳞叶表皮细胞；6. 导管；7. 淀粉粒；8. 小方晶

【化学成分】　　根茎含多种异哇啉类生物碱，以小檗碱（berberine）含量最高，为5%～8%，尚含黄连碱（coptisine）、甲基黄连碱（worenine）、巴马亭（palmatine）、药根碱（jatrorrhizine）、表小檗碱（epiberberine）以及木兰花碱（magnoflorine）等；酸性成分有阿魏酸、氯原酸等。须根含小檗碱可达 5%；黄连叶含小檗碱 1.4%～2.9%；须根与叶也含其他生物碱。

	R_1	R_2	R_3	R_4	R_5
小檗碱	O—CH_2—O		OCH_3	OCH_3	H
黄连碱	O—CH_2—O		O—CH_2—O		H
甲基黄连碱	O—CH_2—O		O—CH_2—O		CH_3
巴马汀	OCH_3	OCH_3	OCH_3	OCH_3	H
药根碱	OH	OCH_3	OCH_3	OCH_3	H

【理化鉴定】

1）取粉末或切片，加 70%乙醇 1 滴，片刻后加稀盐酸或 30%硝酸 1 滴，片刻后镜检，可见黄色针状结晶簇，加热结晶显红色并消失（小檗碱盐酸盐或硝酸盐）。

2）取黄连细粉 1g，加甲醇 10ml，置水浴上加热至沸腾，放冷，滤过。①取滤液 5 滴，加稀盐酸 1ml 与漂白粉少量，显樱桃红色；②取滤液 5 滴，加 5%没食子酸乙醇溶液 2～3 滴，置水浴上蒸干，趁热加硫酸数滴，显深绿色（小檗碱）。

3）薄层鉴定：取本品粉末 0.25g，加甲醇 25ml，超声处理 30min，滤过，取滤液作为供试品溶液。另取黄连对照药材 0.25g，同法制成对照药材溶液。再取盐酸小檗碱对照品，加甲醇制成每 1ml 含 0.5mg 的溶液，作为对照品溶液。吸取上述三种溶液各 1μl，分别点于同一高效硅胶 G 薄层板上，以环己烷-乙酸乙酯-异丙醇-甲醇-水-三乙胺（3∶3.5∶1∶1.5∶0.5∶1）为展开剂，置用浓氨试液预饱和 20min 的展开缸内展开，取出，晾干，置紫外线灯（365nm）下检视。供试品色谱中，在与对照药材色谱相应的位置上，显 4 个以上相同颜色的荧光斑点；对照品色谱相应的位置上，显相同颜色的荧光斑点。

【含量测定】　2010 年版《中国药典》规定，照高效液相色谱法测定，本品（以干燥品计算）以盐酸小檗碱计，含小檗碱（$C_{20}H_{17}NO_4$）不得少于 5.5%，表小檗碱（$C_{20}H_{17}NO_4$）不得少于 0.80%，黄连碱（$C_{19}H_{13}NO_4$）不得少于 1.6%，巴马汀（$C_{21}H_{21}NO_4$）不得少于 1.5%。

【药理作用】

1）煎剂对痢疾杆菌、志贺痢疾杆菌、人型结核杆菌等多种细菌及甲型流行性感冒病毒 PR8 珠及 S6～S8 珠等多种病毒有抑制作用。

2）盐酸小檗碱具抗阿米巴原虫的作用。

3）小檗碱具抗炎、抗腹泻作用。

4）黄连注射液对兔白细胞致热源性发热有解热作用。

5）小檗碱对实验动物具明显的增加冠状动脉流量、降低血压、抗心律失常等作用。另外，尚有利胆、兴奋子宫及抗癌作用。

【功效】　性寒、味苦。能清热燥湿、泻火解毒。用于细菌性及阿米巴性痢疾，急性胃肠炎，以及烦热神昏、心烦失眠、目赤肿毒、口舌生疮、吐血衄血、痈肿疔疮、烧烫伤。用量 3～9g。外用适量，研末调敷或作成散剂、软膏、滴眼剂。

【附注】

1）商品黄连除主要来源于上述植物外，尚有下面几种同属来源。

a. 峨眉野连［C.omeiensis（Chen）C.Y.Cheng］，产于四川西部峨眉、洪雅、峨边、马边一带及云南东北部大关、绥江、永善一带，野生。商品上称"凤尾连"、"崖连"。根茎少分支，多弯曲呈蚕状，长 4～12cm，直径 3～10mm，节密集，顶端带数个叶柄或叶。本品皮部和髓部均有石细胞群。小檗碱含量达 8.56%。

b. 线萼黄连（C.linearisepala T.Z.Wang et C.K.Hsich.），产于四川马边、雷波一带，野生。商品上常将叶柄捆扎成小把，称"草连"。根茎少分支，略弯曲，长 3～8cm，直径 3～9mm，节较密集，顶端均带长约 10cm 的叶柄。本品皮部与髓部均有石细胞，但较三角叶黄连为少。小檗碱含量达 8.53%。

此外，药用黄连的原植物尚有短萼黄连（*C.chinensis* var.*brevisepala* W.T.Wang et Hsiao）；古蔺野连（*C.gulinensis* T.Z.Wang et C.K.Hsieh.）；爪萼黄连（*C.chinensis* var.*unguiculata* T.Z.Wang et C.K.Hsieh.）。

2）小檗碱在芸香科黄柏属（*Phellodendron*）、小檗科小檗属（*Berberis*）、十大功劳属（*Mahonia*）等多种植物中均有分布。

*川芎　Chuanxiong Rhizoma

（英）Szechwan Lovage Rhizome

【来源】　本品为伞形科植物川芎（*Ligusticum chuanxiong* Hort.）的干燥根茎。

【植物形态】　多年生草本，高 40～70cm，全株有香气。根茎呈不整齐结节状拳形团块，下端有多数须根。茎丛生，直立，表面有纵沟，茎基节膨大呈盘状，中部以上的节不膨大。二至三回羽状复叶互生，叶柄基部鞘状抱茎，小叶 3～5 对，卵状三角形，不整齐羽状全裂或深裂，裂片细小，末端裂片先端尖，脉上有柔毛。复伞形花序顶生，总苞片 3～6，伞辐 7～20；小总苞片线形，花梗 10～24；花白色。双悬果卵形。花期 7～8 月，果期 8～9 月（图 9-39）。

【采制】　栽后第二年 6～7 月间，当茎上的节盘显著突出，并略带紫色时采挖，除去泥沙，坑干，再去须根。

【产地】　现仅见栽培品。主产于四川，贵州、云南、湖南等地亦有栽培。

【性状】　根茎呈不规则结节状拳形团块，直径 2～7cm。表面黄褐色，粗糙皱缩，有较密集而略隆起的环状轮节，顶端有凹陷的类圆形茎痕，下侧及轮节上有多数小瘤状根痕。质坚实，

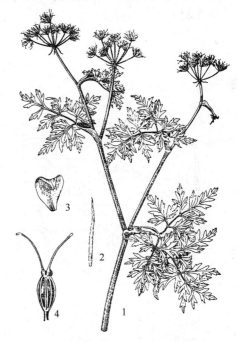

图 9-39　川芎植物图

1. 花枝；2. 总苞片；3. 花瓣；4. 未成熟果实

不易折断，断面黄白色或灰黄色，散有黄棕色油室，形成层环呈波状；纵切片边缘不整齐，习称"蝴蝶片"。气浓香，味苦、辛，稍有麻舌感，微回甜（图 9-40）。

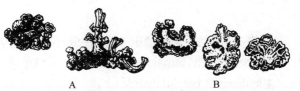

图 9-40　川芎药材图

A. 药材外形；B. 药材饮片

【显微特征】

（1）横切面　　　木栓层为 10 余列细胞。皮层狭窄，散布根迹维管束，形成层明显。韧皮部宽广，形成层成波状或不规则环状。木质部导管单列或排成"V"字形，偶有木纤维束。髓部较大。皮层、韧皮部、髓都散有油室，呈类圆形或椭圆形，淡黄棕色，直径约至 200μm，近形成层处油室较小。薄壁细胞含淀粉粒，有的薄壁细胞中含草酸钙晶体，呈类圆形团块或类簇晶体（图 9-41）。

（2）粉末　　　淡黄棕色或灰棕色。草酸钙簇晶存在于长形薄壁细胞中，呈类圆形团块或类簇状，直径约至 20μm，常数个纵向排列。木纤维呈长梭形，直径 16～44μm，壁厚薄不匀，纹孔及孔沟较密。螺纹导管的螺状加厚壁互相联结，似网状螺纹导管。木栓细胞常多层重叠，壁甚薄，微波状。淀粉粒较多，单粒椭圆形或肾形，直径 5～16μm，长达 21μm，脐点点状、长缝状；复粒由 2～4 分粒组成。此外，有油室碎片（图 9-42）。

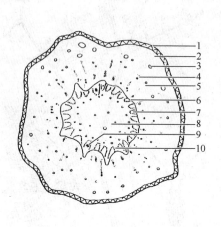

图 9-41　川芎（根茎）横切面简图

1. 木栓层；2. 皮层；3. 油室；4. 筛管群；5. 韧皮部；
6. 形成层；7. 木质部；8. 髓部；9. 纤维束；10. 射线

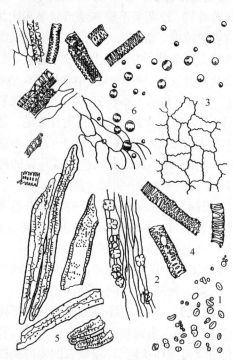

图 9-42　川芎（根茎）粉末图

1. 淀粉粒；2. 草酸钙簇晶；3. 木栓细胞；4. 导管；
5. 木纤维；6. 油室碎片

【化学成分】

（1）挥发油　　　含量约 1%，已鉴定出油中 40 余种成分，主要为苯酞类化合物，如藁本内酯（ligustilide）、正丁烯酞内酯（butylidenephthalide）、丁基酞内酯（butylphthalide）、4-羟基-3-丁基酞内酯（4-hydroxy-3-butylphthalide）、洋川芎内酯（senkyunolide）A～H、新蛇床内酯（neocnidilide）等多种内酯类化合物。

（2）生物碱类　　　有川芎嗪（四甲基吡嗪，tetramethylpyrazine，chuanxiongzine）、

佩洛里因（perlolyrine）、脲嘧啶（uracil）等。

（3）酚酸类化合物　　有川芎酚（chuanxiongol）、阿魏酸（ferulic acid）、瑟丹酸（sedanonic acid）、香草酸（vanillic acid）等。此外，含有酸性多糖。

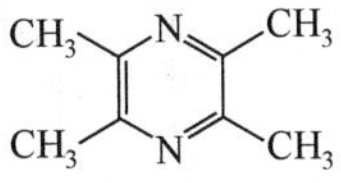

川芎嗪 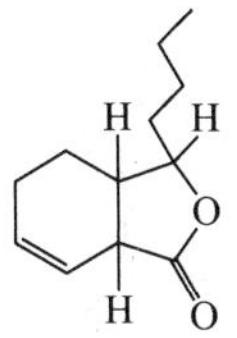　　　　　川芎内酯 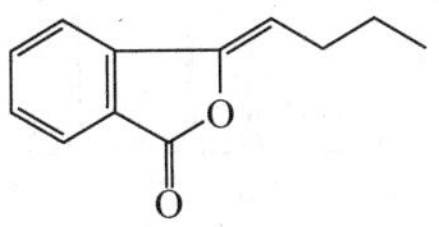　　　　丁烯酞内酯

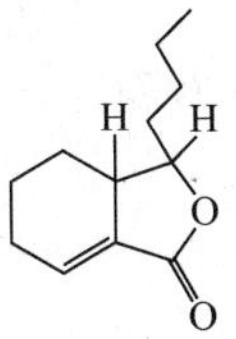

新蛇床内酯 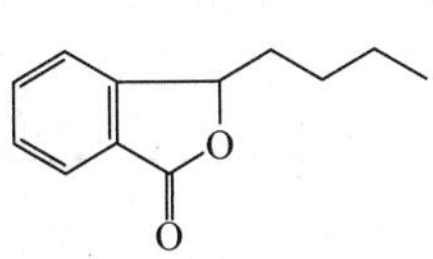　　　丁酞内酯 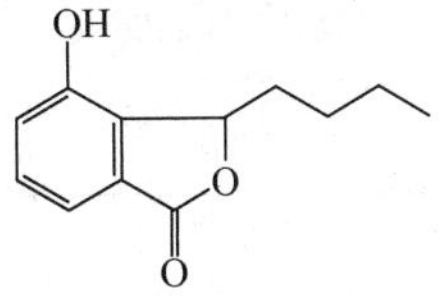　　　　4-羟基-3-丁酞内酯

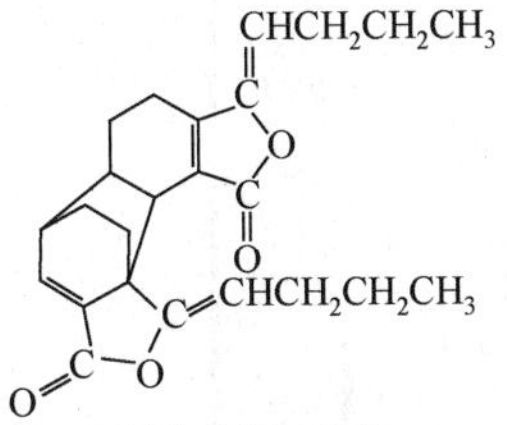

藁本内酯二聚体 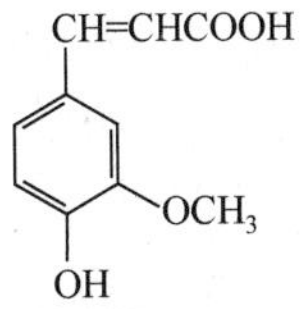　　　阿魏酸 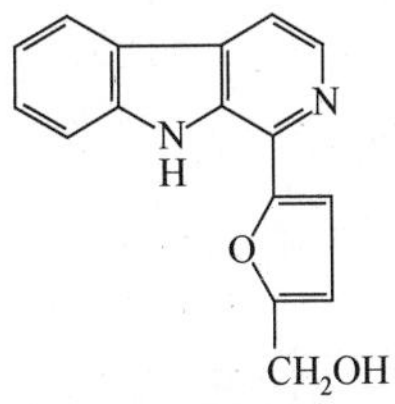　　　　佩洛里因

【理化鉴定】

1）横切片置紫外线灯（254nm）下检视，呈亮淡紫色荧光，外皮显暗棕色荧光。

2）取粉末 1g，加石油醚（30～60℃）5ml 冷浸 10h，取上清液 1ml 蒸干，残渣用 1ml甲醇溶解，加 2% 3，5-二硝基苯甲酸的甲醇溶液 2～3 滴与甲醇饱和的氢氧化钾溶液 2滴，显红紫色。

3）薄层鉴定（对照药材），取本品粉末 1g，加乙醚 20ml，加热回流 1h，滤过，滤液挥干，残渣加乙酸乙酯 2ml 使溶解，作为供试品溶液。另取川芎对照药材 1g，同法制成对照药材溶液。再取欧当归内酯 A 对照品，加乙酸乙酯制成每 1ml 含 0.1mg 的溶液（置棕色量瓶中），作为对照品溶液。吸取上述三种溶液各 10μl，分别点于同一硅胶 GF_{254} 薄层板上，以正己烷-乙酸乙酯（3：1）为展开剂，展开，取出，晾干，置紫外线灯（254nm）下检视。供试品色谱中，在与对照药材色谱和对照品色谱相应的位置上，显相同颜色的斑点。

4）高效液相色谱鉴定，取粉末 1g，加 50ml 水，精密称定，回流提取 1h，放冷后补足重量。再加入甲醇 50ml，精密称定，超声提取 30min，放冷后用 50%甲醇补足重量，滤过，滤液作供试液。用阿魏酸作对照成分。色谱条件：十八烷基键合硅胶为填充剂；流动相为 0.1%三氟乙酸水溶液、乙腈、甲醇，梯度洗脱，流速 1ml/min，柱温 30℃，检测波长 300nm。分别吸取对照品溶液与供试液各 10μl，注入液相色谱仪，测定，即得（图 9-43，图 9-44）。

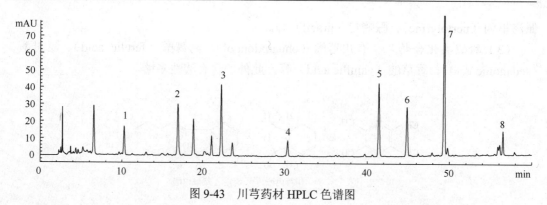

图 9-43　川芎药材 HPLC 色谱图

阿魏酸（ferulic acid，峰 2）；Z-藁本内酯（Z-ligustilide，峰 7）

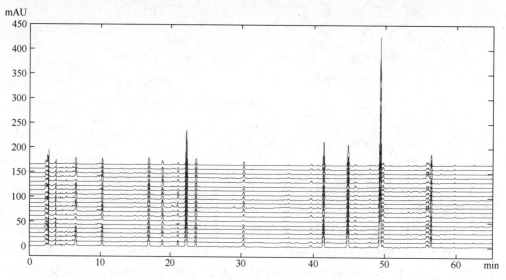

图 9-44　20 批次川芎药材 HPLC 重叠图谱

【药理作用】

（1）心脑血管作用　　　　川芎嗪给麻醉犬静脉注射，能明显增加冠状动脉流量，降低冠状动脉和脑血管阻力及总外周阻力，促进动脉微循环，对血小板凝聚有解聚作用。川芎水提取物有增加心肌收缩力，扩冠，增加冠状动脉流量，改善心肌供氧及显著持久的降压作用。

（2）解痉作用　　　　川芎浸膏微量时增强和妊娠动物子宫的收缩，大量则使子宫麻痹而收缩停止。川芎生物碱、阿魏酸及川芎内酯都有解痉作用。

（3）镇静作用　　　　川芎挥发油、水煎剂有镇静作用。川芎挥发油少量时对动物大脑的活动有抑制作用，而对延髓呼吸中枢、血管运动中枢及脊髓反射中枢具有兴奋作用。水煎剂能对抗咖啡因的兴奋作用。

（4）抗菌作用　　　　体外试验对大肠埃希菌、宋氏痢疾杆菌、变形、铜绿假单胞菌、伤寒杆菌、副伤寒杆菌及霍乱弧菌以及某些致病皮肤真菌有抑制作用。

（5）呼吸系统作用　　　　川芎嗪可抑制气管平滑肌痉挛，防止肺气肿及肺水肿，治疗肺纤维化。

（6）解热作用 川芎挥发油对家兔具有明显的解热作用。

【功效】 性温，味辛。能活血行气、祛风止痛。用于月经不调、经闭痛经、产后瘀滞腹痛、胸肋刺痛、跌打肿痛、头痛、风湿痹痛。用量 3～9g。川芎嗪盐酸盐滴眼剂可防治青少年近视。

*川贝母 Fritillariae Cirrhosae Bulbus

（英）Szechuan-fritillary Bulb

【来源】 本品为百合科植物卷叶贝母（川贝母）（*Fritillaria cirrhosa* D.Don.）、暗紫贝母（*F.unibracteata* Hsiao et K.C.Hsia）、甘肃贝母（*F. przewalskii* Maxim.）、梭砂贝母（*F. delavayi* Franch.）、太白贝母（*F. taipaiensis* P. Y. Li）或瓦布贝母［*F. unibracteata* Hsiao et K.C. Hsia var. *wabuensis*（S Y.Tang et S C.Yue）Z.D.Liu，S.Wang et S. C. Chen］的干燥鳞茎。

【植物形态】

（1）卷叶贝母 多年生草本。鳞茎卵圆形。植株高 15～40cm，茎常于中部以上具叶，最下部 2 叶对生，狭长矩圆形至宽条形，先端钝，长 4～6cm，宽 0.4～1.2cm，其余 3～5 枚轮生或对生，稀互生，狭针状条形，渐尖，顶端多少卷曲，长 6～10cm，宽 0.3～0.6cm，最上部具 3 枚轮生的叶状苞片，条形，先端卷曲，长 5～9cm，宽 2～4cm。单花顶生，俯垂，钟状；花被片 6，绿黄色至黄色，具脉纹和紫色方格斑纹，基部上方具内陷的蜜腺窝；雄蕊长为花被片的 1/2，花丝平滑；花柱粗壮，柱头 3 深裂。蒴果棱上有宽 1～1.5mm 的窄翅。花期 5～7 月，果期 8～10 月。

常生于 3000～4000m 山坡草丛中或阴湿的小灌木丛中。分布于西藏、青海、四川、云南。

（2）暗紫贝母 鳞茎球状圆锥形；茎中部叶片对生或互生，无轮生，叶状苞片 1 枚，先端不卷曲；花被片暗紫色，其上略有黄褐色方格斑纹，蜜腺不显著；花丝有乳突；柱头 3 浅裂；蒴果翅宽 1mm；花期 6 月，果期 8 月（图 9-45）。

暗紫贝母生于 3000～4000m 山坡草丛中。分布于四川松潘等地。

（3）甘肃贝母 茎中部叶片及叶状苞片均为互生，先端不卷曲或微卷曲；花被片黄色，其上有紫色至黑紫色斑点，蜜腺窝不明显，花丝有乳突；柱头 3 浅裂；蒴果翅宽约 1mm；花期 6～7 月，果期 8 月。生于 2000m 以上的山坡草丛中。分布于甘肃、青海、四川。

（4）梭砂贝母 鳞茎长卵圆形；近中部以上具叶，下部叶互生，上部 2 枚叶状苞片近对生，叶片卵形至卵状披针形，先端钝，基部抱茎，长 3～6cm，宽 1.5～2cm，叶状苞片长 2cm，宽 0.7cm；单花顶生，略俯垂，宽钟状，花被片 6，

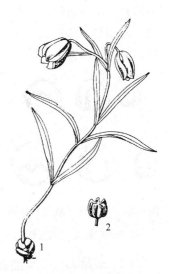

图 9-45 暗紫贝母

1. 植物全株；2. 果实

绿黄色，具深色平行脉纹和紫红色斑点；柱头 3 浅裂；花期 6～7 月，果期 8～9 月。常生于海拔 3000～4700m 的砾石沙滩或斜坡上，分布于西藏、云南、四川。

（5）太白贝母　　叶通常对生，有时中部兼有 3～4 枚轮生或散生的，条形至条状披针形，先端通常不卷曲，有时稍弯曲。花单朵，绿黄色，无方格斑，通常仅在花被两侧边缘有紫色斑带；蜜腺窝几不凸出；叶状苞片 3，先端不卷曲。蒴果棱上宽 0.5～2mm 的狭翅。花期 5～6 月，果期 6～7 月。生于海拔 2400～3150m 的山坡草丛或水边。

（6）瓦布贝母　　本变种与暗紫贝母的区别在于植株较高，茎高 50～80（～115）cm，粗可达 1.3cm。叶最下面常 2 枚对生，上面的轮生兼互生。花 1～2（～3）朵，初开时黄色或绿黄色，内面常具紫色斑点，偶见紫色或橙色晕，蜜腺窝长 5～8mm；苞片叶状，1～4 枚。蒴果棱上翅宽约 2mm。生于海拔 2500～3600m 的灌木林和草丛中。

【采制】　　采挖季节因地而异，西北地区多在雪融后采挖，一般在 6～7 月采挖，挖出后，洗净，晒至 6～8 成干后置麻袋中撞动除去泥土、须根及外表粗皮，晒干或低温干燥。

【产地】　　卷叶贝母主产于西藏南部至东部、云南西北部、四川西部，现国内市场已少见；暗紫贝母主产于四川阿坝地区，主销华东、华南地区并出口；甘肃贝母主产于甘肃、青海和四川西部，亦为商品"川贝"的主要来源；梭砂贝母生产于青海玉树、四川甘孜等地，主销华北。暗紫贝母、甘肃贝母及太白贝母的鳞茎在商品上分为"松贝"、"青贝"；梭砂贝母称"炉贝"。暗紫贝母与甘肃贝母的鳞茎是生药川贝母的主要来源。太白贝母主要栽培于湖北、重庆、四川、陕西、甘肃等地。瓦布贝母主要栽培于四川省阿坝松潘县和茂县等地。

【性状】

（1）松贝　　呈类圆锥形或近球形，高 0.3～0.8cm，直径 0.3～0.9cm。表面类白色，少有淡黄色。外层鳞叶 2 瓣，大小悬殊，大瓣紧抱小瓣，未抱部分呈新月形，习称"怀中抱月"，顶端闭合；内有类圆柱形、顶端稍尖的心芽和小鳞叶 1～2 瓣，先端钝圆或稍尖，底部平，微凹入，中心有 1 灰褐色鳞茎盘，偶有须根。质硬而脆，断面白色，富粉性。气微、味微苦。

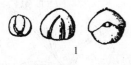

图 9-46　川贝母（鳞茎）外形

1. 暗紫贝母；2. 甘肃贝母

（2）青贝　　呈类扁球形，高 0.4～1.4cm，直径 0.4～1.6cm。表面灰黄色。外层鳞叶 2 瓣，大小相近，相对抱合不紧，习称"观音合掌"；顶端开裂，内有心芽和小鳞叶 2～3 枚及细圆柱形残茎。气微、味微苦。

（3）炉贝　　呈长圆锥形或卵圆形，高 0.7～2.5cm，直径 0.5～2.5cm。表面类白色或淡棕黄色，较粗糙，常具棕色斑点，习称"虎皮斑"。外层鳞叶 2 瓣，大小相近，顶端开裂而略尖，露出细小鳞叶或心芽，基部稍尖或较钝。气微、味微苦（图 9-46）。

（4）栽培品　　呈类扁球形或短圆柱形，高 0.5～2cm，直径 1～2.5cm。表面类白色或浅棕黄色，稍粗糙，有的具浅黄色斑点。外层鳞叶 2 瓣，大小相近，顶部多开裂而较平。

【显微特征】

（1）松贝、青贝粉末　　类白色。淀粉粒甚多，广卵形、长圆形或不规则圆形，有的边缘不平整或略作分枝状，直径5～64μm，脐点短缝状、点状、人字形、马蹄状，层纹隐约可见，半复粒较多，可见2～4个脐点，复粒少，由2分粒组成。表皮细胞类长方形，垂周壁微波状弯曲，偶见不定式气孔，圆形或扁圆形。螺纹导管直径5～26μm。草酸钙方晶少数，直径约至13μm（图9-47）。

（2）炉贝粉末　　淀粉粒广卵形、贝壳形、肾形，直径约至60μm，脐点呈"人"字形、星状或点状，层纹明显。螺纹及网纹导管直径可达64μm。气孔长圆形，直径约至61μm，副卫细胞4～6个。

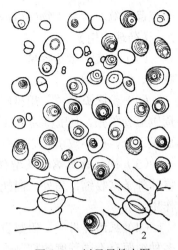

图9-47　川贝母粉末图

1. 淀粉粒；2. 表皮（示气孔）

【化学成分】　　含多种甾体生物碱（总含量0.004%～0.1%）。卷叶贝母鳞茎含川贝碱（fritimine）、西贝碱（imperialine）；甘肃贝母鳞茎含岷贝碱甲（minpeimin）和岷贝碱乙（minpeiminine）及西贝碱；梭砂贝母鳞茎含西贝碱、梭砂贝母碱甲（delavine）、梭砂贝母碱乙（delavinone）及贝母辛（peimisine）；暗紫贝母鳞茎含松贝甲素（sonpeimine）、松贝乙素（songbeinone）、松贝辛（songbeisine）；瓦布贝母鳞茎含西贝素（sipeimine）。川贝母中的化学成分除生物碱外，还含有多种微量元素，主要有Ca、Mg、K、Fe、Co、Ni、Mn、Ba、Ti、Al、Sn、Cr、Sr。

梭砂贝母碱甲 $R_1=R_3=H$，$R_2=OH$，$R_4=CH_3$
梭砂贝母碱乙 $R_1=R_2=O$，$R_3=H$，$R_4=CH_3$

西贝碱

【理化鉴定】　　薄层鉴定：取本品粉末10g，加浓氨试液10ml，密塞，浸泡1h，加二氯甲烷40ml，超声处理1h，滤过，滤液蒸干，残渣加甲醇0.5ml使溶解，作为供试品溶液。另取贝母辛对照品、贝母素乙对照品，分别加甲醇制成每1ml各含1mg的溶液，作为对照品溶液。吸取供试品溶液1～6μl、对照品溶液各2μl，分别点于同一硅胶G薄层板上，以乙酸乙酯-甲醇-浓氨试液-水（18∶2∶1∶0.1）为展开剂，展开，取出，晾干，依次喷以稀碘化铋钾试液和亚硝酸钠乙醇试液。供试品色谱中，在与对照品色谱相应的位置上，显相同颜色的斑点。

【含量测定】　　2010年版《中国药典》规定，用紫外-可见分光光度法测定，本品（按干燥品计算）含总生物碱以西贝母碱（$C_{27}H_{13}NO$）计，不得少于 0.050%。

【药理作用】

（1）祛痰、镇咳作用 野生或栽培川贝母流浸膏、生物碱、皂苷均有不同程度的祛痰、镇咳作用。

（2）扩张血管 川贝碱主要作用于中枢神经系统，小剂量对麻醉猫静脉注射能使周围血管扩张，血压持续下降，心搏变慢及短暂的呼吸抑制；西贝碱能使周围血管扩张，血压下降，但不致引起心搏变慢与短暂的呼吸抑制。

（3）抑制肠肌蠕动及增强子宫收缩 川贝碱尚以抑制兔体外肠肌蠕动及增强豚鼠体外子宫收缩；另外，尚能对十二指肠、小肠、子宫皆有类似罂粟碱样的松弛和解痉作用。

（4）抗菌作用 伊犁贝母对流行性感冒嗜血杆菌、金黄色葡萄球菌、肺炎球菌等多种细菌有不同程度的抑制作用。

【功效】 性微寒，味苦、甘。能清热润肺，止咳化痰。用于肺热燥咳、干咳少痰、咳痰带血。用量 3～9g，多研末冲服。本品不宜于乌头类药材同用。

【附注】 贝母品种复杂，根据植物来源、性状和疗效不同，商品分川贝母、浙贝母、平贝母、伊贝母四类，在部分地区还将下列植物作川贝母入药。

（1）平贝母 为百合科植物平贝母（*Fritillaria ussuriensis* Maxim.）的干燥鳞茎。呈扁球形，高 0.5～1cm，直径 0.6～2cm。表面乳白色或淡黄白色，外层鳞叶 2 瓣，肥厚，大小相近或一片稍大抱合，顶端略平或微凹入，常稍开裂；中央鳞片小。质坚实而脆，断面粉性。气微，味苦。有用幼小粒充青贝者。

（2）伊贝母 为百合科植物新疆贝母（*Fritillaria walujewii* Regel）或伊犁贝母（*F. pallidiflora* Schrenk）的干燥鳞茎。新疆贝母呈扁球形，高 0.5～1.5cm。表面类白色，光滑。外层鳞叶 2 瓣，月牙形，肥厚，大小相近而紧靠。顶端平展而开裂，基部圆钝，内有较大的鳞片和残茎、心芽各 1 枚。质硬而脆，断面白色，富粉性。气微，味微苦。伊犁贝母呈圆锥形，较大。表面稍粗糙，淡黄白色。外层鳞叶两瓣，心脏形，肥大，一片较大或近等大，抱合。顶端稍尖，少有开裂，基部微凹陷。

*莪术 Curcumae Rhizoma

（英）Zedoary

【来源】 本品为姜科植物蓬莪术（*Curcuma phaeocaulis* Val.）、广西莪术（*C. kwangsiensis* S.G.Lee et C.F.Liang）或温郁金（*C. wenyujin* Y.H.Chen et C.Ling）的干燥根茎。温郁金的根茎习称温莪术。

【植物形态】

（1）广西莪术 多年生草本，高 50～110cm。主根茎卵圆形，肉质，侧根茎指状。根细长，末端膨大成肉质纺锤状，断面白色。叶片长椭圆形，长 15～35cm，宽 5～7cm，两面密被粗柔毛，有的沿中脉两侧有紫色晕，叶柄短，叶片基部下延至叶柄。穗状花序圆柱形，长 8～13cm，直径约 4cm，上部苞片长椭圆形，先端粉红色至淡紫色，中下部苞片卵圆形，淡绿色，腋内有花2至数朵；萼筒白色，先端具3齿；花冠近漏斗状，花瓣3，粉红色；侧生退化雄蕊的形状与花瓣相似，淡黄色，唇瓣近圆形，淡黄色，先端微凹；子房下位，花柱细长，基部有棒状附属体2枚。花期4~9月。生于向阳及潮湿的水边、林缘、山坡等地。分布于广西、云南。野生或栽培（图9-48）。

（2）温郁金　　叶片约比广西莪术大1倍，无毛。穗状花序先叶抽出，上部苞片红色较深；花冠白色，子房密被长柔毛。花期4~6月。生于向阳、潮湿的水边及村园。分布于浙江南部。栽培或野生。

（3）蓬莪术　　叶片长圆状椭圆形，长20~50cm，宽8~20cm，上面沿中脉两侧有1~2cm宽的紫色晕，两面无毛；穗状花序上部苞片粉红色至紫红色；花期4~6月。生于山坡、林下。分布于广东、广西、四川、云南，浙江、福建有少量栽培。

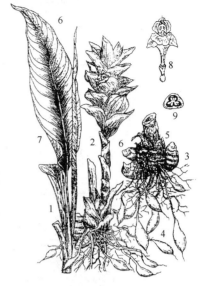

图9-48　蓬莪术

1. 植株上部分；2. 着花植株；3. 根茎；4. 块根；
5. 芽；6. 侧根茎；7. 叶；8. 花；9. 子房横切面

【采制】　　冬季茎叶枯萎后采挖主根茎，除去地上部分、须根、鳞叶等，洗净，煮透晒干。

【产地】　　广西莪术主产于广西，云南也有分布。温莪术主产于浙江。蓬莪术主产于四川，广东、广西、云南也有分布。

【性状】

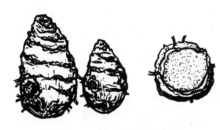

图9-49　莪术外形及饮片

（1）蓬莪术　　呈卵圆形、长卵形、圆锥形或长纺锤形，顶端多钝尖，基部钝圆，长2~8cm，直径1.5~4cm。表面灰黄色至灰棕色，上部环节突起，有圆形微凹的须根痕或残留的须根，有的两侧各有1列下陷的芽痕和类圆形的侧生根茎痕，有的可见刀削痕。体重，质坚实，断面灰褐色至蓝褐色，蜡样，常附有灰棕色粉末，皮层与中柱易分离，内皮层环纹棕褐色。气微香，味微苦而辛（图9-49）。

（2）广西莪术　　环节稍突起，断面黄棕色至棕色，常附有淡黄色粉末，内皮层环纹黄白色。

（3）温莪术　　断面黄棕色至棕褐色，常附有淡黄色至黄棕色粉末。气香或微香。

【显微特征】

（1）广西莪术根茎横切面　　木栓化细胞5~10列，有时已除去。皮层散布叶迹维管束；内皮层明显。中柱较宽，外韧型维管束散在，沿中柱鞘部位的维管束常伴有木化纤维。油细胞散在。薄壁细胞充满糊化淀粉粒（图9-50）。

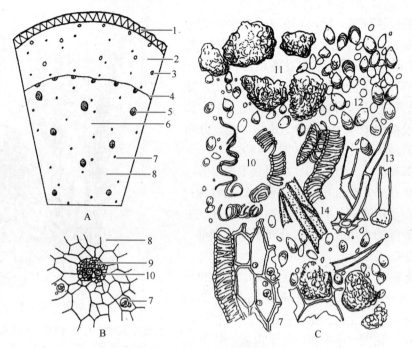

图 9-50　莪术根茎的组织和粉末图

A. 莪术根茎横切面简图；B. 维管束详图；C. 粉末图

1. 木栓化细胞层；2. 皮层；3. 叶迹维管束；4. 内皮层；5. 中柱维管束；6. 中柱；7. 油细胞；8. 薄壁细胞；
9. 韧皮部；10. 木质部（导管）；11. 糊化淀粉粒团块；12. 未糊化的淀粉粒；13. 非腺毛；14. 纤维

（2）温莪术　　木栓化细胞层外常有皮层薄壁细胞和表皮存在。

（3）蓬莪术　　根茎维管束木化纤维较少。

【化学成分】

（1）广西莪术　　含挥发油 1%～1.2%，油中含 20 余种成分，其中含量最高为樟脑，约至 17.7%，1,8-桉油精约 7.5%，并有姜烯、莪术醇（curcumol）、芳姜黄烯（artumurene）、芳姜酮（arzingberone）、莪术双酮（curdione）、龙脑、樟烯、α-蒎烯等；又分得吉马酮（germacrone）、异莪术烯醇（isocurcumenol）等。

（2）温莪术　　含挥发油 1.4%～2.0%，主要为莪术醇、莪术双酮、异呋喃吉马烯（isofurangermacrene）、吉马酮、吉马烯（germacrene）、樟脑、龙脑、异龙脑、樟烯、α-和 β-蒎烯以及川芎嗪（tetramethylpyrazine）等，吉马酮含量最高。近报道分离得 α-、β-、δ-榄烯（elemene），其中 β-榄烯为抗癌主要活性成分。

（3）蓬莪术　　含挥发油 1.5%～2%，以莪术酮（curzerenone）含量最高，其次为莪术醇、莪术烯醇（curcumenol）、原莪术烯醇、莪术二醇（curcumadiol）、β-蒎烯、姜烯、樟脑、桉油精、芳姜酮、芳姜黄烯等。

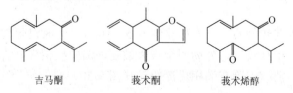

　　　吉马酮　　　　　　　莪术酮　　　　　　　莪术烯醇

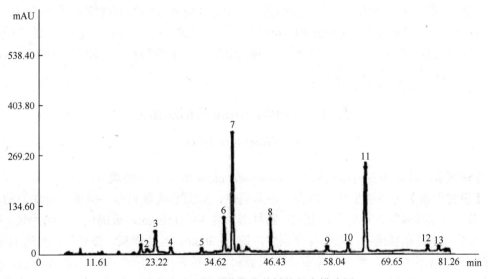

莪术醇 莪术双醇

【理化鉴定】

（1）薄层鉴定 取本品粉末 0.5g，置具塞离心管中，加石油醚（30～60℃）10ml，超声处理 20min，滤过，滤液挥干，残渣加无水乙醇 1ml 使溶解，作为供试品溶液。另取吉马酮对照品，加无水乙醇制成每 1ml 含 0.4mg 的溶液，作为对照品溶液。吸取上述两种溶液各 10μl，分别点于同一硅胶 G 薄层板上，以石油醚（30～60℃）-丙酮-乙酸乙酯（94∶5∶1）为展开剂，展开，取出，晾干，喷以 1%香草醛硫酸溶液，在 105℃加热至斑点显色清晰。供试品色谱中，在与对照品色谱相应的位置上，显相同颜色的斑点。

（2）高效液相色谱鉴定 取粉末 0.5g，加甲醇适量，超声提取，滤过，滤液作供试液。精密称取吉马酮、莪术二酮对照品适量，加甲醇适量，即得。色谱条件：Kromasil ODS-1（250mm×4.6mm，5μm）色谱柱；流动相为水、乙腈，梯度洗脱，流速 1ml/min，柱温 30℃。分别吸取对照品溶液与供试液各 10μl，注入液相色谱仪，测定，即得（图 9-51）。

图 9-51 13 批次蓬莪术药材的共有模式图

【含量测定】 2010 年版《中国药典》规定，本品含挥发油不得少于 1.5%（ml/g）。

【药理作用】

1）温莪术注射液对小鼠肉瘤-180 有抑制作用，但对小鼠艾氏腹水癌无效；温莪术挥发油对小鼠艾氏腹水癌（EAC）、小鼠肉瘤-180（S_{180}）、小鼠网织细胞肉瘤（ARS）三种腹水型瘤及小鼠肉瘤-37 与小鼠肉瘤-180 两种实体瘤均有明显效果，其主成分有莪术醇与莪术双酮；β-榄烯对 EAC 及 ARS 有稳定的疗效，对大鼠吉田肉瘤腹水型（YAS）和小鼠 S_{180} 亦有一定抑制作用。

2）莪术油小鼠灌胃，表明莪术油对小鼠乙酸腹膜炎有抑制作用。莪术油腹腔注射，对烫伤小鼠局部水肿有明显治疗作用，对巴豆油引起的小鼠耳部炎症有抑制作用，对大鼠棉球肉芽肿增生有抑制作用，对小鼠皮下琼脂肉芽肿也有抑制作用。

3）莪术醇浸膏对大鼠、小鼠有显著的抗早孕作用，对狗也有抗着床作用。

4）莪术水提液 9.0g/kg 给大鼠灌胃给药，可显著抑制血小板聚集率；降低全血黏度。莪术水提醇沉液 1.13ml/kg，对体内血栓形成有显著抑制。

5）温莪术挥发油试管内能抑制金黄色葡萄球菌、β-溶血性链球菌、大肠杆菌、伤寒杆菌、霍乱弧菌等的生长。

【功效】　性温，味辛、苦。能行气破瘀，消积止痛。用于癥瘕痞块、淤血经闭、胸痹心痛、食积胀痛。用量 6～9g，孕妇禁用。临床用 1%莪术注射液或 1%莪术油局部瘤体注射，治疗早期宫颈癌。

【附注】

（1）郁金（Curcumae Radix）　为姜科植物温郁金（*Curcuma wenyujin* Y.H.Chen et Ling）、姜黄（*C. Longa* L.）、广西莪术（*C. kwangsiensis* S.G.Lee et C.F.Liang）或蓬莪术（*C.phaeocaulis* Val.）的干燥块根。前两者分别习称"温郁金"和"黄丝郁金"，其余按性状不同习称"桂郁金"或"绿丝郁金"。本品性寒，味辛、苦；能行气化瘀，清心解郁，利胆退黄；用于经闭痛经、热病神昏、肝炎、胆囊炎及胆结石疼痛；用量 3～10g。

（2）姜黄（Curcumae Longae Rhizoma）　为姜黄（*Curcuma Longa* L.）的干燥根茎。本品性温，味辛、苦。能破血行气，通经止痛。用于胸胁刺痛、闭经、癥瘕、风湿疼痛、跌打肿痛；用量 3～9g。

*天麻　Gastrodiae Rhizoma

（英）Gastrodia Tube

【来源】　本品为兰科植物天麻（*Gastrodia elata* Bl.）的干燥块茎。

【植物形态】　多年生共生植物。块茎横生，椭圆形或卵圆形，肉质、有均匀的环节，节上有膜质鳞叶。茎单一，直立，圆柱形，高 30～150mm，黄褐色，叶鳞片状，膜质，互生，下部鞘状抱茎。总状花序顶生，长 5～30cm；苞片膜质，披针形，长约 1cm；花淡绿黄色或橙红色，萼片与花瓣合生成壶状，口部偏斜，顶端 5 裂；唇瓣白色，先端 3 裂；合蕊柱长 5～6mm，子房下位，倒卵形，子房柄扭转，柱头 3 裂。蒴果长圆形或倒卵形，长 1.2～1.8cm。种子多而极细小，呈粉末状。花期 6～7 月，果期 7～8 月（图 9-52）。

生于腐殖质较多而湿润的林下，向阳灌丛及草坡亦有。分布于全国大部分地区。现大多为栽培。天麻须与白蘑科密环菌 [*Armillariella mellea*（Vahl ex Fr.）Karst.] 和紫萁小菇（*Mycena osmundicola*）共生，才能使种子萌发形成原球茎并生长成为正常的天麻块茎。紫萁小菇为种子萌发提供营养，密环菌为原球茎长成天麻块茎提供营养。

【采制】　冬至以后采挖者称"冬麻"，体重饱满质佳；立夏以前采挖者称"春麻"，体松皮多皱缩质次。挖出根茎立即洗净，擦去外皮，蒸透，敞开，60℃以下烘干或晒干。

【产地】　主产四川、云南、贵州、湖北、陕西；东北及华北地区亦产；大多地区有栽培生产。以四川、贵州、云南产量大，品质好。

【性状】　块茎呈长椭圆形，扁缩而稍弯曲。长 3～15cm，宽 1.5～6cm，厚 0.5～2cm。表面黄白色至淡黄色，略透明，多不规则纵皱纹，有由潜伏芽排列成的多轮横纹，具点状痕点或膜质鳞叶，有时可见棕黑色菌素；顶端有残留茎基（春麻），或为红棕色鹦哥嘴状干枯顶芽（冬麻），末端有自母麻脱落后的圆脐形瘢痕。质坚实，不易折断，断面较平坦，角质样，黄白色或淡棕色。气微，味甘、微辛（图 9-53）。

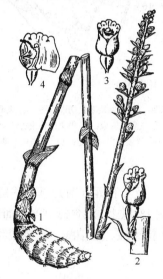

图 9-52　赤箭

1. 植株；2. 花与苞片；3. 花；4. 花被展
开，示唇瓣和合蕊柱

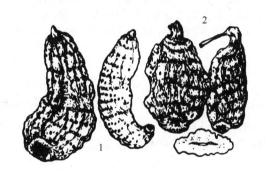

图 9-53　天麻（块茎）外形

1. 冬麻；2. 春麻

【显微特征】

（1）横切面　　表皮有时残存；下皮为 2～3 列切向延长的栓化细胞。皮层细胞 10 数列，较老块茎皮层与下皮相接处有 2～3 列椭圆形木化厚壁细胞，纹孔明显。中柱大，维管束散列，周韧型，木质部有数个导管。髓部细胞类圆形，具纹孔。薄壁细胞含草酸钙针晶束，并含多糖团块。

（2）粉末　　黄白色。木化厚壁细胞表面观呈多角形或类椭圆形，直径 70～190μm，壁厚 3～8μm，纹孔明显。草酸钙针晶成束或散在，长 25～93μm。有螺纹、网纹及环纹导管，直径 8～33μm。含糊化多糖类物的薄壁细胞较大，无色，有的可见长卵形而无偏光现象的颗粒，遇碘液显棕色或淡棕紫色，用水合氯醛液装置则颗粒溶化（图 9-54）。

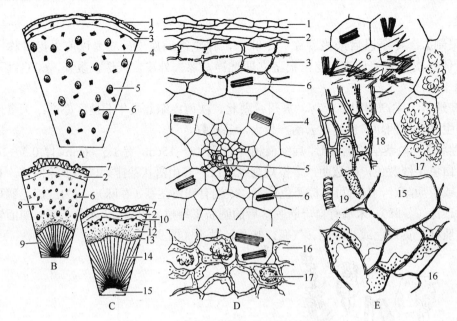

图 9-54　天麻的组织图和粉末图（附伪品）

A. 天麻块茎横切面简图；B. 紫茉莉根横切面简图；C. 大理菊根横切面简图；D. 天麻块茎横切面详图；E. 天麻粉末图
1. 表皮；2. 下皮；3. 皮层；4. 中柱；5. 维管束；6. 针晶束；7. 木栓层；8. 三生维管束；9. 中央维管束；10. 内皮层；
11. 石细胞和分泌细胞；12. 韧皮部；13. 形成层；14. 木质部；15. 髓；16. 具纹孔薄壁细胞；17. 已糊化多糖团块；
18. 木化薄壁细胞；19. 导管

【化学成分】　　天麻含天麻苷（天麻素，gastrodin）及其苷元（对羟基苯甲醇）、对羟基苯甲醛等。天麻苷含量一般为 0.3%～0.6%，也有达 1%以上。还含派立辛（parishin）、天麻醚苷（gastrodioside）。另含香草醇、有机酸类（如枸橼酸、琥珀酸、棕榈酸等）。天麻素、对羟基苯甲醇及香草醇为活性成分。

$$R_1-O-\bigcirc-R_2$$

天麻苷	R_1=β-D-glc	R_2=CH$_2$OH
对羟基苯甲醛	R_1=H	R_2=CHO
对羟基苯甲醇	R_1=H	R_2=CH$_2$OH

香草醇

【理化鉴定】

1）取本品粉末 1g，加水 10ml，浸渍 4h，随时振摇，滤过。滤液加碘试液 2～4 滴，显紫红色至酒红色。

2）取本品粉末 0.2g，加乙醇 10ml，加热回流 1h，滤过。取滤液 1ml，置 10ml 量瓶中，加乙醇稀释至刻度，摇匀，以分光光度法测定，在 270nm 附近有最大吸收或出现一肩峰；另取滤液 1ml，置 25ml 量瓶中，加乙醇稀释至刻度，摇匀，在 219～224nm 波长范围内有最大吸收。

3）薄层鉴定：取本品粉末 0.5g，加 70%甲醇 5ml，超声处理 30min，滤过，取滤液作为供试品溶液。另取天麻对照药材 0.5g，同法制成对照药材溶液。再取天麻素对照品，加甲醇制成每 1ml 含 1mg 的溶液，作为对照品溶液。吸取供试品溶液 10μl、对照药材溶液及对照品溶液各 51μl，分别点于同一硅胶 G 薄层板上，以乙酸乙酯-甲醇-水（9∶1∶0.2）为展开剂，展开，取出，晾干，喷以 10%磷钼酸乙醇溶液，在 105℃加热至斑点显色清晰。供试品色谱中，在与对照药材色谱和对照品色谱相应的位置上，显相同颜色的斑点。

【含量测定】　2010 年版《中国药典》规定，用高效液相色谱法测定，本品（按干燥品计算），含天麻素不得少于 0.20%。

【药理作用】

（1）抗惊厥作用　天麻浸膏小鼠腹腔注射对戊四氮惊厥有抗惊厥作用。天麻注射液及去天麻素部分皮下注射，均可使小鼠自主活动减少，延长戊巴比妥钠睡眠时间，天麻素未见有明显作用。天麻素腹腔注射，可减轻马桑内酯诱发的家兔癫痫发作程度。

（2）改善循环作用　天麻注射液静脉注射，可使麻醉兔血压下降，心率减慢，心排血量增加，总外周阻力降低，心肌耗氧量降低。

（3）免疫增强作用　天麻注射液对小鼠非特异性免疫和特异性免疫中的细胞免疫及体液免疫均有增强作用。

（4）镇痛作用　天麻有非常明显的镇痛作用。天麻注射液对小鼠（扭体法）具有一定镇痛作用，维持时间随着给药时间延长，其作用不断增长。

（5）抗炎作用　天麻注射液可抑制乙酸所致小鼠腹腔毛细血管通透性的增加，抑制二甲苯所致小鼠耳部肿胀及通透性的增加，以及 5-HT、PGE2 所致大鼠皮肤毛细血管通透性的增加；对小鼠琼脂性肿胀、大鼠角菜胶性足肿胀、大鼠 5-HT 性足肿胀也有抑制作用。

（6）延缓衰老作用　天麻醇提物、天麻素、对羟基苄醇有一定程度延缓衰老的作用。

【功效】　性平，味甘，能平肝息风，止痉。用于头痛眩晕、肢体麻木、小儿惊风、癫痫抽搐、破伤风症。用量 3～9g。

【附注】　天麻较常见的伪品包括以下几种。

1）紫茉莉科植物紫茉莉（*Mirabilis jalapa* L.）的干燥根。呈长圆锥形，稍弯曲，顶端有茎基痕，有的有分枝。组织中在中柱部分可见数至十数轮异常维管束，间断排列成环。薄壁细胞中含大量的草酸钙针晶束，并有糊化的淀粉团块。

2）菊科植物大丽菊（*Dahlia pinnata* Cav.）的干燥块根。呈纺锤形，可见明显的纤维断头，中有木心，表面无点状环纹，嚼之粘牙。组织中内皮层外侧有分泌腔散在，有石细胞，薄壁细胞中含有菊糖，不含淀粉粒及草酸钙结晶。

3）茄科植物马铃薯（*Solanum tuberosum* L.）的干燥块茎。经去皮加工后形状较似天麻，顶端留有茎基痕，底部无圆形疤痕，表面亦无点状环纹，干透后有细裂缝。薄壁细胞中不含草酸钙针晶，而含砂晶，并含大量糊化的淀粉团块。

虎杖　Polygoni Cuspidati Rhizoma et Radix

本品为蓼科植物虎杖（*Polygonum cuspidatum* Sieb. et Zucc.）的干燥根茎及根。主产

于江苏、浙江、安徽、广西。本品多为圆柱形短段或不规则厚片，长 1～7cm，直径 0.5～2.5cm。外皮棕褐色，有纵皱纹和须根痕，切面皮部较薄，木部宽广，棕黄色，射线放射状，皮部与木部较易分离。根茎髓中有隔或呈空洞状。质坚硬。气微，味微苦、涩。含蒽醌类衍生物，包括大黄素-8-葡萄糖苷（polygonin）、大黄素甲醚-8-葡萄糖苷（rheochrysin）以及游离的大黄素、大黄素甲醚、大黄酚等，尚含白藜芦醇（resveratrol）、虎杖苷（polydatin，白藜芦醇苷）等芪类化合物，并含缩合鞣质。煎剂对流行性感冒病毒、疱疹病毒、流行性乙型脑炎病毒、脊髓灰质炎病毒有抑制作用，对外伤出血有明显止血作用及镇痛作用；大黄素及虎杖苷对金黄色葡萄球菌、铜绿假单胞菌均有强烈抑制作用；白藜芦醇能降低血清胆固醇。本品性微寒，味微苦；能利湿退黄，清热解毒，散瘀止痛，止咳化痰。用于湿热黄疸、淋浊、带下、风湿痹痛、痈肿疮毒、水火烫伤、经闭、癥瘕、跌打损伤、肺热咳嗽。用量 9～15g，外用适量，制成煎液或油膏涂敷。

天南星　Arisaematis Rhizoma

本品为天南星科植物天南星 [*Arisaema erubescens*（Wall.）Schott]、异叶天南星（*A. heterophyllum* Bl.）或东北天南星（*A. amurense* Maxim.）的干燥块茎。主产于陕西、甘肃、四川、贵州、云南等省。块茎呈扁球形，直径 1.5～6.5cm；表面淡黄色或淡棕色，顶端较平坦，中心茎痕浅凹，有叶痕环纹，周围有大的麻点状须根痕；质坚硬，不易破碎，断面白色，粉性；气微，味辛，麻舌刺喉。本品含有刺激性辛辣物质，此物质和明矾作用可消除刺激辛辣性。一般炮制后内服。3 种天南星块茎经水解后的薄层色谱上有原儿茶醛及 D-葡萄糖的斑点，亦可见 β-谷甾醇及其葡萄糖苷的斑点。本品性温，味苦辛、有毒；能燥湿化痰，祛风止痉，散结消肿。用于顽痰咳嗽、中风、半身不遂、癫痫、破伤风所致抽搐、痈肿、蛇虫咬伤等病症；有镇静、抗惊厥、镇痛、祛痰作用。制天南星3～9g；外用生品适量，研末以酒或醋调敷。孕妇慎用。

　　附注：天南星属 20 余种植物的块茎常在不同省区作"天南星"用，同科植物虎掌南星为掌叶半夏（*Pinellia pedatisecta* Schott）的块茎。应注意鉴别。

半夏　Pinelliae Rhizoma

本品为天南星科植物半夏 [*Pinellia ternata*（Thunb.）Breit.] 的干燥块茎。全国大部分地区均有分布，主产四川、湖北、河南、贵州、安徽、浙江、江苏等省。夏、秋季采挖，洗净，除去外皮及须根，晒干。一般炮制后应用，即制半夏。《中国药典》记载的炮制品有清半夏、姜半夏、法半夏。块茎呈类球形，有的稍偏斜，直径 1～1.5cm。表面类白色或淡黄色，上端多圆平，中间有棕黄色凹窝（茎痕），凹窝周围密布棕色麻点状须根痕；下端钝圆，较光滑。质坚实，断面白色，粉性。气微，味辛辣，嚼之发黏，麻舌而刺喉。含 β-与 γ-氨基丁酸（β-、γ-minobutyric acid）、天门冬氨酸、谷氨酸、精氨酸等多种氨基酸，L-麻黄碱（0.002%），次黄嘌呤核苷，β-谷甾醇及其葡萄糖苷（β-sitoste-rol-3-O-β-D-glucoside），尿黑酸（homogentisic acid）及其葡萄糖苷（为半夏的刺激性物质），胆碱，三萜类化合物，微量挥发油，3，4-二羟基苯甲酸，以及草酸钾等。近分离出一种结晶性蛋白质——半夏蛋白Ⅰ被认为是半夏中抗早孕有效成分或有效成分之一。本品性温，味辛，有毒；能燥湿化痰，降逆止呕，消痞散结。用于咳嗽痰多，慢性支气管炎、神经性呕吐、妊娠呕吐或其他各种原因的恶心呕吐、眩晕等症。用量 3～9g。生品外敷治痈肿。药理作用表明本品具有镇咳、镇吐、降低眼压、抑制硅沉着病发展、抗心律失常及终止早孕的作用，并且近年来国内外对半夏的研究已表明其具有确切的抗肿瘤作用。另外，研究证实小鼠口服半夏煎液，急性毒性以生半夏最大，依次为漂半夏、姜浸半夏和蒸半夏、白矾半夏。临床中毒症状表现为对口腔、咽喉、胃肠道黏膜及对神经系统的毒性。

浙贝母　**Fritillariae Thunbergii Bulbus**

本品为百合科植物浙贝母（*Fritillaria thunbergii* Miq.）的干燥鳞茎。分布于浙江、江苏、湖南等省，浙江有大量栽培。产地加工为 3 种规格，包括大贝、珠贝和浙贝片。大贝为鳞茎外层的单瓣鳞叶，一面凹入，一面凸出，呈新月状，高 1～2cm，直径 2～3.5cm。外表面类白色至淡黄色，内表面白色或淡棕色，被有白色粉末。质硬脆，断面白色或淡黄白色，粉性。气微，味微苦。珠贝为完整的鳞茎，呈扁球形，高 1～1.5cm，直径 2～3.4cm。表面类白色，外层 2 枚鳞叶肥厚，略呈肾形，相对抱合，中央有 2、3 枚皱缩的小鳞叶及干缩的细杆状残茎。浙贝片为鳞茎外层的单瓣鳞叶切成的片。椭圆形或类圆形，直径 1～2cm，边缘表面淡黄色，切面平坦，粉白色。质脆，易折断，断面粉白色，富粉性。含甾体生物碱，如贝母素甲（verticine, peimine）、贝母素乙（verticinone, peiminine）、浙贝宁（zhebeinine）、浙贝丙素（zheberine）、浙贝酮（zhebeinone）等。本品味苦、性寒；能清热润肺，化痰止咳，开郁散结。用于风热咳嗽、胸闷痰黏、肺痈、淋巴结核；用量 4.5～9g。药理试验表明本品具有镇咳、解痉、镇静、镇痛、兴奋家兔子宫、降压、活血化瘀、溶石、抗溃疡、止泻、抗菌及抗肿瘤作用。

黄精　**Polygonati Rhizoma**

本品为百合科植物滇黄精（*Polygonatum kingianum* Coll. et Hemsl.）、黄精（*P. sibiricum* Red.）或多花黄精（*P. cyrtonema* Hua）的干燥根茎，分别习称"大黄精"、"鸡头黄精"、"姜形黄精"。"大黄精"主产云南、广西、贵州；"鸡头黄精"主产河北、内蒙古；"姜形黄精"主产贵州、湖南。"大黄精"呈肥厚结节块状，结节长可达 10cm 以上，直径 3～6cm，厚 2～3cm，表面淡黄色或黄棕色，稍透明或半透明，具环节，有皱纹及须根痕，结节上侧茎痕呈圆盘状，圆周凹入，中部突出，散生多数维管束小点；质硬而韧，断面淡黄色至黄色，角质。微带焦糖气，味甜，嚼之有黏性。"鸡头黄精"呈结节状弯柱状，长 3～10cm，直径 0.5～1.5cm，一端或两侧稍膨大，形如鸡头，或有短分枝，表面黄白色或灰黄色，半透明，有纵皱纹，茎痕圆形，直径 5～8mm。"姜形黄精"呈长条结节块状，长短不一，常数个块状结节相连；表面灰黄色或黄褐色，粗糙，结节上侧有突出的圆盘状茎痕突起，直径 0.8～1.5cm。黄精根茎含黄精多糖 A、B、C 和甾体皂苷，如黄精皂苷 A、B（sibiricosideA、B），并含赖氨酸等 10 余种氨基酸，以及蒽醌类成分。本品性平，味甘；能补气养阴，健脾益肾。用于脾胃虚弱、肺虚咳嗽、消渴；用量 9～15g，味苦者不可药用。药理实验表明有降低肾上腺素引起的血糖过高、降低血压及防止动脉粥样硬化的作用；浸出物对痢疾杆菌、金黄色葡萄球菌及某些真菌有抑制作用；黄精总皂苷具有改善学习记忆的作用；其中的甾体皂苷具有抗肿瘤作用；黄精多糖具有促进免疫功能、抗炎、抗病毒、延缓衰老、调脂的作用。

山药　Dioscoreae Rhizoma

本品为薯蓣科植物薯蓣（*Dioscorea opposita* Thunb.）的干燥根茎。主产河南。根茎略呈圆柱形，长 15～30cm，直径 1.5～6cm，表面黄白色或淡黄色，有纵皱纹及须根痕。去皮者称"光山药"，表面白色，光滑细腻，有微细维管束线纹；质坚实，断面白色，粉质；味微酸，带黏性。含多种淀粉、甘露聚糖（mannan）、3、4-二羟基苯乙胺、植酸（phytic acid）、尿囊素（allantion）、黏液质、胆碱、多巴胺（dopamine）、山药碱（batatasine）及多种氨基酸。本品性平，味甘；能健脾止泻，补肺益肾；用于脾虚久泻、慢性肠炎、肺虚喘咳、慢性肾炎、糖尿病、遗精、遗尿、白带；用量 15～30g。现代药理研究表明其具有抗氧化、抗衰老、降血糖、降血脂、肾缺血再灌注损伤的保护、肝损伤的保护、免疫调节和抗肿瘤、抗突变等作用。

第十章

茎木、皮类生药

第一节　茎木类生药

茎木类生药是茎类（caulis）和木类（lignum）生药的总称。茎类生药是以植物的地上茎或茎的一部分入药，药用部位包括茎藤（caulis），如川木通、关木通、鸡血藤等；茎枝（ramulus），如钩藤、桂枝、桑枝等；茎刺（spina），如皂角刺；茎的翅状附属物，如鬼箭羽；茎的髓部（medulla），如通草、小通草等。

木类生药，指木本植物茎形成层以内的所有组织，即主要为次生木质部木材，通常以心材入药，如沉香、降香、苏木等。

一、性状鉴定

一般应注意其形状、大小、粗细、表面特征、质地、颜色、折断面及气、味。如是带叶的茎枝，其叶则按叶类生药的要求进行观察。

一般茎类生药多呈圆柱形或扁圆柱形，大多有明显的节和节间，有的节部膨大并残存小枝痕、叶痕或芽痕，若叶痕显著可供观察叶序。草质茎干缩后因维管束或机械组织的存在，常形成纵向隆起的棱线及凹沟；木质茎表面较粗糙，木栓层时有纵横裂纹，皮孔易察见。双子叶植物茎的横断面呈放射状结构，草质茎木部不发达，髓疏松或成空洞，木质茎木部发达，皮部薄；单子叶植物茎不呈放射状结构，维管束散列，无明显的髓。多数草本植物带叶的茎归入全草类生药，如石斛、麻黄。

木类生药一般将木材锯截成小段，或劈成条块状或刨成薄片，颜色一般较深。观察其形状、色泽、表面纹理与斑块、质地、气味，以及横切面、纵切面所呈现的年轮、射线等纹理。

二、显微鉴定

（一）茎藤类生药

1. 组织构造

首先根据维管束的类型及排列，区别其为双子叶植物茎或单子叶植物茎。

茎类生药以双子叶植物茎为多。草质茎大多有表皮,应注意细胞形状、外壁壁厚、气孔及有无毛茸等;皮层为初生皮层,其外侧常分化为厚角组织,有的可见内皮层;中柱鞘常分化为纤维或有少量石细胞;束中形成层明显;次生韧皮部大多成束状;髓射线较宽;髓较大。木质茎最外层为木栓组织;皮层多为次生皮层;中柱鞘厚壁组织多连续成环或断续成环;形成层环明显;次生韧皮部及次生木质部呈筒状结构;射线较窄,细胞壁常木化;髓较小。

单子叶植物茎最外层为表皮,表皮下如有下皮厚壁细胞常为鉴别特征,基本组织中散生多数有限外韧维管束,中央无髓。

裸子植物茎的木质部主为管胞,通常无导管。

2. 粉末特征

除了无叶肉组织外,其他组织一般都可能存在。

(二)木类生药

1. 组织构造

组织构造通常从三个切面观察:横切面主要观察年轮情况、木射线宽度(细胞列数)、导管与木薄壁细胞的比例及分布类型,导管和木纤维的形状、直径等;切向纵切面主要观察木射线的宽度、高度及类型(单列或多列),射线在切向纵切面的宽度是指最宽处的细胞数,高度是指从上至下的细胞数,同时观察导管、木纤维等;径向纵切面主要观察木射线的高度及细胞类型(同型细胞射线或异型细胞射线),木射线在径向纵切面呈横带状,与轴向的导管、木纤维、木薄壁细胞相垂直,同时观察导管的类型,导管分子的长短、直径及有无侵填体,木纤维的类型及大小、壁厚度、纹孔等。

2. 粉末特征

其粉末以导管、韧型纤维、纤维管胞、木薄壁细胞、木射线细胞的形态特征,以及细胞后含物为主要鉴别要点。

川木通　Clematidis Armandii Caulis

(英)Amand Clematis

【来源】　本品为毛茛科植物小木通(*Clematis armandii* Franch.)或绣球藤(*C. montana* Buch.-Ham.)的干燥藤茎。

【植物形态】

(1)小木通　　多年生常绿木质藤本,长达6m。茎圆柱形,有纵条纹,小枝有棱。三出复叶对生,小叶革质,卵状披针形、长椭圆状卵形至卵形,长6～12cm,宽3～6cm,顶端渐尖,基部圆形、心形或宽楔形,全缘,主脉三出,两面无毛。聚伞花序或圆锥状聚伞花序顶生或腋生。花直径3～4cm,萼片4(5),白色,偶带淡红色,大小变异极大,外面边缘密生短绒毛或疏生短绒毛;无花瓣;雄蕊多数,无毛;心皮多数。瘦果扁卵形至椭圆形,长3～7mm,疏生柔毛,宿存羽状花柱长达5cm,有白色长柔毛。花期3～4月,果期4～7月(图10-1A)。

（2）绣球藤　　为落叶攀援性灌木，小叶先端 3 浅裂，边缘有锯齿，两面疏生短柔毛。花 1～6 朵与叶簇生，花梗长 3～10cm。瘦果无毛，宿存羽状花柱长达 2.2cm。花期 6～7 月，果期 7～9 月（图 10-1B）。

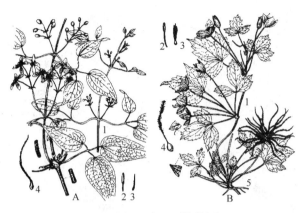

图 10-1　川木通原植物图

A. 小木通；B. 绣球藤

1. 花枝；2. 雄蕊；3. 雌蕊；4. 瘦果；5. 果枝

【采制】　春、秋两季采收，除去粗皮，晒干，或趁鲜切薄片，晒干。

【产地】　主产于四川成都、峨眉、甘孜州、阿坝州、宜宾、凉山、乐山、雅安、广元等地；此外重庆、云南、贵州、湖南、陕西、湖北、广西、广东、江西、甘肃、河南、安徽等地亦产。以四川产量大，为道地产区。

【性状】　呈长圆柱形，略扭曲，长 50～100cm，直径 2～3.5cm。表面黄棕色或黄褐色，有纵向凹沟及棱线；节处多膨大，有叶痕及侧枝痕。残存皮部易撕裂。质坚硬，不易折断。切片厚 0.2～0.4cm，边缘不整齐，残存皮部黄棕色，木部浅黄棕色或浅黄色，有黄白色放射状纹理及裂隙，其间布满导管孔，髓部较小，类白色或黄棕色，偶有空腔。气微，味淡（图 10-2）。

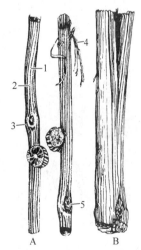

图 10-2　川木通药材图

A. 小木通；B. 绣球藤

1. 纵凹沟；2. 棱线；3. 膨大节；
4. 茎皮；5. 侧枝痕

【显微特征】

（1）茎横切面

1）小木通：木栓层及皮层多已除去或脱落。弧形纤维束包围于中柱以外，韧皮部有纤维束 1～2 层，外层多连成波状环，纤维均木化，部分筛管群颓废压扁。束内形成层明显。木质部被初生髓射线分隔成众多木质部束，一大一小相间排列，木质部束由导管、管胞、木纤维及薄壁细胞组成，均木化，大型导管常围绕茎中心呈同心环状排列。初生髓射线 25～26 条，宽 6～8 列细胞，常有小纹孔，木化。髓部薄壁细胞壁具小纹孔，微木化。薄壁细胞中无草酸钙结晶及淀粉粒（图 10-3A）。

2）绣球藤：初生髓射线将木质部分隔成为 20 多个木质部束，一大一小相间排列，而大的一束又被次生射线分隔为二；韧皮部的弧形纤维束为 2 层，包围于韧皮部外侧（图 10-3B）。

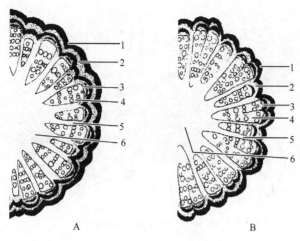

图 10-3 川木通茎横切面简图

A. 小木通；B. 绣球藤

1. 韧皮纤维；2. 韧皮部；3. 形成层；4. 木质部；5. 髓射线；6. 髓

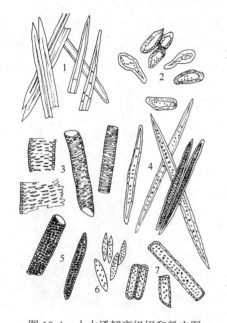

图 10-4 小木通解离组织和粉末图

1. 韧皮纤维；2. 石细胞；3. 导管；4. 木纤维；
5. 管胞；6. 射线细胞；7. 木薄壁细胞

（2）粉末与解离组织

1）小木通：韧皮纤维长梭形，两端较尖，长 287～863μm，壁厚，木化，少数有中隔或单纹孔；石细胞类长方形，孔沟及纹孔明显，长 53～119μm，宽 28～39μm；导管主为网纹导管，亦有具缘纹孔导管；木纤维壁厚，长 267～493μm，直径 24～29μm，壁孔有单纹孔、十字形纹孔及密集网状纹孔，少数木纤维有中隔；此外尚有管胞、木薄壁细胞、射线细胞等（图 10-4）。

2）绣球藤：韧皮纤维较小木通短，长 270～452μm；无具缘纹孔导管，木薄壁细胞稍短。

【化学成分】 含三萜皂苷类，主要以齐墩果酸（oleanolic acid）为苷元的绣球藤皂苷 A、B、C（clemontanoside A、B、C）和以常春藤皂苷元（hederagenin）为苷元的六糖皂苷及三糖皂苷的（3-O-β-吡喃核糖）-（1-3）-α-吡喃鼠李糖（1-2）-α-吡喃阿拉伯糖-常春藤皂苷元-28-O-α-L-吡喃鼠李糖（1-4）-β-D-吡喃葡萄糖（1-6）-β-吡喃葡萄糖苷 [hederagenin-（3-O-β-ribopyranosyl）-（1-3）-α-rhamnopyranosyl（1-2）-α-arabinopyranoside-28-O-α-L-rhamnopyranosyl（1-4）-β-D-glucopyranosyl（1-6）-β-D-glucopyranoside]、常春

藤皂苷元-(3-O-β-吡喃核糖)(1-3)-α-吡喃鼠李糖-(1-2)-α-吡喃阿拉伯糖苷[hederagenin-(3-O-β-ribopyranosyl)(1-3)-α-rhamnopyranosyl-(1-2)-α-arabinopyranoside]等；黄酮类，如 5,4′-二羟基-3′-甲氧基-黄酮-7-O-(1″,6″-O-β-L-吡喃鼠李)-β-吡喃葡萄糖苷（clematin）；木脂素成分，如 armandiside、liriodendrin、(+)pinoresinol 4,4′-O-bis-β-D-glucopyranoside、(+) pinoresinol 4′-O-β-D-glucopyranoside、(+) syringaresinol 4′-O-β-D-glucopyranoside、(+) lariciresinol 4,4′-O-bis-β-D-gluco-pyranoside、(+) lariciresinol 4-O-β-D-glucopyra-noside、(+) lariciresinol 4′-O-β-D-glucopyra-noside、salvadoraside 等；此外还含豆甾醇（stigmasterol）、胡萝卜苷（daucosterol）、阿魏酸（ferulic acid）、β-谷甾醇（β-sitosterol）、2，7-二甲氧基-5-甲基色原酮（2，7-dimethoxy-5-methylchromone）、正二十二烷酸（docosanoic acid）等。

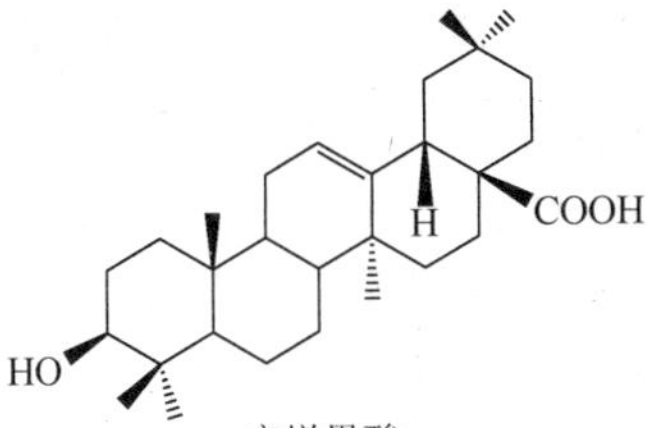

齐墩果酸

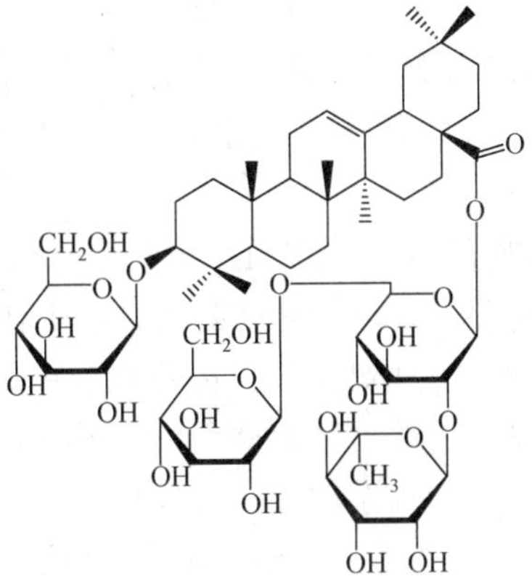

绣球藤皂苷A

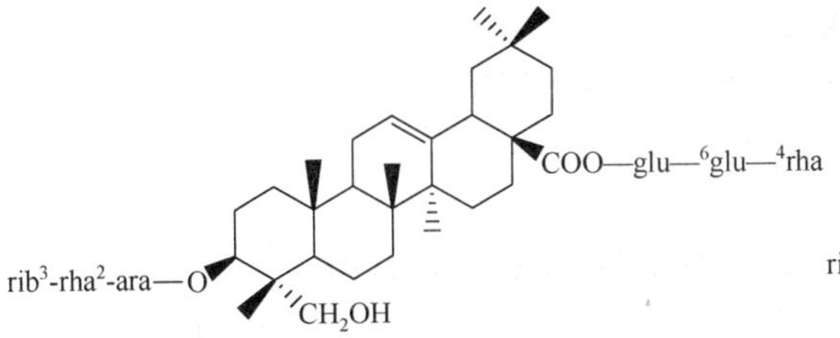

绣球藤皂苷B

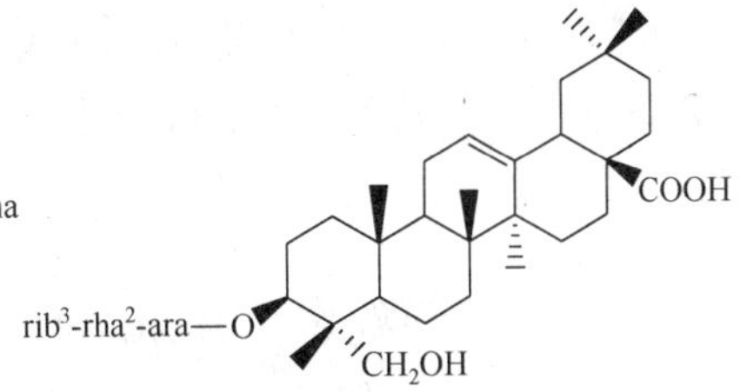

绣球藤皂苷C

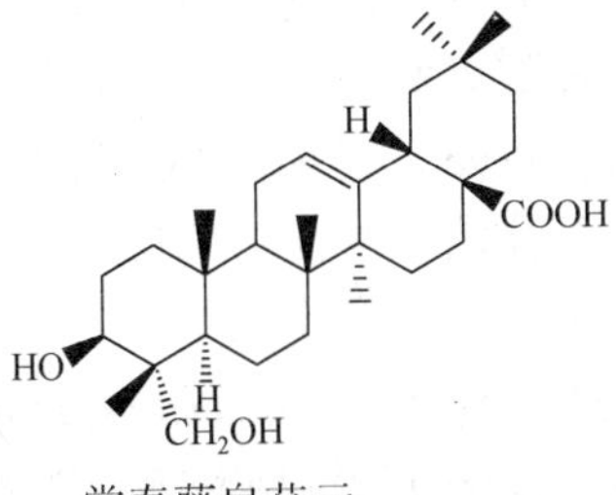

常春藤皂苷元

【理化鉴定】 取本品粉末 0.5g，加乙醇 25ml，加热回流 1h，滤过，滤液蒸干，残渣加甲醇 5ml 使溶解，作为供试品溶液。另取川木通对照药材 0.5g，同法制成对照药材溶液。吸取上述两种溶液各 15μl，分别点于同一硅胶 G 薄层板上，使成条状，以石油醚

（60～90℃）-甲酸乙酯-甲酸（6：2：0.1）为展开剂，展开，取出，晾干，喷以 10%硫酸乙醇溶液，在 105℃加热至斑点显色清晰，务别置日光和紫外线灯（365nm）下检视。供试品色谱中，在与对照药材色谱相应的位置上，显相同颜色的斑点或荧光斑点。

【药理作用】

（1）利尿　　家兔静脉注射川木通水提醇沉剂呈显著的利尿作用，大鼠灌胃川木通水煎液 20g 生药/kg 体重的利尿作用与氢氯噻嗪 0.25g/kg 体重作用相似，能促进尿中钾、钠、氯离子的排出。

（2）抗菌　　川木通对金黄色葡萄球菌、大肠杆菌、绿脓假单胞菌和变形杆菌等具有一定的抑制作用。

（3）抗炎　　灌胃给药，小木通对蛋清所致小鼠足肿胀有明显抑制作用；绣球藤对蛋清、角叉菜胶所致小鼠足肿胀有明显抑制作用。

【功效】　　性寒，味苦。利尿通淋，清心除烦，通经下乳。用于淋证，水肿，心烦尿赤，口舌生疮，经闭乳少，湿热痹痛。用量 3～6g。制剂有鼻渊舒口服液、鼻窦炎口服液。

【附注】　　关木通：马兜铃科植物东北马兜铃（*Aristolochia manshuriensis* Kom.）的干燥藤茎。主产于东北各省，以吉林产量最大。呈长圆柱形，直径 1～6cm，表面黄色或棕黄色，有浅纵沟及棕褐色残余粗皮的斑点，节部稍膨大，有一明显枝痕。皮层木质部结合紧密，两者间有深色的中柱鞘纤维，导管整齐环状排列，有次生射线，髓部明显。气微，摩擦残余粗皮有樟脑样臭，味苦。显微特征：薄壁细胞中含有细小的淀粉粒及草酸钙簇晶。含马兜铃酸 A、B、D（aristolochic acid-A、B、D）、马兜铃次酸（aristolic acid）、马兜铃苷（aristoloside）、马兜铃内酰胺（aristololactam）、青木香酸（debilic acid）、木兰花碱（magnoflorine）、齐墩果酸（oleanolic acid）等。功效与川木通类同。曾作木通药用，但因含肾毒性成分马兜铃酸，可导致严重肾衰并具有致癌的作用，2005 年版《中国药典》已取消其药用标准，不得再作药用。

沉香　Aquilariae Lignum Resinatum

本品为瑞香科植物白木香 [*Aquilaria sinensis*（Lour.）Gilg] 含有树脂的木材。习称国产沉香、土沉香，分布于广东、海南、广西、福建、台湾、云南等省，主产区为广东省电白、陆丰、陆河、鹤山、惠东等地，主要为栽培品。本品呈不规则块、片状或盔帽状，有的为小碎块。表面凹凸不平，有刀痕，偶有孔洞，可见黑褐色树脂与黄白色木部相间的斑纹，孔洞及凹窝表面多呈朽木状。质较坚实，大多不沉于水，断面刺状。气芳香，味苦。含挥发油约 0.8%，其主要成分为白木香醛（baimuxinal）、白木香酸（baimuxianic acid）、沉香螺醇（agarospirol）。尚含色酮类成分，如 6-羟基-2-[2-（4′-甲氧基苯乙基）]色酮、6-羟基-2-（2-苯乙基）色酮、6,8-二羟基-2-[2-（3′-甲氧基-4′-羟基苯乙基)]色原酮、6-羟基-2-[2-（3′-甲氧基-4′-羟基苯乙基）]色原酮等；还含有苄基丙酮、对甲氧基苄基丙酮、羟基何帕酮、常春藤皂苷元等。本品性微温，味辛、苦。能行气止痛，温中止呕，纳气平喘。用于胸腹胀闷疼痛，胃寒呕吐呃逆，肾虚气逆喘急。用量 1～5g。本品水煎液能抑制体外豚鼠回肠的自主收缩，并能对抗组胺、乙酰胆碱引起的痉挛性收缩；此外还有镇痛、镇静、止喘、抗菌、降压等作用。

鸡血藤 Spatholobi Caulis

本品为豆科植物密花豆（*Spatholobus suberectus* Dunn）的干燥藤茎。主产于广西武鸣、宁明、邕宁、平南、荔浦、柳州、百色、梧州等地，福建华安、南靖、漳浦、诏安等地，此外，广东、云南、江西、贵州等省亦产。本品为椭圆形、长矩圆形或不规则的斜切片，厚 0.3～1cm。栓皮灰棕色，有的可见灰白色斑，栓皮脱落处显红棕色。质坚硬。切面木部红棕色或棕色，导管孔多数；韧皮部有树脂状分泌物呈红棕色至黑棕色，与木部相间排列呈 3～8 个偏心性半圆形环；髓部偏向一侧。气微，味涩。主要含黄酮类成分，如密花豆素（suberect）、3-羟基-9-甲氧基紫檀烷（medicarpin）、芒柄花素（formononetin）、芒柄花素钠（formononetin sodium）、7，4'-二羟基-3'-甲氧基异黄酮（7，4'-dihydroxy-3'-methoxyisoflavone）、原儿茶酸（protocatechuic acid）、表儿茶素（epicatechin）、儿茶素（catechin）、没食子儿茶素（gallocatechin）等；此外还含有三萜类成分表木栓醇（epi-friedelan-3β-ol），甾醇类成分 β-谷甾醇（β-sitosterol）、胡萝卜苷（daueosterol），蒽醌类成分大黄素甲醚（physcion）、大黄酚（chrysophanol）、大黄素（emodin），挥发性成分 α-红没药醇（α-bisabolol）等。本品性温，味苦、甘。能补血，活血，通络。用于月经不调，血虚萎黄，麻木瘫痪，风湿痹痛。用量 9～15g。鸡血藤总黄酮具有抗贫血作用，其作用机制可能与促进机体分泌白细胞介素-3、调节促红细胞生成素水平，促进红细胞造血有关；鸡血藤黄酮类组分具有直接抗肿瘤作用，细胞周期阻滞是其药效作用机制之一，该组分无骨髓抑制作用，对红细胞生成有一定促进作用；此外还有抗血小板聚集、抗炎、抗心律失常、扩张血管、抗早孕、镇静、抗病毒、抗动脉粥样硬化、抗氧化等作用。

钩藤 Uncariae Ramulus Cum Uncis

本品为茜草科植物钩藤 [*Uncaria rhynchophylla*（Miq.）Miq. ex Havil.]、大叶钩藤（*U. macrophylla* Wall.）、毛钩藤（*U. hirsuta* Havil.）、华钩藤 [*U. sinensis*（Oliv.）Havil.] 或无柄果钩藤（*U. sessilifructus* Roxb.）的干燥带钩茎枝。主产于广西、云南、广东、四川、贵州、江西、湖南、湖北、海南等省，以广西产量大。本品茎枝呈圆柱形或类方柱形，长 2～3cm，直径 0.2～0.5cm。表面红棕色至紫红色者具细纵纹，光滑无毛；黄绿色至灰褐色者有的可见白色点状皮孔，被黄褐色柔毛。多数枝节上对生两个向下弯曲的钩（不育花序梗），或仅一侧有钩，另一侧为突起的疤痕；钩略扁或稍圆，先端细尖，基部较阔；钩基部的枝上可见叶柄脱落后的窝点状痕迹和环状的托叶痕。质坚韧，断面黄棕色，皮部纤维性，髓部黄白色或中空。气微，味淡。含吲哚类生物碱约 0.2%，其中主要含钩藤碱（rhynchophylline），占总碱的 28%～50%，异钩藤碱（isorhynchophylline）约占总碱的 15%，以及去氢钩藤碱（corynoxeine）、异去氢钩藤碱（isocorynoxeine）等；

还含有表儿茶素（epicahechin）、金丝桃苷（hyperin）等酚性成分，钩藤苷元 A、B、C、D 及常春藤苷元等三萜成分。本品性凉，味甘。能清热平肝，息风定惊。用于头痛眩晕、感冒夹惊、惊痫抽搐、妊娠子痫、高血压。用量 3～12g，入煎剂后下。钩藤、钩藤总碱及钩藤碱、异钩藤碱对麻醉或不麻醉动物、正常动物或高血压动物，不论静脉注射或灌胃给药均有明显的降压作用，且无快速耐受现象；钩藤对小鼠有明显的镇静作用而无催眠作用；此外还有抗惊厥、抗心律失常、抗血小板聚集、抗血栓、抗脑缺血再灌注损伤、抗癫痫、平喘、抗癌等作用。

苏木　Sappan Lignum

本品为豆科植物苏木（*Caesalpinia sappan* L.）的干燥心材。主产于广西百色、隆安、龙津等地，云南景东、元江、麻栗坡、马关、丽江，以广西百色产品为道地药材，此外广东、台湾、海南、四川、福建、贵州等地亦产；国外主产于印度、马来西亚、泰国等地。本品呈长圆柱形或对剖半圆柱形，长 10～100cm，直径 3～12cm。表面黄红色至棕红色，具刀削痕，常见纵向裂缝。质坚硬。断面略具光泽，年轮明显，有的可见暗棕色、质松、带亮星的髓部。气微，味微涩。主要含酚性成分，其中巴西苏木素（brasilin）约2%，在空气中易氧化成红色的巴西苏木素氧化物（brasilein）和苏木酚（sappnin）；另含挥发油，油中主成分为 d-水芹烯（d-α-phenllandrene）、罗勒烯（ocimene）等；还含芳香化合物、三萜等。本品性平，味甘、咸。能行血祛瘀，消肿止痛。用于经闭痛经，产后瘀阻，胸腹刺痛，外伤肿痛。用量 3～9g。苏木具有明显的免疫抑制作用，作用强于雷公藤，其毒性作用远较雷公藤低；苏木提取物在体内、外试验中，具有药物浓度依赖性抑制肿瘤细胞生长的活性，氧化苏木素通过抑制拓扑异构酶产生抗肿瘤活性可能是苏木抗肿瘤作用的主要机制之一；此外还有抗氧化、抗心脏移植排斥反应、降血糖等作用。

降香　Dalbergiae Odoriferae Lignum

本品为豆科植物降香檀（*Dalbergia odorifera* T. Chen）树干和根的干燥心材。主产于海南省白沙、东方、乐东、崖县等地，此外广东、广西、福建、云南等省亦产。本品呈类圆柱形或不规则块状。表面紫红色或红褐色，切面有致密的纹理。质硬，有油性。气微香，味微苦。含挥发油和黄酮类化合物。挥发油中有橙花叔醇（nerolidol）、反式橙花叔醇[(trans)-nerolidol]等；黄酮类化合物有芒柄花素（formononetin）、木犀草素（luteolin）、异甘草素（isoliquiritigenin）、柚皮素（naringenin）、鹰嘴豆芽素 A（biochanin A）、生松素（pinocembrin）、麦地卡品（medicapin）、紫苜蓿酮（sativanone）等。本品性温，味辛。能行气活血，止痛，止血。用于脘腹疼痛，肝郁胁痛，胸痹刺痛，跌扑损伤，外伤出血。用量 9～15g，入煎剂后下，外用适量。降香提取物可缩短家兔血浆"再钙化时间"，具有抑制凝集的作用，大致与前列腺素（PG）生物合成抑制作用成正比；此外还有抗氧化、抗炎、镇静、镇痛、抗癌、降血糖、降血压、降血脂等作用。

第二节　皮　类　生　药

皮（Cortex）类生药主要是指来源于裸子植物或被子植物（其中主要是双子叶植物）的茎干形成层以外的部分，通常称为"树皮"。有的皮类生药已刮去外皮而以"内皮"（主为韧皮部）入药。药用部位以干皮、枝皮较多，如黄柏、肉桂、杜仲等；根皮较少，如牡丹皮、地骨皮等。

一、性状鉴定

皮类生药因所采部位、厚度及加工方法的不同，形状可呈板片状、卷片状、槽状、筒状或双筒状等。外表面较粗糙，有纵横裂纹，并有不同形状、颜色、大小、分布密度的皮孔，有时栓皮呈鳞片状剥落，有的干皮附着灰白色地衣斑块，有的着生钉刺或毛刺，若外皮已刮去则较平滑。内表面一般平滑，颜色较深，常可见纵向细纹理（纤维束）或网状皱纹。皮类生药有的易折断，有的不易折断，这与皮的厚薄及有无纤维层有关。折断面有的平坦或呈颗粒状（示有石细胞群），有的呈纤维状或裂片状，且可层层撕离（示有纤维层），也有折断时有胶质丝状物相连或有粉尘。

二、显微鉴定

（一）组织构造

皮类生药通常包括木栓组织、皮层和韧皮部。注意木栓细胞的层数、颜色、细胞壁的增厚程度等；皮层及韧皮部往往有厚壁组织存在，应注意纤维和石细胞的形状、大小、壁的厚度、排列形式等。皮类生药常有树脂道、油细胞、乳汁管等分泌组织及草酸钙结晶。多数皮类生药含淀粉粒，但较微小。

（二）粉末特征

皮类生药粉末一般不应有木质部的组织，常有木栓细胞、纤维、石细胞、分泌组织及草酸钙结晶等。

厚朴　**Magnoliae Officinalis Cortex**

（英）**Magnolia Bark**

【来源】　为木兰科植物厚朴（*Magnolia officinalis* Rehd. et Wils.）或凹叶厚朴（*M. officinalis* Rehd. et Wils. var. *biloba* Rehd. et Wils.）的干燥干皮、根皮及枝皮。

【植物形态】

（1）厚朴　落叶乔木，树皮厚，紫褐色。叶互生，革质，倒卵形或倒卵状椭圆形，先端钝圆或短尖，全缘或略波状。花单生于幼枝顶端，白色，芳香，直径约15cm，花被

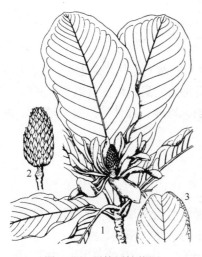

图 10-5　厚朴原植物图

1. 花枝；2. 聚合蓇葖果；3. 凹叶厚朴叶的上部

片 9～12；雄蕊及雌蕊各多数，螺旋状排列于延长的花托上。蓇葖聚合果椭圆状卵形，木质，长约 12cm。花期 4～5 月，果期 9～10 月。

（2）凹叶厚朴　　与厚朴极相似，仅叶片先端凹陷，形成 2 圆裂，裂深 2～3.5cm，但幼苗之叶先端钝圆，并不凹缺（图 10-5）。

【采制】　4～6 月剥取，根皮及枝皮直接阴干；干皮置沸水中微煮后，堆置阴湿处，"发汗"至内表面变紫褐色或棕褐色时，蒸软，取出，卷成筒状，干燥。

【产地】　本品主产于四川都江堰、广元、雅安，重庆万州、涪陵，陕西汉中、安康，浙江丽水、衢州，福建南平、福安，湖北恩施、宜昌、利川、蕲春及湖南永州、郴州、安化、衡阳等地。此外，江西、广西、广东、云南、贵州、安徽、甘肃等地亦产。通常将四川、重庆、湖北、陕西等地产品称为"川朴"，其产量大，质量优，又称"紫油厚朴"；浙江、福建产品称"温朴"。

【性状】

（1）干皮　　呈卷筒状或双卷筒状，长 30～35cm，厚 0.2～0.7cm，习称"筒朴"；近根部的干皮一端展开如喇叭口，长 13～25cm，厚 0.3～0.8cm，习称"靴筒朴"。外表面灰棕色或灰褐色，粗糙，有时呈鳞片状，较易剥落，有明显椭圆形皮孔和纵皱纹，刮去粗皮者显黄棕色。内表面紫棕色或深紫褐色，较平滑，具细密纵纹，划之显油痕。质坚硬，不易折断，断面颗粒性，外层灰棕色，内层紫褐色或棕色，有油性，有的可见多数小亮星。气香，味辛辣、微苦（图 10-6）。

（2）根皮　　又称根朴。呈单筒状或不规则块片；有的弯曲似鸡肠，习称"鸡肠朴"。质硬，较易折断，断面纤维性。

（3）枝皮　　又称枝朴。呈单筒状，长 10～20cm，厚 0.1～0.2cm。质脆，易折断，断面纤维性。

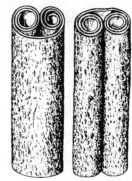

图 10-6　厚朴（干皮）外形图

【显微特征】

（1）横切面

1）厚朴：木栓细胞 10 余列，细胞壁微木化，有的可见落皮层；栓内层为 2～4 列石细胞。皮层散有多数石细胞群，有的石细胞呈分枝状，层纹清晰可见；油细胞椭圆形，散在，壁木化，内含油状物。韧皮部射线宽 1～3 列细胞；纤维多数个成束；亦有油细胞散在（图 10-7）。

2）凹叶厚朴：与厚朴相似，但落皮层较薄；木栓层细胞壁木化；栓内层石细胞环由

4～7列石细胞组成；皮层石细胞分布较少，层纹隐约可见。

（2）粉末

1）厚朴：棕色。纤维甚多，直径15～32μm，壁甚厚，有的呈波浪形或一边呈锯齿状，木化，孔沟不明显；石细胞较多，类方形、椭圆形、卵圆形或不规则分枝状，直径11～65μm，有时可见层纹；油细胞椭圆形或类圆形，直径50～85μm，含黄棕色油状物；木栓细胞表面观呈多角形，壁薄微弯曲，直径23～50μm；此外，可见筛管分子、薄壁细胞、草酸钙方晶等（图10-8）。

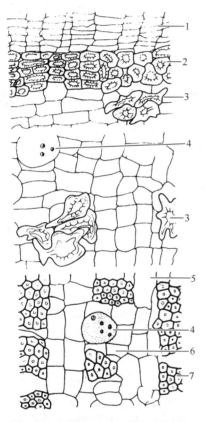

图 10-7　厚朴（干皮）横切面详图

1. 木栓层；2. 栓内层（石细胞层）；3. 石细胞；
4. 油细胞；5. 韧皮射线；6. 韧皮部；7. 纤维束

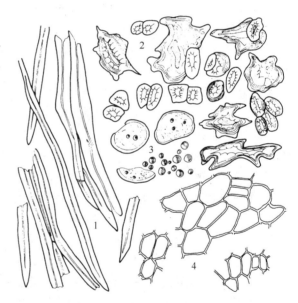

图 10-8　厚朴粉末图

1. 纤维；2. 石细胞；3. 油细胞；4. 木栓细胞

2）凹叶厚朴：与厚朴的主要区别为分枝状石细胞长约至326μm。纤维边缘锯齿状者较易见。木栓细胞壁菲薄而平直，常多层重叠。油细胞较少见，直径约至100μm。

【化学成分】　含挥发油约1%，油中包括30种成分，主要含β-桉油醇（β-eudesmol）、荜澄茄醇（cadinol）、对聚伞花素（p-cymene）等；其次含木脂素类成分厚朴酚（magnolol）、和厚朴酚（honokiol）、四氢厚朴酚（tetrahydromagnolol）、异厚朴酚（isomagnolol）等。此外，尚含木兰箭毒碱（magnocurarine）、木兰碱（magnoflorine）、柳叶木兰碱（salicifoline）等生物碱、皂苷、鞣质及微量烟酸等。

β-桉油醇　　　　　　　　　　　木兰箭毒碱

厚朴酚　　　R_1=OH　　R_2=H
和厚朴酚　　R_1=H　　　R_2=OH

【理化鉴定】　薄层色谱（厚朴酚与和厚朴酚）：取粉末 0.5g，加甲醇 5ml，密塞，振摇 30min，滤过，取滤液；另取厚朴酚与和厚朴酚溶液为对照品溶液。吸取上述溶液各 5μl，分别点于同一硅胶 G 板，以甲苯-甲醇（17∶1）展开，喷以 1%香草醛硫酸溶液，在 100℃加热至斑点显色清晰。供试品色谱在与对照品色谱相应的位置上，显相同颜色的荧光斑点。

【含量测定】　2010 年版《中国药典》规定，照高效液相色谱法测定，本品（以干燥品计算）含厚朴酚与和厚朴酚的总量不得少于 2.0%。

【药理作用】

（1）肌肉松弛　厚朴酚与和厚朴酚具有特殊而持久的肌肉松弛作用，木兰箭毒碱能使运动神经末梢麻痹，引起全身松弛性麻痹现象。

（2）中枢抑制　厚朴的乙醚浸膏及厚朴酚、异厚朴酚均有中枢抑制作用。

（3）调节平滑肌　厚朴煎剂对兔离体肠管及支气管平滑肌均有兴奋作用；对小鼠及豚鼠体外肠管，小剂量时兴奋，大剂量时抑制。

（4）抗溃疡　厚朴酚与和厚朴酚对 Shay's 幽门结扎型及水浸应激性胃溃疡均有抑制作用，并对组胺所致十二指肠痉挛也有一定的抑制作用。

（5）抗菌　厚朴煎剂有广谱抗菌作用，特别对变形链球菌有高效快速杀菌作用。

（6）其他　尚有降血压、抗炎、镇痛、抗肿瘤、抗病毒、抗焦虑、抗忧郁、抗氧化、脑保护等作用。

【功效】　性温，味苦、辛。能燥湿消痰，下气除满。用于湿滞伤中，脘痞吐泻，食积气滞，腹胀便秘，痰饮喘咳。用量 3～10g。制剂有藿香正气水、麻仁丸、香砂养胃丸等。

黄柏　Phellodendri Chinesis Cortex

（英）Corktree Bark

【来源】　为芸香科植物黄皮树（*Phellodendron chinense* Schneid.）的干燥树皮。

【植物形态】　乔木，高 10～12m。树皮暗灰棕色，木栓层薄。小枝常红棕色或紫棕色，光滑无毛。奇数羽状复叶对生，小叶 7～15 片，长圆状披针形至长圆状卵形，上面仅中脉密被短毛，下面密被长柔毛。雌雄异株，圆锥花序顶生，花黄绿色小而多。浆果状核果球形，直径 1～1.2cm，成熟后紫黑色。花期 5～6 月，果熟期 9～10 月（图 10-9）。

【采制】　常在 3～6 月间剥取树皮。选 10 年以上的树，轮流相间剥取，晒至半干，压平，刮净外层栓皮至露出黄色内皮，刷净晒干。

【产地】　主产于四川荥经、洪雅、大邑、广元、达州、沐川，重庆南川、武隆、丰都、万州，贵州毕节、遵义、安顺、兴义，陕西凤县、洋县、洛南、安康、紫阳，湖北竹溪、崇阳及云南维西、大理等地；此外，湖南、甘肃、广西等省亦产。以四川、贵州产量大，质量佳，习称"川黄柏"。

【性状】　呈板片状或浅槽状，长宽不一，厚 1～6mm。外表面黄褐色或黄棕色，平坦或具纵沟纹，有的可见皮孔痕及残存的灰褐色粗皮；内表面暗黄色或淡棕色，具细密的纵棱纹。体轻，质硬，断面纤维性，呈裂片状分层，深黄色。气微，味极苦，嚼之有黏性，可使唾液染成黄色（图 10-10）。

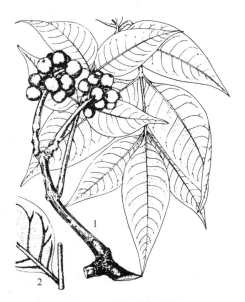

图 10-9　黄柏原植物图

1. 果枝；2. 叶片下部

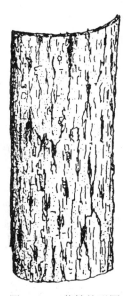

图 10-10　黄柏外形图

【显微特征】

（1）横切面　　残存的木栓层由长方形细胞组成，内含棕色物质，木栓形成层明显。皮层宽广，散有多数纤维群及石细胞群，石细胞大多分枝状，壁甚厚，层纹明显。韧皮部宽阔，韧皮纤维束断续排列成环，并形成晶纤维；韧皮部外侧也分布有较多的石细胞。射线宽 2～4 列细胞，常弯曲而细长。薄壁细胞中含有细小的淀粉粒和草酸钙方晶，黏液细胞随处可见（图 10-11）。

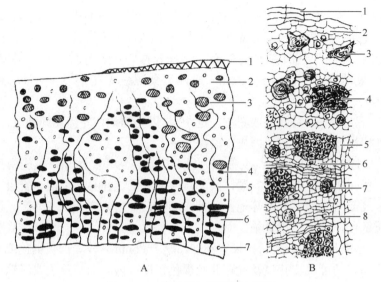

图 10-11　黄柏横切面简图和详图

A. 简图；B. 详图

1. 木栓层；2. 皮层；3. 石细胞；4. 纤维束；5. 韧皮射线；6. 韧皮部；7. 黏液细胞；8. 草酸钙方晶

（2）粉末　　鲜黄色。

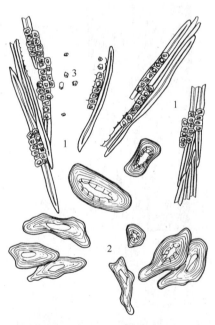

图 10-12　黄柏粉末图

1. 晶纤维；2. 石细胞；3. 草酸钙方晶

1）纤维鲜黄色，直径 16～38μm，常成束，周围细胞含草酸钙方晶，形成晶纤维；含晶细胞壁木化增厚。

2）石细胞鲜黄色，类圆形或，直径 35～128μm，有的呈分枝状，枝端锐尖，壁厚，层纹明显；有的可见大型纤维状的石细胞，长可达 900μm。

3）草酸钙方晶众多。

4）此外，可见黏液细胞、淀粉粒、木栓细胞、筛管分子等（图 10-12）。

【化学成分】　含多种生物碱，主要为小檗碱（berberine），达 4%～8%，以及黄柏碱（phellodendrine）、木兰碱（magnoflorine）、药根碱（jatrorrhizine）、巴马汀（palmatine）、白栝楼碱（candicine）、掌叶防己碱（palmatine，棕榈碱）、蝙蝠葛碱（menisperine）等；还有黄柏内酯（obaculactone）、黄柏酮（obacunone）等柠檬苦素类，其中黄柏内酯是黄柏的主要苦味成分；另含黄酮类化合物、挥发性成分、甾醇、黏液质等。

【理化鉴定】

（1）薄层色谱（对照药材、盐酸黄柏碱）　　取本品粉末 0.2g，加 1%醋酸甲醇溶液 40ml，于 60℃超声处理 20min，滤过，滤液浓缩至 2ml，作为供试品溶液。另取黄柏对照药材 0.1g，加 1%醋酸甲醇 20ml，同法制成对照药材溶液。再取盐酸黄柏碱对照品，加甲醇制成每 lml 含 0.5mg 的溶液，作为对照品溶液。吸取上述三种溶液各 3～5μl，分别点于同一硅胶 G 薄层板上，以三氯甲烷-甲醇-水（30∶15∶4）的下层溶液为展开剂，置氨蒸气饱和的展开缸内，展开，取出，晾干，喷以稀碘化铋钾试液。供试品色谱中，在与对照药材色谱和对照品色谱相应的位置上，显相同颜色的斑点。

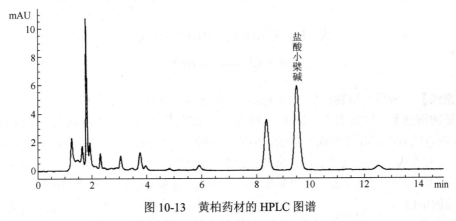

黄柏碱　　　　　　　　　　　　白栝楼碱

黄柏内酯　　　　　　　　　　　黄柏酮

（2）高效液相色谱法测定小檗碱含量　　　取粉末约 0.1g，加流动相 80ml，超声处理 40min，放冷，用流动相定容至 100ml。用盐酸小檗碱作对照成分。色谱条件：十八烷基硅烷键合硅胶为填充剂；流动相为乙腈-0.1%磷酸溶液（50∶50）（含 0.1%十二烷基磺酸钠），检测波长为 265nm，流速 1.0ml/min，柱温 25℃。分别吸取对照品溶液与供试品溶液各 5μl，注入液相色谱仪，测定，即得（图 10-13）。

图 10-13　黄柏药材的 HPLC 图谱

（3）高效液相色谱法测定黄柏碱含量　　　取粉末约 0.5g，加流动相 25ml，称定重量，超声处理 30min，放冷，再称定重量，用流动相补足减失的重量。用盐酸黄柏碱作对照成分。色谱条件：十八烷基硅烷键合硅胶为填充剂；流动相为乙腈-0.1%磷酸溶液（36∶

64）（含 0.1%十二烷基磺酸钠），检测波长为 284nm，流速 1.0ml/min，柱温 25℃。分别吸取对照品溶液与供试品溶液各 5μl，注入液相色谱仪，测定，即得。

【含量测定】　2010 年版《中国药典》规定，照高效液相色谱法测定，本品（以干燥品计算）含小檗碱以盐酸小檗碱不得少于 3.0%，含黄柏碱以盐酸黄柏碱计，不得少于 0.34%。

【药理作用】

（1）抗病原微生物　　黄柏及其复方具有较广泛的抗病原微生物作用。

（2）降压　　黄柏对麻醉动物静脉注射或腹腔注射，可产生显著而持久的中枢性降压作用。

（3）抗溃疡　　黄柏的 50%甲醇提取物对大鼠盐酸-乙醇溃疡有显著的抑制作用。

（4）抑制中枢神经系统　　黄柏碱对中枢神经系统有抑制作用，小鼠的自发活动、各种反射均受到抑制。

（5）其他　　此外还有抗心律失常、免疫抑制、抗肿瘤、抗炎、解热、降血糖、抗痛风等作用。

【功效】　性寒，味苦。能清热燥湿，泻火除蒸，解毒疗疮。用于湿热泻痢，黄疸，带下，热淋，脚气，痿躄，骨蒸劳热，盗汗，遗精，疮疡肿毒，湿疹瘙痒。盐黄柏滋阴降火。用于阴虚火旺，盗汗，骨蒸。用量 3～12g，外用适量。制剂有知柏地黄丸、二妙丸、白带丸等。

【附注】　关黄柏：芸香科植物黄檗（*Phellodendron amurense* Rupr.）的干燥树皮。主产于辽宁盖平、岫岩、海城，吉林敦化、通化、桦甸，河北张北、蔚县、承德，以辽宁产量大。呈板片状或浅槽状，长宽不一，厚 2～4mm。外表面黄绿色或淡棕黄色，较平坦，有不规则的纵裂纹，皮孔痕小而少见，偶有灰白色的粗皮残留；内表面黄色或黄棕色。体轻，质较硬，断面纤维性，有的呈裂片状分层，鲜黄色或黄绿色。气微，味极苦，嚼之有黏性。2010 年版《中国药典》规定，照高效液相色谱法测定，本品（以干燥品计算）含盐酸小檗碱不得少于 0.60%，盐酸巴马汀不得少于 0.30%。功效同黄柏。

肉桂　Cinnamomi Cortex

（英）Cinnamon Bark

【来源】　为樟科植物肉桂（*Cinnamomum cassia* Presl）的干燥树皮。

【植物形态】　常绿乔木，高 12～17 米，全株有芳香气。树皮灰褐色，幼枝多有四棱，被灰黄色茸毛。叶互生或近对生，革质，长椭圆形至披针形，先端短尖，基部楔形，上面光滑有光泽，下面疏被毛，具离基三出脉。圆锥花序腋生；花小，白色，花被片 6；能育雄蕊 9，3 轮；子房卵形。浆果紫黑色，椭圆形。花期 6～8 月，果期 10 月至次年 2～3 月（图 10-14）。

【采制】　由于采收年限和加工方法的不同，因而商品品种较多，如"官桂"，剥取栽培 5～6 年的树皮和枝皮，晒 1～2d 后，卷成圆筒状，阴干即成；"企边桂"，剥取 10 年生以上的干皮，将两端削成斜面，夹在木制的凹凸板中晒干；"板桂"，剥取 30～40 年生的干皮，同上法晒至九成干时取出，纵横堆叠，加压，干燥；"桂心"，桂皮加工过程中留下来的边条，去掉外皮晒干；"桂碎"，为在桂皮加工过程中的碎块。以上品种中，以"企边桂"最优。通常每年分两期采收，第一期于4～5月间，容易剥取，但质量稍次；第二期于9～10月间，不易剥皮，但加工的产品质量较好，以第二期产量大，香气浓，质量佳。目前，《中国药典》简化加工方法，只载"多于秋季剥取，阴干"。

【产地】　主产广西梧州、玉林、贵港、百色、防城港、贺州，广东德庆、高要、信宜，云南西双版纳、河口、屏边，福建漳州、晋江、宁德、莆田、龙岩及海南兴隆、屯昌等地；此外，贵州、四川、湖南、浙江、江西、台湾等省也有少量种植，以广西产量最大。国外产于越南、斯里兰卡、柬埔寨、印度、老挝、缅甸和印尼等国，其中越南为主产地，以越南产的"交趾桂"最佳，称为道地药材。

【性状】　呈槽状或卷筒状，长30～40cm，宽或直径3～10cm，厚0.2～0.8cm。外表面灰棕色，稍粗糙，有不规则的细纵纹及横向突起的皮孔，有的可见灰白色的斑纹；内表面红棕色，略平坦，有细纵纹，划之显油痕。质硬而脆，易折断，断面不平坦，外层棕色而较粗糙，内层红棕色而油润，两层间有1条黄棕色的线纹。气香浓烈，味甜、辣（图10-15）。

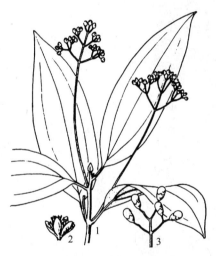

图10-14　肉桂原植物图

1. 植株；2. 花；3. 果序

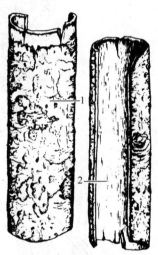

图10-15　肉桂（树皮）外形图

1. 外表面；2. 内表面

【显微特征】

（1）横切面　木栓细胞数列，最内层细胞外壁增厚，木化。皮层散有石细胞及分泌细胞。中柱鞘部位有石细胞群，断续排列成环，外侧伴有纤维束，石细胞通常外壁较薄。韧皮部射线宽1～2列细胞，含细小草酸钙针晶；纤维常2～3个成束；油细胞随处可见。薄壁细胞含淀粉粒（图10-16）。

（2）粉末　红棕色。纤维大多单个散在，长梭形，长195～920μm，直径约至50μm，壁厚，木化，纹孔不明显；石细胞类方形或类圆形，直径32～88μm，壁厚，有的一面菲薄；油细胞类圆形或长圆形，直径45～108μm；草酸钙针晶细小，散在于射线细胞中；木栓细胞多角形，含红棕色物；淀粉粒多为单粒，较小，偶有2～4复粒（图10-17）。

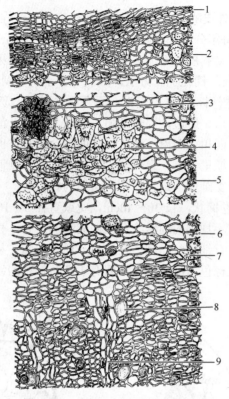

图 10-16 肉桂（树皮）横切面详图

1. 木栓层；2. 皮层；3. 纤维束；4. 石细胞带；5. 淀粉粒；6. 韧皮部；7. 草酸钙方晶；8. 油细胞；9. 射线

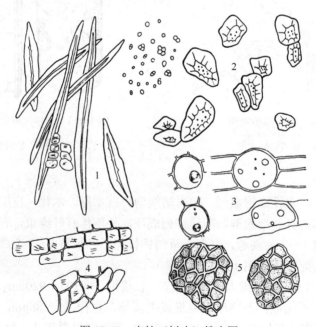

图 10-17 肉桂（树皮）粉末图

1. 纤维；2. 石细胞；3. 油细胞；4. 草酸钙针晶；5. 木栓细胞；6. 淀粉粒

【化学成分】　含挥发油 1%～2%,油中主要成分为桂皮醛(cinnamyl aldehyde)占 50%～95%,并含少量桂皮醇乙酸酯（cinnamyl acetate）、桂皮酸（cinnamic acid）、桂皮醇（cinnamyl alcohol）、香豆素（coumarin）、苯丙醇乙酸酯（phenylpropyl acetate）、α-咕巴稀（α-copaene）、肉桂苷（cinnamoside）、桂皮苷（cassioside）等；此外尚含皂苷、黄酮类化合物等。

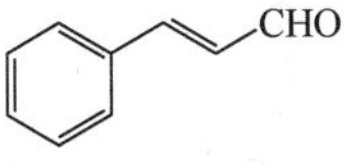

桂皮醛

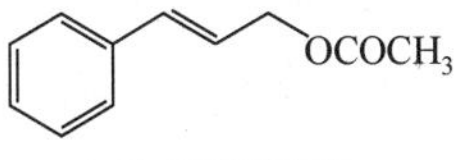

桂皮醇乙酸酯

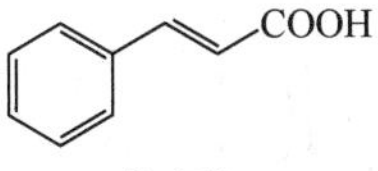

桂皮酸

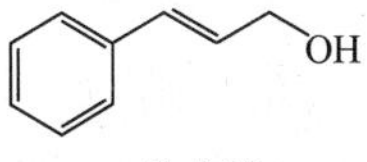

桂皮醇

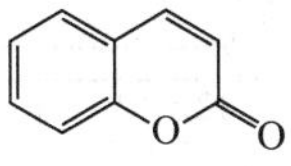

香豆素

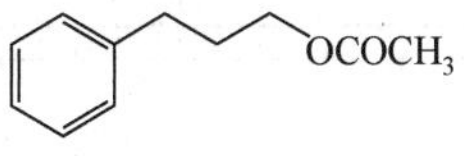

苯丙醇乙酸酯

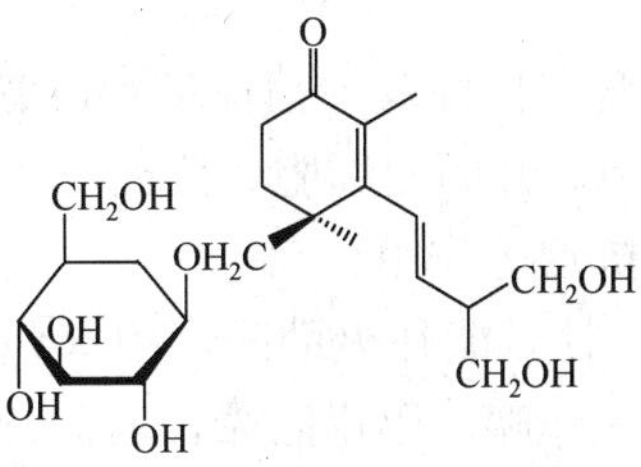

肉桂苷

【理化鉴定】

（1）薄层色谱（桂皮醛）　　取粉末 0.5g,加乙醇 10ml,冷浸 20min,时时振摇,滤过,滤液作为供试品溶液;另取桂皮醛溶液为对照品溶液。用硅胶 G 板,石油醚（60～90℃）-乙酸乙酯（17：3）展开,喷以二硝基苯肼乙醇试液。供试品色谱在与对照品色谱相应的位置上,显相同颜色的斑点。

（2）高效液相色谱法测定桂皮醛含量　　取粉末约 0.5g,精密加入甲醇 25ml,称定重量,超声处理 10min,放置过夜,再超声处理 10min,再称定重量,用甲醇补足减失的重量,摇匀,滤过,精密量取续滤液 1ml,用甲醇定容至 25ml。用桂皮醛作对照成分。色谱条件:十八烷基硅烷键合硅胶为填充剂;流动相为乙腈-水（38：72）,检测波长为290nm,流速 1.0ml/min,柱温 25℃。分别吸取对照品溶液与供试品溶液各 5μl,注入液相色谱仪,测定,即得（图 10-18）。

【含量测定】　　2010 年版《中国药典》规定,照挥发油测定法测定,本品含挥发油不得少于 1.2%（ml/g）;照高效液相色谱法测定,本品（以干燥品计算）含桂皮醛不得少于 1.5%。

【药理作用】

（1）抗溃疡　　对多种溃疡模型有显著保护作用,肉桂苷和桂皮苷是其主要有效成分。

（2）壮阳　　肉桂水提物及挥发油具有改善阳虚模型动物阳虚证的作用。

（3）解热镇痛　　用小鼠压尾法或腹腔注射乙酸扭体法表明桂皮醛有镇痛作用;桂

皮醛对小鼠正常体温及人工发热均有降温作用。

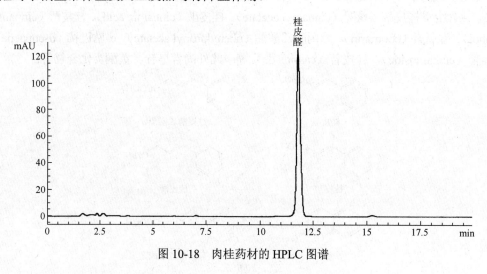

图 10-18　肉桂药材的 HPLC 图谱

（4）扩血管　　桂皮醛具有中枢性及末梢性扩张血管作用。

（5）其他　　此外还有抗菌、升高白细胞、抗炎、降血糖、抗肿瘤、降血脂、镇咳、祛痰、平喘、抗前列腺增生、抗疟等作用。

【功效】　　性大热，味辛、甘。能补火助阳，引火归原，散寒止痛，活血通脉。用于阳痿，宫冷，腰膝冷痛，肾虚作喘，阳虚眩晕，心腹冷痛，虚寒吐泻，寒疝，经闭，痛经。用量 1～5g。制剂有桂附理中丸、桂附地黄丸。

牡丹皮　Moutan Cortex

本品为毛茛科植物牡丹（*Paeonia suffruticosa* Andr.）的干燥根皮。主产于安徽、四川、重庆、湖南、山东、河南、甘肃、陕西、湖北、贵州等地，全国各地广为栽培，以安徽、四川产量最大，安徽的凤丹皮质量最佳。本品呈筒状或半筒状，有纵剖开的裂缝，略向内卷曲或张开，长 5～20cm，直径 0.5～1.2cm，厚 0.1～0.4cm。外表面灰褐色或黄褐色，有多数横长皮孔样突起及细根痕，栓皮脱落处粉红色；内表面淡灰黄色或浅棕色，有明显的细纵纹，常见发亮的结晶。质硬而脆，易折断，断面较平坦，淡粉红色，粉性。气芳香，味微苦而涩。本品含丹皮酚（paeonol）、去甲丹皮酚（resacetophenone）、没食子酸（gallic acid）、芍药苷（paeoniflorin）等；尚含黄酮类、有机酸、挥发油、无机元素等。本品性微寒，味苦、辛。能清热凉血，活血化瘀。用于热入营血，温毒发斑，吐血衄血，夜热早凉，无汗骨蒸，经闭痛经，痈肿疮毒，跌扑伤痛。用量 6～12g。牡丹皮具有抗炎、抗菌、降血压、抗惊厥、抗凝血、增强免疫功能、降血糖等作用。

杜仲　Eucommiae Cortex

本品为杜仲科植物杜仲（*Eucommia ulmoides* Oliv.）的干燥树皮。主产于贵州、四川、湖南、湖北、重庆、陕西、河南、云南等地，以贵州、四川产量大，质量佳。本品呈板片状或两边稍向内卷，大小不一，厚 3～7mm。外表面淡棕色或灰褐色，有明显的皱纹或纵裂槽纹，有的树皮较薄，未去粗皮，可见明显的皮孔。内表面暗紫色，光滑。质脆，易折断，断面有细密、银白色、富弹性的橡胶丝相连。气微，味稍苦。树皮含杜仲胶（gutta percha，属硬橡胶类）6～10%，根皮含 10～12%，树叶含 2%～4%；此外还含有松脂醇二葡萄糖苷（pinoresinol diglucoside）、丁香脂素二糖苷（syringaresinol diglucoside）等木脂素类化合物；桃叶珊瑚苷（aucubin）、京尼平苷（geniposide）、京尼平苷酸（geniposidic acid）等环烯醚萜类；此外还含槲皮素、山奈酚、绿原酸等。本品性温，味甘。能补肝肾，强筋骨，安胎。用于肾虚腰痛，筋骨无力，妊娠漏血，胎动不安，高血压。用量 6～10g。杜仲的各种制剂对狗、猫、兔等均有降压作用，炒用比生用作用更强；并有骨细胞增殖、增强免疫功能、抗衰老、抗肿瘤、抗 HIV、利尿等作用。

秦皮　Fraxini Cortex

本品为木犀科植物苦枥白蜡树（*Fraxinus rhynchophylla* Hance）、白蜡树（*F. chinensis* Roxb.）、尖叶白蜡树（*F. szaboana* Lingelsh.）或宿柱白蜡树（*F. stylosa* Lingelsh.）的干燥枝皮或干皮。苦枥白蜡树主产于辽宁抚顺、本溪、丹东等地，吉林浑江等地，习称"东北秦皮"或"辽宁秦皮"；白蜡树主产于四川峨眉、夹江等地，其药材在四川称之为"四川秦皮"；尖叶白蜡树与宿柱白蜡树主产于陕西渭南、华县、华阴、长武等地，前者药材称"陕西秦皮"，后者称"陕西白点秦皮"；目前秦皮的主流品种为苦枥白蜡树和尖叶白蜡树，白蜡树和宿柱白蜡树为次要品种。枝皮呈卷筒状或槽状，长 10～60cm，厚 1.5～3mm。外表面灰白色、灰棕色至黑棕色或相间呈斑状，平坦或稍粗糙，并有灰白色圆点状皮孔及细斜皱纹，有的具分枝痕。内表面黄白色或棕色，平滑。质硬而脆，断面纤维性，黄白色。气微，味苦。干皮为长条状块片，厚 3～6mm。外表面灰棕色，具龟裂状沟纹及红棕色圆形或横长的皮孔。质坚硬，断面纤维性较强。主要含香豆素类化合物，如秦皮甲素（aesculin）、秦皮乙素（aesculetin）、秦皮苷（fraxin）、秦皮素（fraxetin）等，总香豆素含量可达 6%；尚含酚类、鞣质、皂苷、生物碱等。本品性寒，味苦、涩。能清热燥湿，收涩，明目。用于热痢，泄泻，赤白带下，目赤肿痛，目生翳膜。用量 6～12g，外用适量。秦皮具有抗病原微生物、抗病毒、抗炎、镇痛、抗肿瘤、抗氧化、神经保护、血管保护、利尿、保肝等作用。

第十一章

叶、花类生药

第一节 叶 类 生 药

叶类（folium）生药一般用植物完整的干燥叶。大多数为单叶，如大青叶、枇杷叶；少数为复叶的小叶，如番泻叶；也有用带叶的嫩枝，如侧柏叶等。

一、性状鉴定

叶类生药的鉴定，首先应观察大量药材所显示的颜色、状态和叶的种类，如叶片完整还是破碎，单叶还是复叶，叶轴长短，叶片的颜色，平坦还是皱缩等。在取样时必须要有代表性，由于叶类生药在采制、干燥和包装、运输等过程中经常会皱缩或破碎，在观察时常须将其浸泡在水中充分展开后再进行鉴别，注意叶片的形状、大小，叶端、叶缘、叶基的形状，表面色泽及有无毛茸和腺点，叶脉的类型和分布，叶片质地，叶柄的有无及长短，托叶的有无，叶片气味等特征。观察叶表面特征时常须借助放大镜或解剖镜仔细观察，有时需对光透视。

二、显微鉴定

重点观察叶表皮、叶肉及中脉三部分的特征，通常需作叶中脉横切片，上下表皮表面制片，或根据不同的需要作粉末制片进行观察。

（一）叶表皮

叶表皮特征具有重要的鉴别意义。鉴定叶类生药时，应注意上、下表皮细胞特征与附属物，如细胞形状，垂周壁的弯曲程度，表面角质层及纹理的有无，表面被毛的类型与特征，气孔类型等。

表皮分为上、下表皮，多为一层排列整齐的细胞，外壁稍厚，上表皮外平周壁常具角质层，呈波状、放射状、条状及点状等；亦有表皮为多层细胞，称复表皮，如夹竹桃叶。禾本科植物叶的表皮细胞有大型的运动细胞，如淡竹叶。部分表皮细胞内有结晶、黏液质等，应注意观察，如桑叶、穿心莲叶表皮细胞内含有钟乳体，薄荷叶表皮细胞内有橙皮苷结晶，番泻叶表皮细胞内则含黏液质。

表皮上还可见腺毛、非腺毛和气孔等。腺毛和非腺毛的形态、细胞组成、排列情况、表面状况、壁是否木化、分布密度，气孔类型、分布状况等；气孔数、气孔指数、栅表比和脉岛数等显微常数具有种属特性，是叶类生药鉴定上的重要特征之一。

1. 气孔数

气孔数（stomatal number）指单位面积（mm^2）表皮面积上的气孔平均数，称为气孔数。用于两种亲缘关系较远的植物或药材鉴别。

2. 气孔指数

气孔指数（stomatal index）指单位面积（mm^2）上，气孔数与表皮细胞数（包括气孔在内）换算所得出的百分比，同种植物叶子的气孔指数相当恒定。可用来区别不同种的生药。

3. 气孔比率

气孔比率（stomatal ratio）指上、下表皮各自的气孔数，两者之比称为上下表皮气孔的比率。用于两种亲缘关系较近生药的鉴别。

4. 脉岛数

最微细的叶脉所包围的叶肉单位为一个脉岛，每 mm^2 面积中脉岛的数目，称脉岛数（vein-islet number）。同种植物的脉岛数固定不变，且不受植物生长年限和叶片大小的影响，可作为叶类生药的鉴别特征之一。例如，尖叶番泻为 25～30，狭叶番泻为 19～23；紫花洋地黄为 25.5，黄花洋地黄为 1～2。

5. 栅表比

栅表比（palisade ratio）是指叶片上一个上表皮细胞面积内下方所包含的栅栏细胞数的平均值。不同植物的栅表比值较为恒定，它是叶类生药可靠的鉴定特征之一，可用来区别一些同属不同种的植物叶子。

（二）叶肉

叶的横切面主要观察栅栏组织和海绵组织的特点进行生药的鉴定。

1. 栅栏组织

栅栏组织由一至数列长柱形细胞组成，细胞排列紧密，内含有大量叶绿体。仅上表皮下分布栅栏组织的叶称异面叶，如薄荷叶。上下表皮内方都有栅栏组织的叶为等面叶，如番泻叶、桉叶等。栅栏细胞一般不通过中脉，有些叶类生药栅栏细胞过中脉，如穿心莲叶、番泻叶等。

2. 海绵组织

海绵组织常为叶肉组织的大部分，细胞类圆形或不规则形，排列疏松。通常须观察海绵组织细胞中是否含有结晶、分泌组织等。

（三）中脉

叶片上、下表面的凹凸程度、维管束的数目及排列方式通常因植物种类而异，往往具有鉴别价值。中脉维管束常为一外韧型维管束，木质部位于上方，呈槽状或半月形，韧皮部在木质部的下方。有的叶中脉维管束分裂成 2～3 个或更多，维管束的外围有时有纤维等厚壁组织包围；有的为双韧维管束。中脉上下表皮内方通常有厚角组织，少数叶的主脉部分有栅栏组织通过。

*番泻叶　Sennae Folium

（英）Senna Leaf

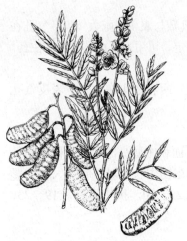

图 11-1　番泻叶植物图

【来源】　本品为豆科植物狭叶番泻（*Cassia angustifolia* Vahl）或尖叶番泻（*C. acutifolia* Delile）的干燥小叶。

【植物形态】　狭叶番泻为矮小灌木，高 1～1.5m。偶数羽状复叶，小叶 5～8 对。小叶片披针形，先端渐尖，基部不对称，两面疏被毛或无毛。总状花序腋生，着花 6～14 朵；花冠假蝶形，雄蕊 10，上部 3 枚不育，花药略呈四方形。荚果扁平长方形，种子凸出于果皮（图 11-1）。

尖叶番泻与上种相似，但小叶 4～8 对，小叶片多为长卵圆形，叶两面均被毛。

【采制】

（1）狭叶番泻叶　在开花前摘下叶片，阴干后用水压机打包。

（2）尖叶番泻叶　在 9 月间果实将成熟时，剪下枝条，摘取叶片晒干，按全叶与碎叶分别包装。

【产地】　狭叶番泻叶主产于红海以东至印度一带，印度南端丁内未利（Tinnevelly）栽培较多，商品习称"印度番泻叶"或"丁内未利番泻叶"；埃及和苏丹亦产。尖叶番泻叶主产于埃及的尼罗河中上游，由亚历山大港输出，商品习称"埃及番泻叶"或"亚历山大番泻叶"；我国广东、海南及云南西双版纳等地均有栽培。

【性状】

（1）狭叶番泻叶　小叶片多完整平坦，长卵形至卵状披针形，长 1.5～5cm，宽 0.4～2cm；叶端急尖，全缘，叶基略不对称。上表面黄绿色，下表面浅黄绿色，两面无毛或近无毛，叶脉稍隆起，下表面主脉突出。革质。气微弱而特异，味微苦，稍有黏性。

（2）尖叶番泻叶　小叶片略卷曲或常有破碎，披针形或长卵形，长 2～4cm，宽 0.7～1.2cm；叶端短尖或微凸，叶基不对称；上表面绿色，下表灰绿色，两面均有细短毛茸（图 11-2A）。

【显微特征】

（1）横切面　狭叶番泻叶与尖叶番泻叶的显微特征相似。表皮细胞类长方形，外被角质层，细胞含黏液质；上下表皮均有气孔和单细胞非腺毛。叶肉组织为等面型，上下均有 1 列栅栏细胞。上面栅栏细胞通过中脉。海绵细胞中含有草酸钙簇晶。中脉维管束外韧性，上下两侧均有微木化的纤维束，外侧薄壁细胞常含有草酸钙方晶（图 11-2B，图 11-2C）。

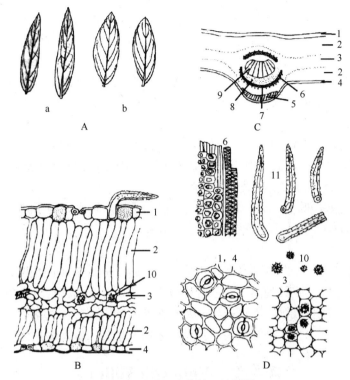

图 11-2 番泻叶药材及显微图

A. 药材图：a. 狭叶番泻；b. 尖叶番泻。B. 药材横切面详图。C. 药材横切面简图。D.药材粉末图
1. 上表皮；2. 栅栏组织；3. 海绵组织；4. 下表皮；5. 厚角组织；6. 中柱鞘纤维；7. 草酸钙方晶；
8. 韧皮部；9. 木质部；10. 草酸钙簇晶；11. 非腺毛

（2）粉末 黄绿色或淡绿色。①晶纤维多见，草酸钙方晶直径 12～15μm。②非腺毛单细胞，长 100～350μm，直径 12～25μm，壁厚，表面有疣状突起。③草酸钙簇晶存在于叶肉组织细胞中，直径 9～20μm。④上下表皮细胞表面观呈多角形，垂周壁平直；上下表皮均有气孔，主为平轴式，副卫细胞大多为 2 个，也有 3 个的（图 11-2D）。

【化学成分】 主要含蒽醌类化合物。二蒽酮苷类：番泻苷 A、B、C、D（sennoside A、B、C、D）、芦荟大黄素双蒽酮苷（aloeemodin dianthrone glucoside）；游离蒽醌及其苷类：大黄酸葡萄糖苷、芦荟大黄素葡萄糖苷及少量大黄酸、芦荟大黄素等。其他尚含山奈素、番泻叶山奈苷、蜂花醇、水杨酸、植物甾醇等。

【理化鉴定】

1）取粉末 25mg，加水 50ml 及盐酸 2ml，水浴加热 15min，放冷，用乙醚 40ml 萃取，分取醚层，用无水硫酸钠脱水，滤过，取滤液 5ml，蒸干，放冷，加氨试液 5ml，溶液显黄色或橙色，置水浴中加热 2min 后，变为紫红色。

2）薄层色谱（对照药材）：取粉末 1g，加稀乙醇 10ml，超声处理 30min，离心，吸取上清液，蒸干，残渣加水 10ml 使溶解，用石油醚（60～90℃）振摇提取 3 次，每次15ml，弃去石油醚液，取水液蒸干，残渣加稀乙醇 5ml 使溶解，作为供试品溶液。用番泻叶对照药材，同法制成对照药材提取液。用硅胶 G 板，乙酸乙酯-正丙醇-水（4∶4∶3）

为展开剂展开，在紫外线灯（365nm）下检视，供试品色谱与对照药材色谱在相同位置显相同颜色斑点。喷以 20%硝酸溶液，在 120℃加热约 10min，喷以 5%氢氧化钾的稀乙醇溶液，在日光下检视，供试品色谱与对照药材色谱在相同位置显相同颜色斑点。

【含量测定】　2010 年版《中国药典》规定，照高效液相色谱法测定，本品含番泻苷 A 和番泻苷 B 的总量不得少于 1.1%。

【药理作用】

1）泻下作用，泻下机制与大黄相似，且无泻后继发便秘作用。

2）能缩短凝血时间，促进血小板生成和增强毛细血管抵抗力，起止血作用。

3）番泻苷 A 具有抗菌、消炎、利胆等作用。

【功效】　性寒，味甘、苦。能泻热、行滞、通便、利水。用于热结积滞、便秘腹痛，水肿等。用量 2～6g。入煎剂后下或开水泡服。

【附注】

（1）耳叶番泻叶　为同属植物耳叶番泻（C. auriculata L.）的小叶，小叶片卵圆形或倒卵圆形，先端凹，或具刺凸，叶基对称或不对称，叶表面密被灰白色短毛，叶肉组织异面型。其含蒽醌苷极微，不可药用，常混在番泻叶中，应注意鉴别。

（2）番泻实　为狭叶番泻或尖叶番泻的未成熟果实，含蒽醌衍生物 1.3%～1.4%。

淫羊藿　Epimedii Folium

本品为小檗科植物淫羊藿（*Epimedium brevicornum* Maxim.）、箭叶淫羊藿［*E.sagittatum*（Sieb.et Zucc.）Maxim.］、柔毛淫羊藿（*E.pubescens* Maxim.）或朝鲜淫羊藿（*E.koreanum* Nakai）的干燥叶。主产于山西、河南、安徽、湖南、广西、四川及西北地区。淫羊藿，茎细圆柱形，长约 20cm，表面黄绿色或淡黄色，具光泽。茎生叶对生，二回三出复叶；小叶片卵圆形，长 3～8cm，宽 2～6cm；先端微尖，顶生小叶基部心形，两侧小叶较小，偏心形，边缘具黄色刺毛状细锯齿；上表面黄绿色，下表面灰绿色，主脉 7～9 条，基部有稀疏细长毛，细脉两面突起，网脉明显。叶片近革质。无臭，味微苦。箭叶淫羊藿，一回三出复叶，小叶片长卵形至卵状披针形，长 4～12cm，宽 2.5～5cm，先端渐尖，两侧小叶基部明显偏斜；下表面疏被粗短伏毛或近无毛；叶片革质。柔毛淫羊藿，叶下表面及叶柄密被绒毛状柔毛。朝鲜淫羊藿，小叶较大，长 4～10cm，宽 3.5～7cm，先端长尖，叶片较薄。茎、叶含黄酮类成分 1.0～8.8%，有 50 余种黄酮：淫羊藿苷（icariin）、淫羊藿新苷 A（epimedoside A）、大花淫羊藿苷 A、B、C（ikarisoside A，B，C）、箭藿苷 B（sagittatoside B）等。此外，尚含有挥发油、蜡醇、卅一烷、植物甾醇、鞣质及油脂等。本品性温，味辛、甘。能补肾阳，强筋骨，祛风湿。用于阳痿遗精，筋骨痿软，风湿痹痛，麻木拘挛，更年期高血压。用量 6～10g。

大青叶　Isatidis Folium

本品为十字花科植物菘蓝（*Isatis indigotica* Fort.）的干燥叶。主产于河北、陕西、江苏、安徽等省，多栽培。多用基生叶，叶片多皱缩卷曲，有的破碎。完整叶片展平后呈长椭圆形至长圆状倒披针形，长 5～20cm，宽 2～6cm；上表面暗灰绿色，有时可见色较深稍突起的小点；先端钝，全缘或微波状，基部狭窄下延至叶柄呈翼状；叶柄长 4～10cm，淡棕黄色。质脆。气微，味微酸、苦、涩。下表皮细胞垂周壁稍弯曲，略显念珠状增厚；气孔不等式，副卫细胞 3～4 个；叶肉组织分化不明显，叶肉细胞中有蓝色的靛蓝结晶。鲜叶含大青素 B（isatan B）约 1%，菘蓝苷易水解形成吲哚醇，继而氧化成靛蓝（indigo）；大青叶还含有靛玉红（indirubin）、芥苷（glucobrassicin）、新芥苷（neoglucobrassicin）、l-磺基芥苷、黑芥子苷、游离吲哚醇及氧化酶等。微量升华，可见蓝色或紫红色细小针状、片状或簇状结晶。2010 年版《中国药典》规定，照高效液相色谱法测定，本品按干燥品计算含靛玉红（$C_{16}H_{10}N_2O_2$）不得少于 0.020%。本品性寒，味苦。能清热解毒，凉血消斑。用于温邪入营，高热神昏，发斑发疹，黄疸，热痢，疟腮，喉痹，丹毒，痈肿等。用量 9～15g。

【附注】

（1）蓼大青叶　　蓼科植物蓼蓝（*Polygonum tinctorium* Ait.）的叶或地上部分。河北、山东、辽宁等省使用。全草含靛青苷，酸水解后也生成吲哚醇，在空气中氧化成靛蓝，并含色胺酮、靛玉红。

（2）马蓝叶　　爵床科植物马蓝 [*Strobilanthes cusia*（Nees）Bremek] 的叶。福建、江西、广东、广西、四川等地常使用。叶含靛青苷、色胺酮、靛玉红。

（3）马大青叶　　马鞭草科植物路边青（*Clerodendron cyrtophyllum* Turcz.）的叶。广东、浙江、福建等地使用。含大青苷、正十三醇、γ-谷甾醇。

以上 3 种叶功效与大青叶类同。

（4）青黛（Indigo Naturalis）　　为马蓝、蓼蓝和菘蓝的叶或茎叶经水提石灰处理加工而成的干燥粉末或多孔状团块，深蓝色，体轻易飞扬，可黏手黏纸，微有草腥气，味淡。以体轻、粉细，能浮于水面，燃烧时生紫红色火焰者为佳。质重坚实，呈团块状，有白色小点，置水中有颗粒状下沉者品质为次。主产于福建、云南、江苏、安徽等地。此外，江西、河南、四川等地亦产。主含靛蓝，另含靛玉红、靛红、色胺酮、N-苯基-2-萘胺（H）、吲哚醌、原儿茶醛及微量元素等。青黛中所含的色胺酮对羊毛状小孢子菌、断发癣菌、石膏样小孢子菌、紫色癣菌、絮状表皮癣菌、红色癣菌等均有较强的抑制作用。靛玉红对大鼠 W256 实体瘤的抑制率为 23%～33%，对小鼠肉瘤 S180 的抑制率约 30%。有一定的抗肿瘤作用。青黛对实验性肾小球肾炎有一定的治疗效果。本品性寒，味咸。能清热解毒，凉血，定惊。用于温毒发斑，血热吐衄，胸痛咯血，口疮，疟腮，喉痹，小儿惊痫。用量 1.5～3g，宜入丸散用。外用适量。

枇杷叶　Eriobotryae Folium

本品为蔷薇科植物枇杷 [*Eriobotrya japonica*（Thunb.）Lindl.] 的干燥叶。主产华东、中南、西南地区，均为栽培。全年均可采收。叶片倒卵形或长椭圆形，长 12～30cm，宽 4～9cm；先端尖，基部楔形，边缘具疏锯齿；上表面灰绿色或棕黄色，较光滑；下表面密被黄棕色绒毛，主脉于下面明显突起，侧脉羽状；叶柄极短，被棕黄色绒毛。厚革质而脆，易折断。气微，味微苦。除去绒毛后，生用或蜜炙用。栅栏组织为 3～4 列细胞，海绵组织疏松，均含草酸钙方晶及簇晶；下表皮有多数单细胞非腺毛，常弯曲，近主脉处多弯成"人"字形。含苦杏仁苷、皂苷、熊果酸、齐敦果酸、维生素 B_1 和 C、鞣质、有机酸等。水煎液对金黄色葡萄球菌、肺炎球菌、痢疾杆菌等有抑制作用；乙醇提取物有良好的抗炎、止咳作用。本品性微寒，味苦。能清肺止咳，降逆止呕。用于肺热咳嗽，胃热呕逆，烦热口渴。用量 6～10g。

洋地黄叶　Digitalis Purpureae Folium

本品为玄参科植物紫花洋地黄（*Digitalis purpurea* L.）的干燥叶。原产欧洲西部，现我国各地均有栽培。叶片多皱缩、破碎。完整叶片平展后呈长卵形至卵状椭圆形，长 10～30cm，宽 4～10cm；先端稍钝圆，叶缘具不规则钝齿；上表面暗绿色，微有毛，叶脉下凹；下表面浅灰绿色，密被毛，中脉显著突出，细脉末端伸入叶缘每一细齿；基生叶具翅状叶柄，长达 17cm，茎生叶有短柄或无柄。质脆。无臭，味苦。主要含强心苷类成分，由三种不同的苷元即洋地黄毒苷（digitoxigenin）、羟基洋地黄毒苷元（gitoxigenin）及吉他洛苷元（gitaloxigenin）与不同的糖缩合而成，以及多种甾体皂苷，如洋地黄皂苷（digitonin）、吉托皂苷（ditonin）与提果皂苷（tigonin）。尚含蒽醌类、黄酮类等成分。本品用作强心药，能加强心肌收缩力和减慢心率，用以治疗心力衰竭，作用慢而持久，有蓄积作用，过量可产生毒性反应。洋地黄粉常用量：口服一次 0.05～0.2g，一日剂量 0.4g。

第二节　花 类 生 药

花类生药通常包括完整的花、花序或花的某一部分。完整的花入药的如洋金花、红花、槐花等；以花蕾入药的如丁香、金银花、槐米、辛夷等；以花序入药的如款冬花、菊花、旋覆花等；以带花的果穗入药的如夏枯草；其他如莲须以雄蕊入药，玉米须以花柱入药，番红花以柱头入药，蒲黄、松花粉以花粉入药。

一、性状鉴定

花的形状一般比较特异，大多数具有鲜艳的颜色和特殊的气味，且久储或保存不善颜色会变暗淡，气味也较淡。鉴定花类生药时首先要辨明入药部位，是单花、花序还是花的某一部位。以花朵入药者，要注意观察花萼、花瓣、雄蕊和雌蕊的数目及着生位置、形状、颜色、被毛与否、气味等；以花序入药，除单朵花的观察外，需注意花序类别、总苞片或苞片等。菊科植物还需观察花序托的形状、有无被毛等。对于很小的花序或花，需先将干燥药材放入水中浸泡展开后，借助于放大镜、解剖镜解剖观察清楚。

二、显微鉴定

花类中药的显微鉴别除花梗和膨大花托制作横切片外，一般只作表面制片和粉末观察。雄蕊及柱头可做整体封藏，并透化后观察。

（一）苞片和花萼

与叶片构造相类似，通常叶肉组织分化不明显，维管束的组成也极简单，故鉴定时以观察上下表面为主。应注意上、下表皮细胞的形状，气孔的有无及类型和分布，毛茸的有无、类型及形状等。此外，尚需注意有无分泌组织（如黏液腔）、结晶及它们的类型和分布等。

（二）花瓣

花瓣通常薄于花萼，其内部构造也较简单，但表皮细胞及毛茸的形状常因部位不同而有所不同。上表皮细胞常呈乳头状或绒毛状突起，一般无气孔；下表皮细胞的垂周壁常呈波状弯曲，有时有毛茸及少数气孔存在。相当于叶肉的部分，由数层排列疏松的大型薄壁细胞组成，维管组织极小，仅见少数螺纹导管，有时可见分泌组织，如油室（丁香）、管状分泌组织（红花）。

（三）雄蕊

雄蕊由花丝和花药两部分组成。花丝构造简单，有时被毛茸，如闹羊花花丝下部被两种非腺毛。花药主为花粉囊，花粉囊内壁细胞的壁常不均匀地增厚，如网状、螺旋状、环状或点状，且大多木化。具有重要鉴定意义的是花粉粒的形状、大小、表面纹理、萌发孔（沟）的类型、数目等。花粉粒形状有的为圆球形，如金银花、红花；有的为三角形，如丁香、木棉花；椭圆形如油菜、玉米花粉粒；四分体如闹羊花等。花粉粒表面有的光滑（西红花、槐米），有的有刺状突起（菊花、旋覆花、红花、金银花），或有辐射状纹理（洋金花）、网状纹理（蒲黄）等。花粉粒上有萌发孔，一般双子叶植物 3 个或 3 个以上，单子叶植物或裸子植物萌发孔 1 个。花粉粒一般为 $12\sim60\mu m$，有的大，如西红花、玉米花粉粒为 $100\mu m$。

（四）雌蕊

由子房、花柱和柱头组成，有重要鉴定价值的是柱头表皮细胞的形状特征。有的柱头表皮细胞常呈乳头状突起，如红花；有的分化成毛茸状，如西红花；也有不作毛茸状突起，如洋金花。子房壁表皮细胞通常分化成多细胞束状毛或各种形状的突起，如闹羊花。

（五）花梗和花托

有些花类生药通常会附带部分花梗和花托。两者的横切面构造与茎相似，须注意观察表皮、皮层、内皮层、维管束及髓部的特征，有无厚壁组织、分泌组织存在，有无草酸钙结晶、淀粉粒等。

*金银花　Lonicerae Japonica Flos

（英）Honeysuckle Flower

【来源】　本品为忍冬科植物忍冬（*Lonicera japonica* Thunb.）的干燥花蕾或带初开的花。

【植物形态】　多年生半常绿木质藤本。幼枝绿色，密被柔毛。叶对生，卵形至长卵形，初时两面被毛，后则上表面无毛。花成对腋生，花萼5裂，无毛或有疏毛；花冠外被柔毛和腺毛；花冠筒细长，上唇4浅裂，下唇狭而不裂；雄蕊5，常伸出花冠外。花初开时白色，后变黄色。浆果球形，成熟时黑色。花期4～6月，果期8～10月。全国大部分地区有分布（图11-3）。

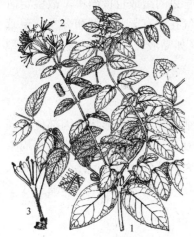

图 11-3　忍冬植物图

1. 花枝；2. 果枝；3. 花冠展开示雄蕊及雌蕊

【采制】　5～6月晴天日出前及时采摘花蕾，摊成薄层晾晒，忌在烈日下暴晒，在晾晒过程中忌用手翻动，否则容易变黑；通风处阴干或微火烘干，也有蒸晒和炒晒等加工方法。

【产地】　主产于河南、山东，大面积栽培，销全国各地。河南密县产者称"密银花"，山东产者称"东银花"、"济银花"。

【性状】　花蕾呈棒槌状，略弯曲。长1.3～5.5cm，上部较粗，直径2～3mm。表面淡黄棕色或绿白色，久储色变深，密被毛茸。花萼细小，筒类球形，长约1mm，绿色，先端5裂，裂片有毛；花冠筒上部稍开裂成二唇形，长约至5cm；雄蕊5，附于筒壁；雌蕊1，子房无毛。气清香，味甘，微苦。

【显微特征】　粉末：灰绿色。①腺毛多见，一种头部呈圆锥形，顶部平坦，侧面观10～33细胞，排成2～4层，直径48～108μm，腺柄1～5细胞，长70～700μm；另一种头部呈类圆形或扁椭圆形，6～20细胞，直径30～64μm，柄2～4细胞，长24～80μm。②厚壁非腺毛单细胞，长45～900μm，直径14～37μm，壁厚5～10μm，表面有微细疣状突起，有的具角质螺纹；薄壁非腺毛单细胞，表面有微细疣状突起。③花粉粒类球形，具3孔沟，表面有细密短刺及圆颗粒状雕纹。④草酸钙簇晶直径6～45μm，以萼筒组织中最为密集（图11-4）。

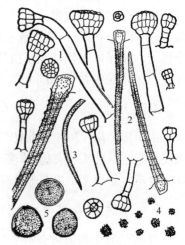

图 11-4　金银花粉末图

1. 腺毛；2. 厚壁非腺毛；3. 薄壁非腺毛；
4. 草酸钙簇晶；5. 花粉粒

【化学成分】　主含绿原酸，尚含苷类、黄酮类及挥发油成分。苷类成分包括皂苷、环烯醚萜苷等；黄酮类化合物有5-羟基-3',4,7-三甲氧基黄酮、木犀草素-7-O-α-D-葡萄糖苷、木犀草素-7-O-β-D-半乳糖苷、金丝桃苷等；挥发油含 30 种以上成分，主要为双花醇和芳樟醇。

绿原酸　　　　　　　　　　　　　　　　　木犀草素

【理化鉴定】 薄层色谱鉴别：取本品粉末 0.2g，加甲醇 5ml 冷浸 12h，滤过，滤液作为供试品溶液。另取绿原酸对照品加甲醇制成 1mg/ml 的对照品溶液。取硅胶 G 薄层板，以乙酸丁酯-甲酸-水（7∶2.5∶2.5）的上层溶液展开，取出，晾干，置紫外线灯（365nm）下检视。供试品与对照品色谱相应的位置上，显相同颜色的荧光斑点。

【含量测定】 2010 年版《中国药典》规定，照高效液相色谱法测定，本品（以干燥品计算）含绿原酸（$C_{16}H_{18}O_9$）不得少于 1.5%。含木犀草苷（$C_{21}H_{20}O_{11}$）不得少于 0.050%。

【药理作用】

1）水浸液与煎剂对多种革兰阳性和阴性致病菌、流行性感冒病毒、疱疹病毒及某些真菌有抑制作用，抑菌有效成分为绿原酸。异绿原酸和黄酮类化合物，挥发油成分有抗病毒活性。有认为绿原酸和异绿原酸是抗菌的主要成分。

2）能促进淋巴细胞转化，促进白细胞及炎性细胞的吞噬功能。

3）能明显抑制多种炎症介质引起的炎症早期的毛细血管通透性升高和渗出性水肿。

4）其他：能解热、降血脂、抗生育、止血、保肝等。

【性味功效】 性寒，味甘。清热解毒，凉散风热。用于痈肿疔疮，喉痹，丹毒，热毒血痢，风热感冒，温病发热。用量 6～15g。

【附注】

1）2010 年版《中国药典》将同属植物红腺忍冬（*L. hypoglauca* Miq.）、灰毡毛忍冬（*L. macranthoides* Hand.-Mazz.）、华南忍冬（*L. confusa* DC.）和黄褐毛忍冬（*L. fulvotomentosa* Hsu et S.C. Cheng）的干燥花蕾或带初开的花作为"山银花"收载。以上物种木犀草苷含量较低，其他成分与忍冬相近。此外，同属其他 20 余种植物的花蕾在不同地区亦作金银花使用。

2）忍冬藤（Lonicerae Japonica Caulis），本品为忍冬的干燥茎枝。细长圆柱形，常捆成把，直径 1.5～6mm；表面棕红色至暗棕色，光滑或被茸毛；外皮易剥落。质脆，易折断，断面黄白色，中空。气微，老枝味微苦，嫩枝味淡。嫩茎中绿原酸、异绿原酸含量高于老枝，并含多种黄酮类成分，如忍冬苷（lonicerin）、5，6，4'-三羟基黄酮。能清热解毒，疏风通络。用于温病发热，热毒血痢，痈肿疮疡，风湿热痹，关节红肿热痛等。用量 9～30g。

*丁香　Caryophylli Flos

（英）Clove

【来源】 本品为桃金娘科植物丁香（*Eugenia caryophyllata* Thunb.）干燥的花蕾。

【植物形态】 常绿乔木，高 10～15m。叶对生，叶片革质，卵状长椭圆形，长 5～

10cm，宽 2.5～5cm，全缘，密布油腺点。顶生聚伞花序，花具浓郁香气，花萼 4，肥厚，绿色，后转为紫色；花瓣 4，白色而现微紫色；雄蕊多数；子房下位，2 室；浆果卵圆形，红色或深紫色，内有种子 1 枚。花期 8～9 月。

【采制】　一般于 9 月至次年 3 月间，花蕾由青转为鲜红色时采收。采下后除去花梗，晒干或低于 50℃烘干即可。

【产地】　主产坦桑尼亚、马来西亚、印度尼西亚及东非沿海各国。我国广东、海南有栽培。

【性状】　略呈研棒状，长 1～2cm。花冠圆球形，直径 0.3～0.5cm，花瓣 4，复瓦状抱合，棕褐色至褐黄色，花瓣内为雄蕊和花柱，搓碎后可见众多黄色细粒状花药。萼筒圆柱状，略扁，有的稍弯曲，长 0.7～1.4cm，直径 0.3～0.6cm，红棕色或棕褐色，上部有 4 枚三角状的萼片，十字状分开。质坚实，富油性。气芳香浓烈，味辛辣、有麻舌感（图 11-5A，图 11-5B）。

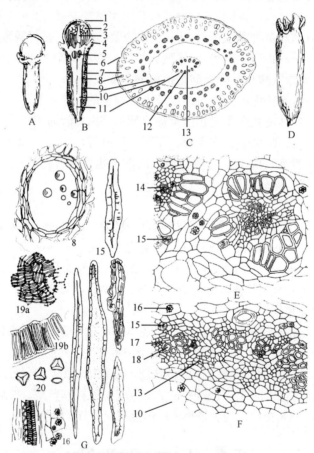

图 11-5　丁香性状及显微特征

A. 外形；B. 纵切面；C. 花萼筒中部横切面简图；D. 花萼筒中部横切面部分详图；E、F. 花托中部横切面部分详图；G.粉末

1. 花冠；2. 雄蕊；3.花柱；4. 花萼；5. 子房；6. 表皮；7. 皮层；8. 油室；9. 皮层纤维束；10. 通气组织；

11. 轴柱；12. 外韧维管束；13.髓韧皮束；14. 导管；15. 纤维；16. 草酸钙簇晶；17. 韧皮部；

18. 木质部；19. 花粉囊内壁细胞；20. 花粉粒

【显微特征】

（1）萼筒中部横切面 表皮细胞有较厚角质层，具不定式气孔，副卫细胞 5～7 个。皮层外侧散有 2～3 列径向延长的椭圆形油室，长 150～200μm；其下有 20～50 个小型双韧维管束，断续排列成环，维管束外围有少数中柱鞘纤维，壁厚，木化。内侧为数列薄壁细胞组成的通气组织，有大型腔隙。中心轴柱薄壁组织间散有多数细小维管束，薄壁细胞含众多细小草酸钙簇晶（图 11-5C，图 11-5D）。

（2）粉末 暗红棕色，具浓郁香气。①花粉粒众多，极面观三角形，赤道表面观双凸镜形，具 3 副合沟。②草酸钙簇晶众多，直径 4～26μm，存在于较小的薄壁细胞中。油室多破碎，分泌细胞界限不清，含黄色油状物。③纤维梭形，顶端钝圆，壁较厚。④表皮细胞多角形，气孔不定式，具 5～7 个副卫细胞（图 11-5G）。

【化学成分】 丁香中含挥发油 14%～21%。主要成分为丁香酚（eugenol）80%～87%、β-丁香烯（β-caryophylene）9%～12%、乙酰丁香酚（acetyl eugenol）7.3%、α-丁香烯（α-caryophyllene）、苯甲醇、乙酸苯甲酯、丁香色原酮、甲基丁香色原酮、山奈酚、鼠李黄素、齐墩果酸、鞣质等。

【理化鉴定】

1）取本品粉末 1g，置小试管中，加氯仿 3ml，浸渍 5min，吸取氯仿浸液 2～3 滴于载玻片上，速加 3%氢氧化钠饱和液 1 滴，加盖玻片，镜检有针状丁香酚钠结晶产生。

2）薄层鉴别：取本品粉末 0.5g，加乙醚 5ml，振摇数分钟，取滤液作为供试品溶液。另取丁香酚对照品，加乙醚制成每 1ml 含 16μl 的溶液，作为对照品溶液。照薄层色谱法试验，以石油醚（60～90℃）-乙酸乙酯（9∶1）为展开剂，以 5%香草醛硫酸溶液为显色剂，于 105℃加热至斑点显色清晰。供试品色谱中，在与对照品色谱相应的位置上，显相同颜色的斑点。

【含量测定】 2010 年版《中国药典》规定，照气相色谱法测定，本品（以干燥品计算）含丁香酚（$C_{10}H_{12}O_2$）不得少于 11.0%。

【药理作用】

1）丁香水浸液能刺激胃酸和胃蛋白分泌，显著抑制小鼠胃排空及体外兔和豚鼠肠道活动。丁香煎剂、醇提物、丁香油及丁香酚对多种病原微生物有抑制作用。

2）其他：如降压、抗凝血、镇痛、抗炎、抗惊厥、促进透皮吸收等。

【功效】 味辛，性温。温中降逆，补肾助阳。用于脾胃虚寒，呃逆呕吐，食少吐泻，心腹冷痛，肾虚阳痿等。用量 1～3g。

【附注】

1）母丁香（Caryophylli Fructus）为丁香的干燥成熟果实，又称"鸡舌香"。长倒卵形至长椭圆形，表面棕褐色，具细皱纹；果皮与种皮易分离；质坚硬，难破碎。气微香，味辛。含挥发油，成分与丁香近似。性温，味辛，能温中散寒，用于暴气心痛，胃冷呕逆、小儿疝气等，用量 1.5～5g。

2）丁香油（Caryophylli Oleum）为丁香花蕾经水蒸气蒸馏出的挥发油。无色或淡黄色液体，具丁香特异香气。露置空气中或储存日久，渐变棕色，亦渐变稠。药用丁香油含丁香酚 85%～90%，用作香料和兴奋、芳香、防腐剂，以及龋齿局部镇痛剂。

红花　Carthami Flos

（英）Safflower

【来源】　本品为菊物植物红花（*Carthamus tinctorius* L.）的干燥管状花。

【植物形态】　一年生草本，高约 1m，茎直立，上部多分枝。叶长卵圆形，叶尖尖，基部抱茎，边缘羽状齿裂，齿端有刺，两面无毛，上部叶较小，成苞片状围绕头状花序。头状花序顶生，排成伞房状；总苞片数层，外围苞片绿色，卵状披针形，边缘具尖刺；内层苞片卵状椭圆形，白色，膜质，中部以下全缘，上部边缘稍有短刺；花全部为管状花，初开时黄色，后变为橙红色。瘦果椭圆形至倒卵形，长约 5mm，无冠毛，或冠毛鳞片状。花期 5～7 月，果期 7～9 月。全国各地均有栽培。

【采制】　夏季花由黄转红时，于清晨露水未干时采摘管状花，晒干、烘干或阴干。

【产地】　全国各地均有栽培。主产于新疆、河南、四川、浙江等地。

【性状】　本品为不带子房的管状花，长 1～2cm。红黄色或红色。花冠筒细长，先端 5 裂，裂片呈狭条形，长 5～8mm；雄蕊 5，花药聚合成筒状，黄白色；柱头长圆柱形，露出于花药筒外，顶端微分叉。质柔软。气微香，味微苦（图 11-6A）。

【显微特征】　粉末橙黄色。分泌细胞长管道状，直径 5～66μm，充满黄色或红棕色分泌物。花粉粒类圆形、椭圆形或橄榄形，直径约至 60μm，具 3 个萌发孔，外壁有齿状突起。花柱碎片深黄色，表皮细胞分化成单细胞毛，成圆锥形，先端稍尖或钝。草酸钙方晶存在于薄壁细胞中，直径 2～6μm。此外，可见花冠裂片顶端表皮细胞呈乳头状突起；花粉囊内壁细胞条状纵向增厚；药隔中具长条形的网纹细胞（图 11-6B）。

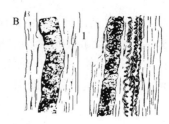

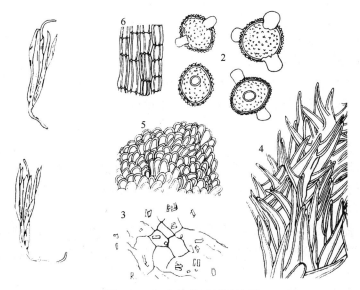

图 11-6　红花性状及显微特征

A. 外形；B. 粉末显微特征

1. 分泌细胞；2. 花粉粒；3. 草酸钙方晶；4. 花柱碎片；5. 花冠裂片顶端表皮细胞；6. 花粉囊内壁细胞

【化学成分】　主含黄酮、多糖与腺苷类成分。黄酮类成分含量为 1.62%～7.90%，主要是以查尔酮为苷元的黄酮碳苷，如羟基红花黄色素 A（hydroxysaffloryellow）、红花苷（carthamin）等；另含红花醌苷（carthamone）、新红花苷（neocarthmin）、水溶性红花黄色素（saffloryellow）等，水溶性红花黄色素的主要成分包括红花黄色素（safflor yellow）A、B、C。一般认为，红花在生长和干燥过程中，花冠由黄变红是因为花瓣中含有过氧化酶将黄色的红花苷氧化成红色的红花醌苷所致。

红花中还分得槲皮素、木犀草素、山奈酚、芸香苷等多个黄酮类化合物。

红花苷（黄色）　　过氧化酶　　红花醌苷（红色）

异构化

新红花苷（乳白色）

【理化鉴定】

1）取本品 1g，加水 10ml 浸渍过夜，溶液显金黄色。

2）薄层色谱：取本品粉末 0.5g，加 80%丙酮溶液 5ml，密塞，振摇 15min，静置，吸取上清液，作为供试品溶液。另取红花对照药材 0.5g，同法制成对照药材溶液。吸取上述两种溶液各 5μl，分别点于同一以羧甲基纤维素钠为黏合剂的硅胶 H 薄层板上，以乙酸乙酯-甲酸-水-甲醇（7：2：3：0.4）为展开剂，展开，取出，晾干。供试品色谱中，在与对照药材色谱相应的位置上，显相同颜色的斑点。

【含量测定】　2010 年版《中国药典》规定，照高效液相色谱法测定，本品（以干燥品计算）含羧基红花黄色素 A（$C_{27}H_{30}O_{15}$）不得少于 1.0%，含山奈素（$C_{15}H_{10}O_6$）不得少于 0.050%。

【药理作用】

1）红花水提液能轻度兴奋心脏，并能降低冠状动脉阻力、增加冠状动脉流量和心肌营养性血流量；对大鼠和家兔的急性心肌缺血有明显保护作用；红花黄色素尚能改善外周循环障碍。

2）红花水提液及红花黄色素能抑制 ADP 或胶原诱导的家兔血小板聚集及纤维蛋白血栓的形成，并可延长凝血酶原及部分凝血活酶时间。其中腺苷是抑制血小板聚集的主要成分之一。

3）红花水提液对多种实验动物的体外和体内子宫有兴奋作用。尤对已孕子宫的作用更强烈。并可使摘除卵巢的小鼠子宫重量明显增加，提示有雌性激素样作用。

4）红花黄色素还具有较强而持久的镇痛作用，对缺血缺氧的小鼠脑神经元有保护作用。

【功效】　性温，味辛。活血通经，散瘀止痛。用于经闭，痛经，恶露不行，癥瘕痞块，胸痹心痛，淤滞腹痛，胸胁刺痛，跌扑损伤，疮疡肿痛等。用量 3～10g。

【附注】　白平子：本品为红花的成熟瘦果，白色，椭圆形或倒卵形，长约 5mm，具四棱，基部稍歪斜。其中的脂肪油通常称为"红花子油"，含量为 15%～25%，种子中含油量可达 50%，其主要成分为棕榈酸、油酸、十八碳三烯酸等，其中的苦味成分为红花子甾苷。红花子油具有降血脂和胆固醇、软化和扩张血管、增加血液流量和活血、解豆毒及防止衰老的作用，也可用作软膏、擦剂、润肤剂等的基质。

西红花　Croci Stigma

本品为鸢尾科植物番红花（*Crocus sativus* L.）的干燥柱头。原产地中海沿岸国家，主产西班牙，我国浙江、江苏、上海、北京等地成功引种，并已有商品供应市场。柱头呈线性，暗红色或橙红色，微有光泽，长约 3cm，常分为三叉，上部较宽而略扁平，顶端边缘呈不规则齿状，内侧有一短裂隙，下端有时残留一小段黄色花柱。体轻，质松软，干燥后质脆易断。气特异，微有刺激性，味微苦。取本品入水后，可见橙黄色成直线下降，并逐渐扩散，水被染成黄色，无沉淀，柱头呈喇叭状。含西红花苷（crocin）、西红花苦苷（picrocrocin）、西红花醛（safranal）、α-胡萝卜素和 β-胡萝卜素、玉米黄素、番茄红素以及 α-西红花苷元和 β-西红花苷元等。药理实验表明西红花水煎剂能明显兴奋子宫；β-西红花酸钠盐及西红花苷均有利胆作用；西红花总苷有一定的抗炎镇痛作用。本品性平，味甘。能活血化瘀，凉血解毒，解郁安神。用于经闭癥瘕，产后瘀阻，温毒发斑，忧郁痞闷，惊悸发狂等。用量 1～3g，孕妇慎用。

第十二章

果实种子类生药

　　果实及种子在植物体中是两种不同的繁殖器官，但在商品药材中有时未予以严格区分。有些是果实和种子一起入药的，如马兜铃、枸杞等；另有以果实储存和销售，临用时除去果皮取出种子入药的，如巴豆、砂仁等。这两类生药的关系如此密切，但外形和组织构造又极不相同，故列入一章，并分别加以叙述。

第一节　果实类生药

　　果实类（fructus）生药包括完整的果实或果实的一部分。有的采用整个果穗；有的采用完整的果实；有的采用果实的一部分或采用部分果皮或全部果皮；有的采用果柄或果实上的宿萼；甚至采用中果皮部分的维管组织。少数采用幼果入药，如枳实、青皮。

一、性状鉴定

　　果实类生药的性状鉴别首先应辨明入药部分，并注意观察果实的类型、形状、大小、颜色、表面和切面特征，以及有无残存苞片、花萼、雄蕊、花柱基及果柄。完整的果实通常呈圆球形或扁球形，顶部常有花柱残基，基部有时可见宿萼、果柄或果柄痕。并要注意种子的数目、着生部位、形状、大小、色泽和表面特征。果皮表面有的具光泽或被粉霜；也有被毛茸；有时可见凹下的疣点、棱脊、皱纹及油点等。果皮的质地可能为肉质、革质、膜质或坚硬木质，如各层果皮质地有显著差异，应分别观察。在横切面上应注意果室的数目，室中种子数目及着生情况。气味对果实类生药的鉴别也很重要，应分别加以嗅、尝。

二、显微鉴定

　　果实如为完整的果实，则其构造可分为果皮和种子两部分。由子房壁发育形成的真果的果皮构造，可分为外果皮、中果皮及内果皮三部分。

（一）外果皮

外果皮与叶的下表皮相当，通常为 1 列表皮细胞，外被角质层，有少数气孔，注意点与叶相同。表皮细胞有时有附属物存在，如毛茸，多数为非腺毛（如乌梅、覆盆子），少数具腺毛（如吴茱萸、补骨脂）；也有具腺鳞（如蔓荆子）。表皮角质层平滑或有各种纹理，有的呈不规则网状纹理（如连翘）、平直线状纹理（如五味子）或呈颗粒状（如山茱萸）。有时表皮细胞中含有色素（如花椒）；有的在表皮细胞间嵌有油细胞（如五味子）。也有外果皮由表皮和下皮细胞组成，且下皮细胞特化为石细胞（如胡椒）。

（二）中果皮

中果皮与叶肉组织相当，通常较厚，由多层薄壁细胞组成，其间有细小的维管束散布，一般为外韧型，也有是双韧型（如茄科果实），或两个外韧型维管束合成维管柱（如小茴香）。中果皮中常有油室（如花椒）、油管（如小茴香）、油细胞（如五味子）及厚壁组织分布。有的中果皮细胞含草酸钙结晶（如枸杞子、陈皮、栀子等）、橙皮苷结晶（如陈皮）或淀粉粒（如五味子）。

（三）内果皮

内果皮与叶的上表皮相当，是果皮的最内层组织，变异较大，有的为 1 层薄壁细胞，有的散有石细胞（如辣椒）或全为石细胞（如胡椒）。核果的内果皮则由多层石细胞组成，十分坚硬。伞形科果实的内果皮排列极为特殊，是以 5～8 个狭长的薄壁细胞互相并列为一群，各群细胞以斜角联合呈镶嵌状，称为"镶嵌细胞"。

*小茴香　　Foeniculi Fructus

（英）Fennel Fruit

【来源】　为伞形科植物茴香（*Foeniculum vulgare* Mill.）的干燥成熟果实。

【植物形态】　多年生草本，有强烈香气。茎直立，有棱，上部分枝，茎生叶互生，叶片 3～4 回羽状分裂，最终裂片线形至丝状，叶柄基部呈鞘状，抱茎。复伞形花序顶生或侧生；无总苞及小总苞；花序梗长 4～25cm，伞辐 8～30；花小，黄色，萼齿不显，花瓣 5，先端内折；雄蕊 5，子房下位，2 室。双悬果卵状长椭圆形，黄绿色，每分果有 5 条隆起的纵棱。花期 6～7 月，果期 8～10 月（图 12-1）。

【采制】　秋季果实初熟时采割植株，晒干，打下果实，除去杂质。

【产地】　主产于山西、甘肃、辽宁、内蒙古。此外吉林、黑龙江、河北、陕西、四川、贵州、广西等地亦产。

【性状】　本品为双悬果，呈圆柱形，有的稍弯曲，长 4～8mm，直径 1.5～2.5mm。表面黄绿色或淡黄色，两端略尖，顶端残留有黄棕色突起的柱基，基部有时有细小的果梗。分果呈长椭圆形，背面有纵棱 5 条，接合面平坦而较宽。横切面略呈五边形，背部的四边略等长。有特异香气，味微甜，辛（图 12-2）。

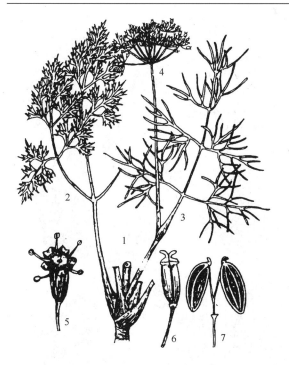

图 12-1　茴香植物图

1. 植株；2. 叶；3. 枝叶的一部分；4. 花序；5. 花；
6. 幼果；7. 成熟双悬果

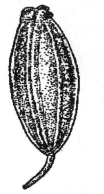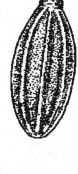

图 12-2　小茴香药材图

【显微特征】

（1）分果横切面　外果皮为 1 列扁平细胞，外被角质层。中果皮纵棱处有维管束，其周围有多数木化网纹导管；背面纵棱间各有维管束，其周围有大的椭圆形棕色油管 1 个，接合面有油管 2 个，共 6 个。内果皮为 1 列扁平薄壁细胞，细胞长短不一。种皮细胞扁长，含棕色物。胚乳细胞多角形，含多数糊粉粒，每个糊粉粒中含有细小草酸钙簇晶（图 12-3）。

（2）粉末（绿黄色或黄棕色）　网纹细胞棕色，壁稍厚，木化，具卵圆形网状壁孔。油管显黄棕色至深红棕色，常已破碎。分泌细胞呈扁平多角形。镶嵌状细胞为内果皮细胞，5～8 个狭长细胞为 1 组；以其长轴相互作不规则方向嵌列。内胚乳细胞多角形，无色，壁稍厚，含多数直径约 10μm 的糊粉粒，每一糊粉粒中含细小簇晶 1 个，直径约 7μm（图 12-4）。

【化学成分】　主要含脂肪油、挥发油、甾醇及糖苷、氨基酸等，还含有三萜、鞣质、黄酮、强心苷、生物碱、皂苷、香豆素、挥发性碱、蒽醌、有机酸等多种类型的化合物。

（1）脂肪油　小茴香中含脂肪油约 18%，其脂肪酸组成中，洋芫荽子酸（petroselicacid）占 60%，油酸占 22%，亚油酸 4%，棕榈酸 4%，尚含大于 C_{18} 的醇和棕榈酸、花生酸、山酸等形成的酯，齐墩果酸，7-羟基香豆索，6，7-二羟基香豆素，胆碱和乙酰胆碱。

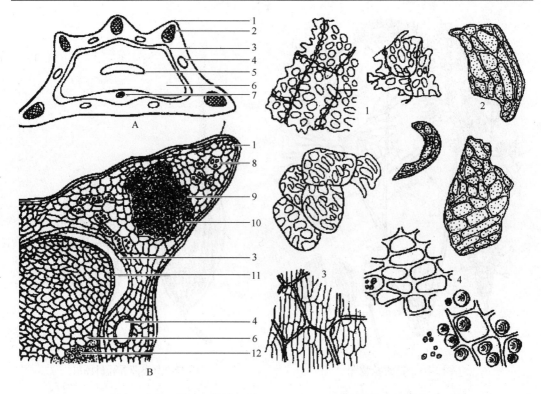

图 12-3　小茴香（分果）横切面简图　　　　　图 12-4　小茴香粉末图

A 简图；B 详图　　　　　　　　　　　1. 网纹导管；2. 油管碎片；

1. 外果皮；2. 维管束；3. 内果皮；4. 油管；5. 胚；　　　3. 镶嵌状细胞；4. 内胚乳细胞

6. 内胚乳；7. 种脊维管束；8. 网纹细胞；9. 木质部；

10. 韧皮部；11. 种皮；12. 糊粉粒

（2）挥发油　　含挥发油约 3%～8%，主要成分为反式茴香脑（trans-anethole）50%～60%，小茴香酮（fenchone）18%～20%。尚含：α-蒎烯（α-pinene）、α-水芹烯（α-phellandrene）、莰烯（camphene）、二戊烯（dipentene）、茴香醛（anisaldehyde）、茴香酸（anisicacid）、爱草脑（estragole）；另含顺式茴香醚（cis-anethole）、对聚伞花索（p-cyraene）、东当归酞内醌（ligustilide）和亚丁基苯酞（butylidenephthalide）等。据近几年研究显示其中还含有柠檬烯（limonene）、对甲氧苯基丙酮（p-methoxyphenylaceton）等成分。

（3）甾醇及糖苷　　主要含植物甾醇基-β-呋喃果糖苷（phytosteryl-β-fructofuranoside）、谷甾醇（sitosterol）、豆甾醇（stigmasterol）、△7-豆甾烯醇（△7-stigmastenol）、菜油甾醇（campesterol）。

（4）氨基酸　　主要含有谷氨酸（glutamicacid）、谷氨酰胺（glutamine）、天门冬氨酸（aspargicacid）、天门冬酸（asparagine）、脯氨酸（proline）、精氨酸（arginine）、丙氨酸（alanine）及 γ-氨基丁酸（γ-aminobutyricacid）。

【理化鉴定】

（1）化学鉴别　　取本品粉末 0.5g，加入乙醚适量，冷浸 1h，滤过，滤液浓缩至约 1ml，加 0.4% 2,4-二硝基苯肼 ZM 盐酸溶液 2～3 滴，溶液显橘红色（检查茴香醚）。

齐墩果酸　　　　　　茴香醚

（2）薄层鉴别　　取本品粉末 2g，加乙醚 20ml，超声处理 10min，滤过，滤液挥干，残渣加三氯甲烷 1ml 使溶解，作为供试品溶液。另取茴香醛对照品，加乙醇制成每 1ml 含 1μl 的溶液，作为对照品溶液。照薄层色谱法试验，吸取供试品溶液 5μl，对照品液 1μl，分别点于同一以羧甲基纤维素钠为黏合剂的硅胶 G 薄层板上，以石油醚（60～90℃）-乙酸乙酯（17：2.5）为展开剂，展至 8cm，取出，晾干，喷以二硝基苯肼试液。供试品色谱中，在与对照品色谱相应位置上，显相同的橙红色斑点。

【含量测定】　　2010 年版《中国药典》规定，本品含挥发油不得少于 1.5%（ml/g）。

【药理作用】

1）对消化道系统的作用，小茴香对家兔体内肠蠕动有促进作用，能促进胆汁分泌，并使胆汁固体成分增加。

2）对气管平滑肌有松弛作用。

3）肝的保护作用。

4）性激素样作用。

5）其他作用，如小茴香提取的植物聚多糖有抗肿瘤作用。挥发油对真菌孢子、鸟型结核杆菌、金黄色葡萄球菌，有灭菌作用。

【功效】　　味辛，性温。散寒止痛，理气和胃。常用于寒疝腹痛，睾丸偏坠，痛经，少腹冷痛，脘腹胀痛，食少吐泻。用量 3～6g。

【附注】　　茴香的根、叶和全草也可以入药，功效类同，茎含挥发油。

五味子　Schisandrae Chinensis Fructus

（英）Chinese Magnoliavine Fruit

本品为木兰科植物五味子 [*Schisandra chinesis*（Turcz.）Baill.] 的干燥成熟果实，主产于我国东北地区，故习称北五味子。果实呈不规则球形或扁球形，直径 5～8mm；表面红色，紫红色或暗紫红色，皱缩，显油性，果肉柔软，有的表面呈黑红色或出现"白霜"。种子 1～2 粒，种子肾形，表面黄棕色，具有光泽；种皮坚硬而脆，剥去后可见淡棕色种仁，胚乳油质，胚小，不易察见。果肉气微、味酸。种子破碎后，有香气，味辛、微苦。含多种木脂素成分：五味子素（schizandrin），五味子甲素（schizandri-nA.、deoxychizandrin），去氧五味子素（deoxyschizandrin）、新五味子素（neoschizandrin）、五味子醇（schizandrol）、五味子酯（schisantherin）、五味子乙素（schizandrinB，γ-schizandin），伪 γ-五味子素（pseuda-γ-schizandin），五味子醇甲、醇乙（schizandro. A，B），五味子丙素，五味子脂甲，五味子酯乙，戈米辛 D、E、F、G，当归酰戈米辛 H，巴豆酰戈半辛，美甲酰戈米辛 H，戈米辛丁，(-) 戈米辛 K_1，(+) 戈米辛 K_2，戈米辛 K_3，巴豆酰其戈米辛 P，麦戈米辛，前戈米辛。含挥发油，其中种子含挥发油约 2%，果肉含挥发油少量，油中主要成分为柠檬醛（citral）、α-依兰稀（α-ylangene）、α-恰米烯（α-chamigrene）、β-恰米稀（β-chamigerene）、恰米醛（chumigrenal）。此外，果实中还有大量糖类、苹果酸、酒石酸、树脂状物质、苯甲酸、枸橼酸、精氨酸、维生素 C、维生素 A、有机酸、鞣质等。种子尚含脂肪油约 34%。其灰分含铁、锰、硅、磷及矿物质。本品味酸、甘、性温。能收敛固涩、益气生津、补肾宁心。用于久咳虚喘、梦遗滑精、遗尿尿频、久泻不止、自汗盗汗、津伤口渴、气短脉虚、内热消渴、心悸失眠，用量 2~6g；醋五味子用于久咳虚喘。药理作用主要具有镇咳祛痰、调整血压、调节胃液分泌及促进胆汁分泌、兴奋中枢神经系统、兴奋脊髓、提高大脑皮质的调节作用，近几年临床上主要用于治疗肝炎和神经衰弱等症。

巴豆　Crotonis Fructus

本品为大戟科植物巴豆（*Croton tiglium* L.）的干燥成熟果实。分布于四川、湖南、湖北、云南、贵州、广西、广东、福建、台湾、浙江、江苏等省区，而以四川省产量最大。果实卵圆形或椭圆形，具 3 棱，长 1.8~2.2cm，直径 1.5~2cm，表面灰黄色至棕黄色，略粗糙，具细小点纹，有纵线 6 条，凹入处常易开裂，顶端平截，常有柱头残基，基部有短小果梗或点状梗痕。3 室，每室有种子 1 粒。种子扁椭圆形，长 1.2~1.5cm，直径 0.7~1.0cm，厚 4~6mm，表面灰棕色至棕色，种皮薄，质硬而脆，胚乳黄白色至黄棕色，富油质；胚乳联合面紧贴两枚菲薄子叶；胚根细小，位于种阜一端。气微，味辛辣。本品外果皮具有星状毛。种仁含巴豆油（croton oil）40%~60%，油中含巴豆树脂，系巴豆醇、甲酸、丁酸及巴豆油酸结合而成的酯，有强烈的致泻作用。此外，含蛋白质约 18%，其中包括一种毒性球蛋白，称巴豆毒素（crotin）。另含有巴豆苷（crotonoside）1%~3.8%、精氨酸、赖氨酸、解脂酶及一种类似蓖麻碱的生物碱。巴豆油中含有辅致癌物，为无色树脂状物。巴豆煎剂或巴豆油剧烈刺激肠壁，引起强烈的蠕动而峻泻；巴豆煎剂对金黄色葡萄球菌、流行性感冒杆菌、白喉杆菌、铜绿假单胞菌有一定的抗菌作用。本品味辛，性热；有大毒。生品外用蚀疮，用于恶疮疥癣、疣痣。巴豆炮制加工品巴豆霜有峻下积滞、逐水消肿、豁痰利咽功能。用于寒积停滞、胸腹胀痛、腹水肿胀、喉痹。内服用量 0.1~0.3g，孕妇忌服，不宜与牵牛子同用。

吴茱萸　Euodiae Fructus

本品为芸香科的吴茱萸 [*Euodia rutaecarpa*（Juss.）Benth.]、石虎 [*E. rutaecarpa*（Juss.）Benth. var. *officinalis*（Dode）Huang]、疏毛吴茱萸 [*E. rutaecarpa*（Juss.）Benth. var. *bodinieri*（Dode）Huang] 干燥将近成熟的果实。吴茱萸的栽培历史约为三百年，主产于贵州、云南、湖南、广西、陕西、浙江等省区。此外，江西、湖北、安徽、福建等省亦产。果实呈球形或略呈五角状扁球形，直径 2~5mm。表面暗黄绿色至褐色，粗糙，有多数点状突起或凹下的油点。顶端有五角星状的裂隙，基部残留被有黄色茸毛的果梗。质硬而脆，横切面可见子房 5 室，每室有淡黄色种子 1 粒。气芳香浓郁，味辛辣而苦。含生物碱，主要为吲哚类生物碱和喹诺酮类生物碱，包括吴茱萸碱（evodiamine）、吴茱萸次碱（rutaecarpine）、吴茱萸卡晶碱（evocarpine）等，还有 dl-脱氧肾上腺素、环磷酸鸟苷、dl-去甲基乌药碱（higenamine）、N-甲基酰胺（N-methylanthranylamide）、辛内弗林（synephrine）等生物碱。此外，还含有苦味素和挥发油成分。本品有抗炎、解热、镇痛、利尿、抗病原微生物等药理作用。本品性热，味辛、苦；有小毒。能散寒止痛，降逆止呕，助阳止泻。用于厥阴头痛，寒疝腹痛，寒湿脚气，经行腹痛，脘腹胀痛，呕吐吞酸，五更泄泻。用量 2～5g。外治口舌生疮、湿疹等症。本品辛热燥烈，易耗气动火，故不宜多用、久服。阴虚有热者忌用。

积实　Aurantii Fructus Immaturus

本品为芸香科植物酸橙（*Citrus aurantium* L.）及其栽培变种或甜橙（*C. sinensis* Osbeck）的干燥幼果。分布于甘肃、陕西、湖北、湖南、江西、江苏、浙江、广东、贵州、广西、四川、云南等省区。本品呈半球形，少数为球形，直径 0.8～3.0cm。外表皮灰绿色、黑绿色或暗棕绿色，粗糙，具颗粒状突起和皱纹，顶端有明显的花柱残迹和果梗痕。横切面中果皮略隆起，黄白色或黄褐色，厚 0.3～1.2cm。边缘有油室 1～2 列，瓢囊棕褐色。质坚硬，气清香，味苦，微酸。其主要成分包括挥发油、黄酮类、香豆素类和少量的生物碱等。含辛弗林（synephrine）和 N-甲基酪胺（N-methyltyramine），另含橙皮苷（hesperidin）、新橙皮苷（neohesperidin）、柚皮苷（naringin）、野漆树苷（rhoifolin）和忍冬苷（lonicerin）等黄酮苷化合物及维生素 C 等。本品性微寒，味苦、辛、酸。能破气，化痰，消积，除痞。用于积滞内停，痞满胀痛。用量 3～10g。积实能缓解乙酰胆碱或氯化钡所致的小肠痉挛，可使胃肠收缩节律增加；积实能使胆囊收缩、奥狄括约肌张力增加；积实有抑制血栓形成的作用；积实具有抗溃疡作用；积实煎剂或酊剂静脉注射对动物体外心脏有强心作用，积实注射液静脉注射能增加冠状动脉、脑、肾血流量，降低脑、肾血管阻力，积实煎剂及积壳的乙醇提取液给麻醉犬、兔静脉注射有明显的升高血压作用。

积壳　Aurantii Fructus

本品为芸香科植物酸橙（*Citrus aurantium* L.）及其栽培变种的干燥未成熟果实。产于江西、四川、湖北、贵州等省，多系栽培。7月果皮尚绿时采收，自中部横切成两半，呈半球形，直径 3～5cm。外表面棕红色、棕褐色或棕黄色，粗糙或稍粗糙，散有众多凹下的小孔，凹环少数明显或不明显或无，花柱基痕直径 1～2mm。横剖面果肉黄棕色，厚 6～10mm，较光滑，边缘稍向外翻，散布维管束，边缘有棕褐色或棕黄色油点 1～2 列；质坚硬，不易折断。瓢囊 10～12 瓣，少数至 15 瓣，囊内有种子数粒，中心柱直径 0.7～1.1cm。酸橙积壳原药材，轴坚实，具一圈断续环列、突起的维管束点。气微，味苦而后微酸。含挥发油，主要成分为右旋柠檬烯（d-limonene，约 90%）、枸橼醛（citral）、右旋芳樟醇（d-linalool）和邻氨基苯甲酸甲酯等。此外所含新橙皮苷（eohesperidin）、柚皮苷（naringin）、辛弗林（synephrine）、N-甲基酪胺（N-methyltyramnine）等。本品性微寒，味苦、辛、酸。功能理气宽中，行滞消胀。用于胸胁气滞、胀满疼痛、食积不化、痰饮内停、胃下垂、脱肛、子宫脱垂。用量 3～10g。辛弗林和 N-甲基酪胺有升压作用。

苍耳子　Xanthii Fructus

本品为菊科植物苍耳（*Xanthium sibiricum* Patr.）的干燥成熟带总苞的果实。全国各地均有分布。呈纺锤形或卵圆形，长 1～1.5cm。直径 0.4～0.7cm。表面黄棕色或黄绿色，密生有钩状刺，顶端有 2 枚较粗的尖刺，分离或相连，基部有果梗痕。外皮（总苞）质硬而韧，横切面中央有纵隔膜，2 室。各有 1 枚瘦果。瘦果略呈纺锤形，一面平坦，顶端具 1 突起的花柱基，果皮薄，灰黑色，易剥去。具纵纹。种皮膜质，浅灰色或灰绿色，子叶 2，有油性。气微，味微苦。含苍耳苷（strumaroside，约 1.27%）、苍耳醇（xanthanol）、异苍耳醇（isoxanthanol）及脂肪油等。本品有镇痛、抗炎和收缩血管的药理作用。本品性温，味辛、苦；有毒，具有散风寒、通鼻窍、祛风湿的功能。主要用于风寒头痛、鼻塞流涕、鼻渊、风疹瘙痒、湿痹拘挛的治疗，为历代治疗鼻渊及头痛的要药。用量 3～6g。苍耳全草也供药用，治急慢性胃肠炎、菌痢；配石菖蒲、合欢皮可以治疗精神分裂症。

豆蔻　Amomi Fructus Rotundus

本品为姜科植物白豆蔻（*Amomum kravanh* Pire ex Gagnep.）或爪哇白豆蔻（*A. compactum* Soland ex Maton.）的干燥成熟果实。按产地不同分为“原豆蔻”和“印尼白蔻”。白豆蔻由柬埔寨、泰国、越南、缅甸等国进口，海南省和云南南部有少量栽培。爪哇白豆蔻多由印度尼西亚进口，海南省和云南南部有少量栽培。原豆蔻略呈圆球形，具不显著的钝三棱，直径约 1.2～1.7cm。外皮黄白色，光滑，具隆起的纵纹 25～32 条，一端有小突起，一端有果柄痕；两端的棱沟中常有黄色毛茸。果皮轻脆，易纵向裂开，内分 3 室，每室内含种子约 10 粒，集结成团，习称“蔻球”。种子呈不规则多面体，背面略隆起，直径 3～4mm。表面暗棕色，有皱纹，并被有残留的假种皮。气芳香，味辛辣略似樟脑。印尼白蔻个略小，表面黄白色，有的微显紫棕色。果皮较薄，种子瘦瘪。气味较弱。本品含挥发油，原豆蔻油中主成分为 1，8-桉油精（1，8-cineole）、α-蒎烯及 β-蒎烯、丁香烯等；印尼白蔻油中主成分为 1，8-桉油精、葛缕酮（carvone）、α-松油醇（α-terpineol）等。还含有皂苷、色素及脂肪油等。本品性温，味辛。能化湿消痞，行气温中，开胃消食。具有抑菌、平喘、芳香健胃、祛风等药理作用。用于食欲缺乏、胸闷恶心、胸腹胀痛等。用量 3～10g。

砂仁　Amomi Fructus

本品为姜科植物阳春砂（*Amomum villosum* Lour.）、绿壳砂（A.*villosum* Lour.var. *xanthioides* T.L.Wu et Senjen）或海南砂（A. *longiligulare* T.L.Wu）的干燥成熟果实。夏、

秋两季果实成熟时采收，晒干或低温干燥。主要分布于广东、广西、云南、四川、福建，多栽培。阳春砂和绿壳砂果实椭圆形或卵圆形，具不明显的三钝棱，长 1.5～2cm，直径 1～2cm。表面棕褐色，密生刺状突起，顶端有花被残基，基部具果梗痕，或连有总果柄，果皮薄易纵向撕裂，内表皮淡棕色，可见明显的纵棱维管束，中轴胎座 3 室，分成 3 瓣，每瓣有种子 5～26 粒，互相黏结成块。种子呈不规则多面体，直径 2～3mm；红棕色至深棕色，外面具淡棕色膜质假种皮。种子质坚硬，种仁黄白色。气芳香而浓烈，味辛凉、微苦。海南砂呈长椭圆形或卵圆形，有明显的三棱，长 1.5～2cm，直径 0.8～1.2cm。表面被片状、分枝的软刺，基部具果梗痕。果皮厚而硬。种子团较小，每瓣有种子 3～24 粒；种子直径 1.5～2mm。气味稍淡。种子含挥发油，照 2010 版《中国药典》挥发油测定法测定，阳春砂、绿壳砂种子团含挥发油不得少于 3.0%（ml/g）；海南砂种子团含挥发油不得少于 1.0%（ml/g）。油中含乙酸龙脑酯（bornyl acetate）53.9%、樟脑 16.55%、樟烯 9.55%、柠檬烯（limonene）8.78%、β-蒎烯（β-pinene）4.13%、α，β-金合欢烯（α，β-farnesene）、β-榄香烯（β-elemene）、γ-榄香烯（γ-elemene）、甲酸龙脑酯（bornyl formate）等成分。尚含黄酮类成分。本品性温，味辛；能化湿开胃、温脾止泻、理气安胎。用于脾胃虚寒、食积不消、呕吐泄泻、妊娠恶阻、胎动不安。用量 3～6g。

第二节　种子类生药

种子类（semen）生药大多采用完整的种子，少数用种皮、种仁或以附属物假种皮入药。

一、性状鉴定

通常要注意观察种子的形状、大小、颜色，还要注意种子的表面特征，如种脐、种脊、合点和珠孔的位置及形状，各种纹理、突起、毛茸和种阜的有无，纵、横切面，质地及气味等。剥去种皮后，注意有无胚乳。一般无胚乳种子的内胚乳仅为一层透明膜状物，子叶发达；有胚乳种子的内胚乳有的富油质，有的角质样，子叶富油质或粉性。

二、显微鉴定

种子类生药的显微鉴别特征主要在种皮，种皮的构造因植物的种类而异，因而常可找出其在鉴定上具有重要意义的特征。

种皮是种子的外包被，常由黏液细胞层、厚壁细胞层、色素层、油细胞层、营养层中的一种或数种组织组成。多数种皮的表皮为 1 列薄壁细胞，有的可见气孔，有的则部分或全部分化为非腺毛；有的表皮有薄壁细胞和单个或成群地散布着石细胞，也有全部为石细胞；有的表皮细胞中含有色素。有的表皮为黏液细胞层、有些种皮的表皮为 1 层含黏液质的细胞，有的为栅状细胞层，豆科植物种子的表皮常由窄长而增厚的栅状细胞组成，径向紧密排列，横切面在中部偏外侧可见折光率较强的光辉带，称为"亮纹"。十字花科某些种子外种皮的最内层亦为栅状细胞层，除外平周壁较薄外，其余细胞壁均强烈增厚。表皮以下的组织，除上述栅状细胞外，某些茄科植物种子的表皮细胞，其垂周壁及内壁强烈增厚而形成研钵状的石细胞层。姜科植物的内种皮为一层排列整齐的小形石细胞，其内壁特厚而外壁很薄，外侧细胞腔中含硅质块。亚麻子的内种皮外层亦由一列小型石细胞组成。还有油细胞层，含挥发油的种子，其种皮中常有一层形状较大的含油细胞。有颜色的种子，其种皮的某一层中必定含有色素，除表皮细胞可含色素外，有的色素沉着于表皮细胞壁，如颠茄、莨菪、大豆；而亚麻子、豆蔻、芥子，则色素存在于种皮内侧的一至数层细胞中；车前子的色素存在于种皮的内表皮。

胚乳通常是由含营养物质的薄壁细胞组成，有时细胞中还含有淀粉粒、草酸钙结晶。有的胚乳细胞壁含有多量的半纤维素，壁增厚，遇水易膨胀；有时可见纹孔和胞间连丝，如马钱子。如果有内外胚乳，则两种胚乳细胞的形状和内含物可能不同，如豆蔻、槟榔。有少数种子部分种皮和外胚乳或仅外胚乳嵌入内胚乳形成特殊花纹的错入组织，如槟榔、肉豆蔻。在无胚乳种子中，子叶常较肥厚而大，细胞中常含多量的营养物质；在有胚乳种子中，子叶常较菲薄而小，其构造与叶相似而较简单。胚的其他部分一般由薄壁细胞组成。

种子类生药的显微鉴定，通常须做横切片和纵切片。横切片要通过种子中部，纵切片要通过种脐，如果有种脊应同时通过种脊。种子的外胚乳、内胚乳或子叶细胞的形状，细胞壁的增厚状况，以及所含脂肪油、糊粉粒或淀粉粒的形状、大小及构造常依植物种类而异，在生药鉴定中有着重要意义。

*马钱子　　Strychni Semen

（英）Nux Vomica

【来源】　本品为马钱科植物马钱（*Strychnos nux-vomica* L.）的干燥成熟种子。

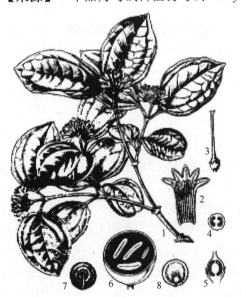

图 12-5　马钱（番木鳖）的植物图

1. 花枝；2. 花冠展开示雄蕊；3. 花萼和雌蕊；4. 子房横切面；5. 子房纵切面；6. 果实横切；7. 种子外形；8. 种子横切

【植物形态】　常绿乔木，高 10～13m。叶对生，具柄；叶片广卵形，全缘，革质，有光泽，主脉 5 条，稀 3 条；聚伞花序顶生；花小，白色，近无梗。浆果球形，成熟时橙色，表面光滑。种子纽扣状圆板形，密被银色茸毛，种柄生于一面的中央（图 12-5）。

【采制】　9～10 月摘取成熟果实，取出种子，洗净附着的果肉，晒干。

【产地】　主产于印度、越南、缅甸、泰国、斯里兰卡。多进口，销全国。

【性状】　呈纽扣状圆板形，常一面隆起，一面稍凹下，直径 1.5～3cm，厚 0.3～0.6cm，表面密被灰棕或灰绿色绢状茸毛，由中央向四周呈辐射状排列，有丝样光泽。边缘稍隆起，较厚，有微突起的珠孔，底面中心有突起的圆点状种脐。质坚硬，平行剖面可见淡黄色胚乳，角质状，子叶心形，叶脉5～7条。气微，味极苦（图12-6）。

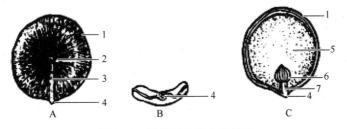

图12-6　马钱子外形和剖面图

A. 外形；B. 横切面；C. 纵切面

1. 种皮；2. 种脐；3. 棱线（非种脊）；4. 珠孔；5. 胚乳；6. 子叶；7. 胚根

【显微特征】

（1）横切面　种皮表皮细胞分化成单细胞毛，向一方斜伸，长500～1100μm，毛基部膨大，似石细胞状，壁极厚，强烈木化，有纵长扭曲的纹孔，毛的体部有约10条肋状木化增厚，胞腔断面观类圆形。种皮内层为颓废的棕色薄壁细胞。内胚乳细胞壁厚约25μm，隐约可见胞间连丝，细胞中含脂肪油滴及糊粉粒（图12-7）。

（2）粉末　灰黄色。

1）表皮非腺毛单细胞，多断裂，完整者长达1.1mm，直径25～63μm，壁强烈木化，基部似石细胞状顶端钝圆，有5～18条脊状增厚，易纵裂成裂片，宛如纤维。

2）内胚乳细胞壁较厚，隐约可见极细密的孔沟，有的胞间层呈细波状弯曲，内含脂肪油滴、糊粉粒。此外有色素层（种皮内层细胞）（图12-8）。

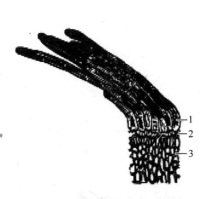

图12-7　马钱子（种子）横切面

1. 表皮；2. 颓废的种皮细胞；3. 胚乳

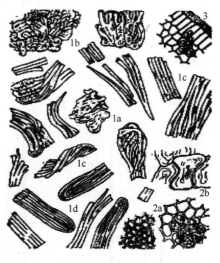

图12-8　马钱子粉末

1a. 非腺毛基部；1b. 非腺毛底面观；1c. 非腺毛中部裂片；
1d. 非腺毛顶端；2a. 内胚乳细胞内含物及胞间连丝；
2b. 内胚乳细胞壁极厚；3. 色素层

【化学成分】　富含吲哚类生物碱，总碱含量约 3%～5%，其中主为士的宁（番木鳖碱，strychnine）含量约 1.23%，为主要活性成分，马钱子碱（brucine）约 1.55%，并含多种微量生物碱，如 α-可鲁勃林与 β-可鲁勃林（α-colubrine，β-colubrine）、异番木鳖碱（isostrychnine）等。此外尚含番木鳖苷（loganin）、绿原酸（chlorogenic acid）、脂肪油、蛋白质等。

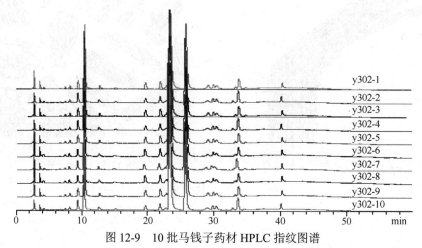

士的宁　　　　R=R$_1$=H
马钱子碱　　　R=R$_1$=OCH$_3$
α-可鲁勃林　R=H R$_1$=OCH$_3$
β-可鲁勃林　R=OCH$_3$ R$_1$=H

【理化鉴定】

（1）薄层鉴别　　取粉末 0.5g，加三氯甲烷-乙醇（10∶1）混合液 5ml 与浓氨试液 0.5ml，密塞，振摇 5min，放置 2h，滤过，滤液作供试品。另取士的宁与马钱子碱，加三氯甲烷溶解，制成每 1ml 含 2mg 的混合液，作对照品溶液。吸取上述两种溶液各 10μl，分别点于同一硅胶 G 薄层板上，以甲苯-丙酮-乙醇-浓氨水试液（4∶5∶0.6∶0.4）为展开系统展开，取出晾干，喷以稀碘化铋钾试液。供试品色谱中，供试品在与对照品相应的位置上，显相同的颜色斑点。

（2）高效液相色谱　　取本品粉末 1.5g，精密称定，置具塞容量瓶中，加甲醇-水-浓盐酸（50∶50∶1）50ml，超声提取 30min，冷却后补足损失质量，取上清液用 0.45μm 微孔滤膜滤过，作为供试品溶液。用士的宁及马钱子碱作对照。色谱条件：选用 Kromasil KR100-5 C$_{18}$ 色谱柱（250mm×4.6mm，5μm），检测波长 254nm，流动相为乙腈（B）-0.2% 三乙胺-0.2%乙酸水溶液（A），线性梯度洗脱：0 时 8%∶92%，30min 时 17%∶83%，60min 时 60%∶40%，流速 1ml/min。分别吸取对照品溶液与供试品溶液各 10μl，注入液相色谱仪，测定，即得（图 12-9，图 12-10）。

图 12-9　10 批马钱子药材 HPLC 指纹图谱

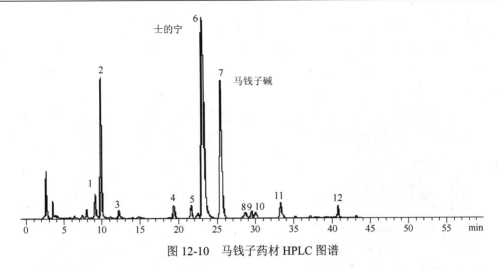

图 12-10　马钱子药材 HPLC 图谱

【含量测定】　2010 版《中国药典》规定，照高效液相色谱法测定，本品按干燥品计算，含士的宁（$C_{21}H_{22}N_2O_2$）应为 1.20%～2.20%，马钱子碱（$C_{21}H_{22}N_2O_4$）不得少于 0.80%。

【药理作用】

1）士的宁对整个中枢神经都有兴奋作用。

2）马钱子总碱对原发性及继发性关节炎具有较好疗效。

3）马钱子碱有显著的镇痛作用。

4）抗肿瘤作用。

5）士的宁与马钱子碱均有毒性：成人一次服 5～10mg 的士的宁可致中毒，30mg 死亡，死亡原因是由于强直性惊厥反复发作造成衰竭与窒息。

【功效】　性温、味苦；有大毒。能通络止痛、散结消肿。用于风湿顽痹，麻木瘫痪，跌打损伤、骨折肿痛，痈疽疮毒，咽喉肿痛。用量 0.3～0.6g，炮制后入丸散用。不宜多服久服及生用；孕妇禁用。

*槟榔　Arecae Semen

（英）Areca

【来源】　本品为棕榈科植物槟榔树（*Areca catechu* L.）的干燥成熟种子。

【植物形态】　常绿乔木，高 10～18m。不分枝，叶脱落后，茎上形成明显的环纹。羽状复叶；叶轴三棱形；小叶片线形或披针状线形。肉穗花序生于叶鞘束下，多分枝，排成圆锥状，基部有黄绿色佛焰苞状大苞片，花后脱落；花单性雌雄同株。坚果卵圆形或长圆形，有宿存花被片，熟时橙黄色。每年开花 2 次，花期 3～8 月，冬花不结果，果期 12 月至翌年 2 月（图 12-11）。

【采制】　春末至秋初采收成熟果实，用水煮后，低温烘干，剥去果皮，取出种子，再干燥。

【产地】　主产于海南、云南、广东、台湾等省。

【性状】　种子呈扁球形或圆锥形，高 1.5～3.5cm，底部直径 1.5～3cm。表面淡黄棕色或淡红棕色，具稍凹下的网状沟纹，底部中央有圆形凹陷的种孔，其旁边有 1 个新月形或三角形的疤痕状种脐，质坚硬，不易破碎，断面可见棕色种皮与白色胚乳相互交错的大理石样花纹。气微，味涩、微苦（图 12-12）。

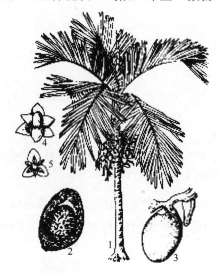

图 12-11　槟榔的植物图

1. 植株；2. 果实纵剖面；3. 果实；4. 雌花；5. 雄花

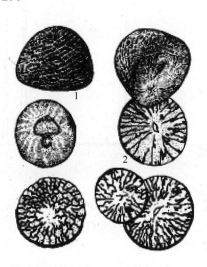

图 12-12　槟榔药材图

1. 药材；2. 饮片

【显微特征】

（1）横切面　种皮组织分内、外两层，外层为数列切向延长的扁平石细胞，内含红棕色物，石细胞形状、大小不一，常有细胞间隙；内层为数列薄壁细胞，内含棕红色物，并散有少数维管束。外胚乳较狭窄，种皮内层与外胚乳常插入到内胚乳中，形成错入组织。内胚乳细胞多角形，近无色，壁厚，具大型纹孔，细胞内含脂肪油滴及糊粉粒（图 12-13）。

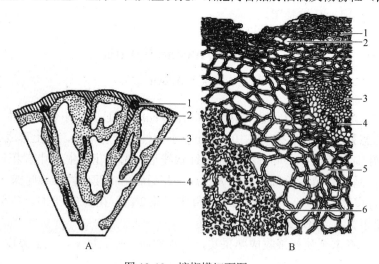

图 12-13　槟榔横切面图

A 简图：1. 种皮维管束；2. 种皮；3. 外胚乳；4. 内胚乳

B 详图：1. 种皮细胞；2. 薄壁细胞；3. 韧皮部；4. 木质部；5. 外胚乳；6. 内胚乳

（2）粉末　　　红棕色至淡棕色。

1）内胚乳碎片众多，近无色，完整细胞呈不规则多角形或类方形，胞间层不明显，细胞壁半纤维素性，厚 6～11μm，有类圆形大纹孔。

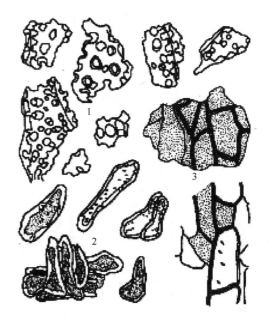

2）种皮石细胞纺锤形、长方形、多角形或长条形，直径 24～64μm，壁不厚，有的内含红棕色物。

3）外胚乳细胞长方形、类多角形，内含红棕色或深棕色物。

4）糊粉粒直径 5～40μm，含拟晶体 1 粒（图 12-14）。

【化学成分】　　含生物碱 0.3%～0.6%，主要为槟榔碱（arecoline）、槟榔次碱（arecaine）、去甲槟榔碱（guvacoline）、去甲槟榔次碱（guvacine）、异去甲槟榔次碱等，均与鞣酸结合存在；另含鞣质 15%，脂肪油 14%，槟榔红色素（areca-red）等。

图 12-14　槟榔粉末图

1. 内胚乳细胞；2. 种皮石细胞；3. 外胚乳细胞

槟榔碱

【理化鉴定】

（1）薄层鉴别　　取本品粉末 1g，加乙醚 50ml，再加碳酸盐缓冲液（取碳酸钠 1.91g 和碳酸氢钠 0.56g，加水使溶解成 100ml，即得）5ml，放置 30min，时时振摇，加热回流 30min，分取乙醚液，挥干，残渣加甲醇 1ml 使溶解，置具塞离心管中，静置 1h，离心，取上清液作为供试品溶液。另取槟榔对照药材 1g，同法制成对照药材溶液。再取氢溴酸槟榔碱对照品，加甲醇制成每 1ml 含 1.5mg 的溶液，作为对照品溶液。吸取上述三种溶液各 5μl，分别点于同一硅胶 G 薄层板上，以环己烷-乙酸乙酯-浓氨试液（7.5∶7.5∶0.2）为展开剂，置氨蒸气预饱和的展开缸内，展开，取出，晾干，置碘蒸气中熏至斑点清晰。供试品色谱中，在与对照药材色谱和对照品色谱相应的位置上，显相同颜色斑点。

（2）高效液相色谱　　取本品粗粉约 8g，精密称定，置具塞锥形瓶中，加乙醚 80ml，振摇后加氨试液 4ml，振摇 10min，加无水硫酸钠 10g，振摇 5min，静置，沉淀，分取乙醚液，置分液漏斗中，残渣用乙醚洗涤 3 次，每次 10ml，合并醚液，加滑石粉 0.5g，振摇 3min，加水 2.5ml，振摇 3min，静置，至上层醚液澄清时，分取醚液，水层用少量乙醚洗涤，合并醚液，50℃水浴挥干乙醚，二氯甲烷溶解并定容至 10ml，取 5ml 加 0.01mol/L

硫酸溶液，离心，取上清液进样即得（图 12-15）。

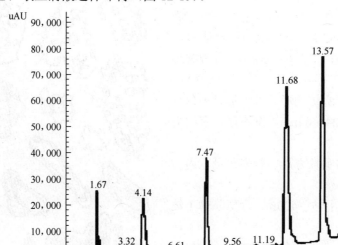

图 12-15　槟榔药材 HPLC 图谱

【含量测定】　2010 版《中国药典》规定，照高效液相色谱法测定，本品按干燥品计算，含槟榔碱（$C_8H_{13}NO_2$）计，不得少于 0.20%。

【药理作用】　抗真菌、细菌和病毒的作用；抗老化的作用；降低胆固醇作用；抗氧化作用；抗抑郁作用。

【功效】　性温，味苦、辛。杀虫消积，行气、利水、截疟。用于治疗蛔虫病、绦虫病、蛲虫病、姜片虫病，食积气滞，脘腹胀痛，水肿脚气，疟疾等病证。用量 3～10g。驱绦虫、姜片虫 30～60g。

王不留行　Vaccariae Semen

本品为石竹科植物麦蓝菜［*Vaccaria segetalis*（Neck.）Garcke］的干燥成熟种子。资源丰富，主产于河北、山东、辽宁、黑龙江等地，以产于河北邢台者质优。种子呈圆球形，直径 1.5～2mm。表面黑色，少数为棕红色，微有光泽。置放大镜下观察，种皮外有均匀分布的颗粒状突起，有淡色圆点状种脐，下陷，一侧有一带状浅沟。质硬，胚乳白色，胚弯曲成环，子叶 2 片。无臭，味微涩苦。以粒均匀、饱满、色黑者为佳。含王不留行皂苷（vacsegoside），水解生成王不留行次皂苷（vaccaroside）、王不留行黄酮苷（vaccarin）、棉子糖等。本品性平，味苦。能活血通经、催生下乳、消肿敛疮。用于妇女闭经、乳汁不通、难产、血淋、痈肿。用量 5～10g。不良反应：有报道内服王不留行煎剂致光敏性皮炎 1 例，临床表现为日光下引起面部、眼睛及双手明显水肿性皮炎，经对症处理恢复。

苦杏仁　Armeniacae Semen Amarum

本品为蔷薇科植物山杏（*Prunus armeniaca* L.var. *ansu* Maxim.）、西伯利亚杏（*P.*

sibirica L.）、东北杏［*P. mandshurica*（Maxim.）Koehne］或杏（*P. armeniaca* L.）的干燥成熟种子。主产于北方，以内蒙古东部、辽宁、河北、吉林产量大。种子扁心形，长 1～1.9cm，宽 0.8～1.5cm，厚 0.5～0.8cm。表面黄棕色至红棕色，种孔位于尖端；近尖端边缘有短线形种脐，钝圆一端较肥厚，有椭圆形合点，种脐与合点间有线形种脊，自合点散出数条深棕色脉纹。种皮与胚乳薄，子叶 2 枚，肥厚，富油质，胚根介于子叶的尖端。气微，与水共研可产生苯甲醛气味；味苦。含苦杏仁苷（amygdalin）3%，脂肪油 50%，主为 α-桐油酸，并含苦杏仁酶（emulsin），包括：苦杏仁苷酶（amygdalase）、樱叶梅（prunase）、醇腈酶（oxynitrilase），以及可溶性蛋白质。苦杏仁苷经酶解或酸水解后产生少量氢氰酸，能轻度抑制呼吸中枢而起镇咳平喘作用。过量中毒，成人服至 60g 即可能致死。因苦杏仁苷口服后易在胃肠道内分解出氢氰酸，故毒性比静脉注射大。苦杏仁油对蛔虫、钩虫及伤寒杆菌、副伤寒杆菌有抑制作用。本品性微温，味苦，有小毒。能降气止咳平喘，润肠通便，用于咳嗽气喘、胸满痰多、肠燥便秘。凡阴亏、郁火者，则不宜单味药长期内服，如肺结核、支气管炎、慢性肠炎、干咳无痰等症禁忌单味药久服。用量 5～10g，内服不宜过量。

决明子　Cassiae Semen

本品为豆科植物决明（*Cassia obtusifolia* L.）或小决明（*C. tora* L.）的干燥成熟种子。秋季采收成熟果实，晒干、打下种子，除去杂质。前者全国各地均有栽培，后者主产广西、云南。决明种子呈菱方形，一端平截，另端斜尖，长 3～7mm，宽 2～4mm，表面棕绿色或暗棕色，平滑，有光泽，种脐位于尖端处，背腹面各有 1 条棕色棱线，棱线两侧各有 1 条斜向对称的线形凹纹；小决明种子短圆形，长 3～5mm，宽 2～3mm，棱线两侧有浅黄棕色带；质坚硬；气微、味微苦。主含蒽醌衍生物大黄酚、大黄素、芦荟大黄素、大黄酸、大黄素甲醚、钝新素（obtusin）、钝叶素（obtusifolin）及其苷类。小决明种子尚含红镰霉素（rubrofusarin）、去甲红镰霉索（norrubrofusarin）、红镰霉素-6-β-龙胆二糖苷（rubrofusarin-6-β-gentiobioside）及决明子内酯（toralactone）。性微寒，味甘、苦、咸。能清热明目、润肠通便；用于目赤涩痛，羞明多泪，头痛眩晕，目暗不明，大便秘结，用量 9～15g。水煎液及乙醇浸液对麻醉猫、狗、兔均有降压作用，有降血清胆甾醇的作用，说明决明子还有降血压、降血脂的作用；决明子的醇浸出液除醇后，对金黄色葡萄球菌、白色葡萄球菌、橘色葡萄球菌、白喉杆菌、伤寒杆菌、副伤寒杆菌、巨大芽孢杆菌及大肠杆菌均有抑制作用。

第十三章

全草类生药

全草（herb）类生药即草类药材，大多为草本植物的地上部分，主要为带叶的茎枝，如广藿香、薄荷等；少数带有花和果实，如荆芥、老鹤草等；亦有的带有根，如蒲公英、紫花地丁等；或为肉质茎，如肉苁蓉等；或是小灌木的枝梢，如麻黄等。

一、性状鉴定

全草类生药的观察，应按其所包括的器官，如茎、叶、花、果实、种子等分别观察。此外，这类药材常因采收加工、包装或运输而皱缩、破碎，如果有完整的叶、花，可以在水中浸泡后展开进行观察。此类器官在观察时应注意之处，多数已在前面各章中分别讲到，不再重复。现将草质茎在观察时应注意之处分别叙述如下。

（一）形状

茎通常呈圆柱形或方柱形，如薄荷。

（二）颜色

新鲜的茎通常是绿色的，但也有带紫色或其他颜色的，如荆芥茎表面紫红色。颜色因久储或日晒后常常变为黄色，有效成分也减少。

（三）表面

茎的表面因植物种类不同而不同，有的平滑无毛，如石斛；有的被毛，如广藿香。并常因干燥时皱缩而呈纵走的棱线和沟纹。

（四）横切面

本类生药的茎通常都是草质茎，木质部不发达。髓部通常疏松，有的形成空洞。

二、显微鉴定

（一）双子叶植物草质茎的内部构造

自外向内可分为表皮、皮层、维管柱鞘、维管束及髓5部分。

1）表皮细胞通常1列，横切面观细胞长方形、扁平、排列整齐、无细胞间隙。观察时应注意有无毛茸、气孔、角质层、蜡被等附属物。

2）皮层主要由薄壁细胞组成，可分为外皮层、皮层基本组织和内皮层。其靠近表皮部分的细胞常具叶绿体。有的具厚角组织（排列成环形，或分布在茎的棱角处）。观察时应注意有无纤维、石细胞、分泌组织等。

3）维管柱鞘，也叫中柱鞘，为1列或多列细胞组成，常为厚壁组织，由于维管束次生构造的加粗，常断裂成为不连续的环。

4）维管柱在维管柱鞘内方，排列成环。多数双子叶植物草质茎中维管柱的结构与木质茎内部构造相似，为无限外韧维管束环状排列，亦有双韧维管束。大多数草本植物茎维管束的束间距较大，呈环状排列。

5）髓位于茎的中央，有时破碎成空洞。双子叶植物草质茎组织构造的显著特点之一就是髓部极为发达，即所占的比例较大。

（二）单子叶植物草质茎的内部构造

单子叶植物草质茎最外为表皮，向内为基本薄壁组织，多数有限外韧维管束散生其中，无皮层和髓及髓射线之分。观察时应注意有无厚壁组织、草酸钙晶体及分泌组织等。

值得注意的是，全草类生药主要是由草本植物的全株或地上的某些器官直接干燥而成，因此，其原植物的分类鉴定尤为重要，原植物的特征可反映该药材的性状特征。此外，这类药材常因采收加工、包装或运输而皱缩、破碎，如有完整的叶、花，可在水中浸泡后展开进行观察。

*麻黄　Ephedrae Herba

（英）Ephedra Herba

【来源】　为麻黄科植物草麻黄（*Ephedra sinica* Stapf）、中麻黄（*E. intermedia* Schrenk et C. A. Mey.）或木贼麻黄（*E. equisetina* Bge.）的干燥草质茎。秋季采割绿色的草质茎，晒干。

【植物形态】

（1）草麻黄　　草本状小灌木，高20～40cm。木质茎短或成匍匐状，草质茎直立，少有分枝，有不明显的细纵槽纹。鳞叶膜质，上部2裂，裂片锐三角状，反曲，下部1/3～2/3合生成鞘状。雌雄异株，雄球花多成复穗状，雌球花单生，苞片4对，仅先端1对苞片内各有1雌花，雌花成熟时苞片增大，肉质红色，内含种子常2粒。花期5～6月；种子8～9月成熟。

（2）中麻黄　　形态与上种相似，主要区别为：木质茎直立或斜长；鳞叶上部3裂

（稀 2 裂），裂片钝三角状，下部约 2/3 合生；雄球花数个簇生于节上，雌球花 2、3 个对生或轮生于节上；种子 3 粒或 2 粒。

（3）木贼麻黄　　与草麻黄的主要区别为：植株可高达 1m，木质茎粗长，直立，节间短；鳞叶 2 裂，下部约 3/4 合生，裂片短三角形；雄花球多单生或 3、4 个集生于节上，雌球花常 2 个对生于节上；种子通常 1 粒（图 13-1）。

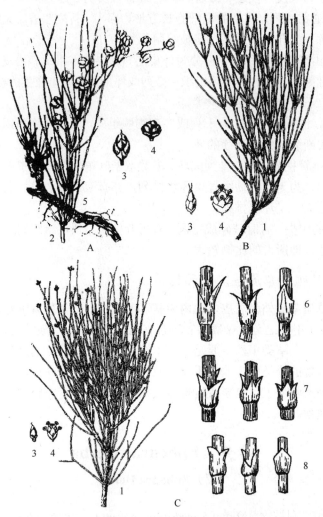

图 13-1　麻黄原植物图

A. 草麻黄；B. 中麻黄；C. 木贼麻黄

1. 成熟雌球花植株；2. 果枝；3. 成熟的雌球花；4. 雄球花；5. 根；6. 草麻黄茎叶；7. 中麻黄茎叶；8. 木贼麻黄茎叶

【采制】　9～10 月割取草质茎，通风处晾至七、八成干时再晒干。如曝晒、高温烘干则色变黄，受霜冻则色变红，均会降低麻黄总生物碱的含量，影响质量。

【产地】　草麻黄主产于内蒙古、陕西、河北、吉林、辽宁、河南、山西、宁夏、甘肃、新疆等地。中麻黄主产于甘肃、青海、内蒙古、吉林、辽宁、河北、山东、山西、陕西、宁夏、新疆等地。木贼麻黄主产于山西、河北、内蒙古、陕西、宁夏、甘肃、青海、新疆等地。草麻黄产量大，中麻黄次之，两者多混用，木贼麻黄产量小。传统认为山西产者质量佳。

【性状】

（1）草麻黄 茎呈细长圆柱形，少分枝，直径 1～2mm，有的带少量棕色木质茎。表面淡绿色至黄绿色，有浅纵棱，触之微有粗糙感。节明显，节间长 2～6cm，节上有膜质鳞叶，长 3～4mm，基部 1/3～2/3 合生，裂片 2（稀 3），锐三角状，先端灰白色，反曲，基部筒状，红棕色。体轻，质脆，易折断，断面略呈纤维性，周边黄绿色，髓部红棕色，近圆形。气微香，味涩、微苦。

（2）中麻黄 多分枝，直径 1.5～3mm，有粗糙感。膜质鳞叶长 2～3mm，下部 2/3 合生成鞘状，裂片 3（稀 2），先端锐尖。断面髓部常成三角状圆形。

（3）木贼麻黄 较多分枝，直径 1～2mm，无粗糙感。膜质鳞叶长 1～2mm，下部约 3/4 合生成鞘状，裂片 2（稀 3），先端钝，不反曲。

均以色淡绿、髓心红棕、手拉不脱节、味苦涩者为佳。色变、枯黄、脱节者不可供药用。

【显微特征】

（1）草麻黄茎节间横切面 类圆形，边缘有波状棱脊 18～20 条。表皮细胞外被厚的角质层，两棱脊间有下陷气孔。棱脊处有下皮纤维束。皮层较宽，纤维束散在，薄壁细胞内含叶绿体。中柱鞘纤维束新月形。维管束外韧型，8～10 个，形成层环类圆形，木质部类三角形。髓薄壁细胞壁非木化，常含红棕色块状物，偶有环髓纤维。表皮细胞外壁、皮层薄壁细胞及纤维里均可见草酸钙砂晶或小方晶。

（2）中麻黄茎节间横切面 略成三角状圆形，棱脊 18～28 个。维管束 12～15 个，形成层环类三角形。髓薄壁细胞微木化，环髓纤维较多。

（3）木贼麻黄茎节间横切面 稍呈椭圆形，棱脊 13～14 个。维管束 8～10 个，形成层环类圆形。髓薄壁细胞木化，无环髓纤维。

（4）草麻黄粉末特征 呈淡棕色。表皮细胞类长方形，外壁密布草酸钙砂晶，角质层厚。气孔下陷，保卫细胞呈电话筒状或哑铃形。皮层纤维长，直径 12～24μm，壁厚，壁上密布砂晶，形成嵌晶纤维。螺纹、具缘纹孔导管分子斜面相接，接触面具多数穿孔，形成特殊的麻黄式穿孔板。薄壁细胞中常见红棕色块状物。可见木纤维，偶见石细胞（图 13-2，图 13-3）。

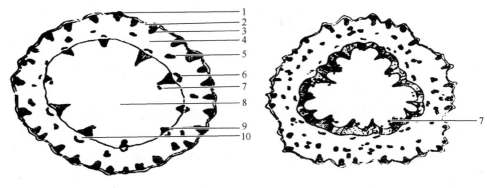

A   B

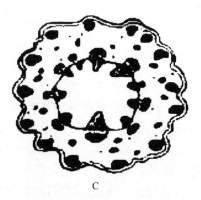

C

图 13-2　麻黄茎横切面简图

A. 草麻黄茎；B. 中麻黄茎；C. 木贼麻黄茎

1. 角质层及表皮；2. 气孔；3. 下皮纤维束；4. 皮层；5. 皮层纤维束；6.中柱鞘纤维束；
7. 环髓纤维；8. 髓；9. 木质部；10. 韧皮部

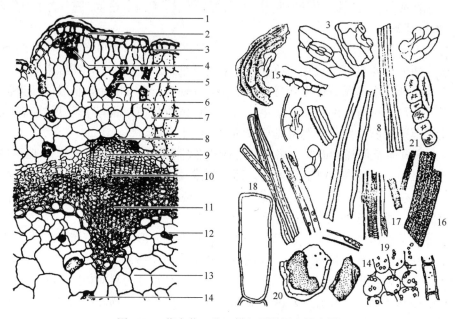

图 13-3　草麻黄（茎）横切面详图和粉末图

1. 角质层；2. 表皮；3. 气孔；4. 下皮纤维束；5. 皮层纤维束；6. 皮层；7. 方晶；8. 中柱鞘纤维；9. 韧皮部；
10. 形成层；11. 木质部；12. 环髓纤维；13. 髓；14. 色素块；15. 表皮碎片（示角质层，表皮细胞外壁
含有砂晶）；16. 嵌晶（砂晶）纤维；17. 导管；18. 木纤维；19. 皮层薄壁细胞（示小方晶和小簇晶）；
20. 髓细胞；21. 石细胞

【化学成分】　含多种有机胺类生物碱，草麻黄的总生物碱含量为 0.48%～1.38%，中麻黄为 1.06%～1.56%，木贼麻黄为 2.09%～2.44%。主要活性成分为 l-麻黄碱（l-ephedrine），在草麻黄与木贼麻黄中的含量约占总碱的 80%左右，中麻黄占 30%～40%；其次为 d-伪麻黄碱（d-pseudoephedrine）及 l-N-甲基麻黄碱（l-N-methylephedrine）、d-N-甲基伪麻黄碱（d-N-methylpseudoephedrine）、l-去甲基麻黄碱（l-norephedrine）、d-去甲基伪麻黄碱（d-norpseudoephedrine）、麻黄次碱（ephedine）等。尚含有噁唑酮类生物碱。从麻黄挥发

油中分离出平喘成分 2，3，5，6-四甲基吡嗪（2，3，5，6-tetramethylpyrazine）和左旋-α-松油醇（l-α-terpineol）。此外，还含有黄酮类化合物、芳香酸类化合物、多糖及鞣质等。麻黄碱具平喘作用，伪麻黄碱具消炎作用。麻黄生物碱主要存在于草质茎髓部。

	R₁	R₂			R₁	R₂
l-麻黄碱（1R，2S）	CH₃	H	d-伪麻黄碱（1S，2S）		CH₃	H
l-甲基麻黄碱	CH₃	CH₃	d-甲基伪麻黄碱		CH₃	CH₃
l-去甲基麻黄碱	H	H	d-去甲基伪麻黄碱		H	H

【理化鉴定】

1）粉末微量升华，得细小针状或颗粒状结晶。

2）取本品粉末 0.2g，加水 5ml 与稀盐酸 1～2 滴，煮沸 2～3min，滤过。滤液置分液漏斗中，加氨试液数滴使呈碱性，再加三氯甲烷 5ml，振摇提取。分取三氯甲烷液，置 2 支试管中，1 管加氨制氯化铜试液与二硫化碳各 5 滴，振摇，静置，三氯甲烷层显深黄色；另 1 管为空白，以三氯甲烷 5 滴代替二硫化碳 5 滴，振摇后三氯甲烷层无色或显微黄色。

3）取本品粉末 1g，加浓氨试液数滴，再加三氯甲烷 10ml，加热回流 1h，滤过，滤液蒸干，残渣加甲醇 2ml 充分振摇，滤过，滤液作为供试品溶液。另取盐酸麻黄碱对照品，加甲醇制成 1ml/mg 的溶液，作为对照品溶液。吸取上述两种溶液各 5μl，分别点于同一硅胶 G 薄层板上，以三氯甲烷-甲醇-浓氨试液（20：5：0.5）为展开剂，展开，取出，晾干，喷以茚三酮试液，在 105℃加热至斑点显色清晰。供试品色谱中，在与对照品色谱相应的位置上，显相同的红色斑点。

4）高效液相色谱　取本品细粉 0.2g，加 1mol/L 盐酸-20%乙醇（1：10）溶液适量，超声提取，滤过，滤液作供试液。用盐酸麻黄碱、盐酸伪麻黄碱和盐酸甲基麻黄碱作对照品。色谱条件：以十八烷基硅烷键合硅胶为填充剂；流动相为乙腈-0.02mol/L 磷酸二氢钠水溶液，流速 1ml/min，柱温 30℃。分别吸取对照品溶液与供试品溶液各 10μl，注入液相色谱仪，测定，即得（图 13-4）。

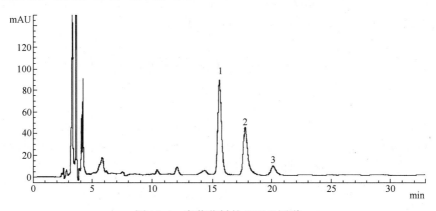

图 13-4　麻黄药材的 HPLC 图谱

1. 盐酸麻黄碱；2. 盐酸伪麻黄碱；3. 盐酸甲基麻黄碱

【含量测定】　2010 年版《中国药典》规定，照高效液相色谱法测定，本品按干燥品计算，含盐酸麻黄碱（$C_{10}H_{15}NO \cdot HCl$）和盐酸伪麻黄碱（$C_{10}H_{15}NO \cdot HCl$）的总量不得少于 0.80%。

【药理作用】

（1）收缩血管、升压作用　　麻黄碱能使外周血管收缩，心收缩力加强，心排血量增加，血压升高，升压作用出现缓慢，而持续时间长。

（2）平喘、抗炎作用　　麻黄碱与伪麻黄碱对支气管平滑肌有松弛作用。甲基麻黄碱可使支气管舒张。麻黄挥发油有明显的祛痰作用。

（3）解热、发汗作用　　麻黄挥发油对正常小鼠有降温作用。麻黄碱对高温环境下的人体，出汗量比未服药者增多，且出汗迅速。

（4）抗病原体作用　　麻黄煎剂对金黄色葡萄球菌、甲型链球菌、乙型链球菌、炭疽杆菌、铜绿假单胞菌、痢疾杆菌、伤寒杆菌均有不同程度的抑制。麻黄挥发油对亚洲甲型流行性感冒病毒有抑制作用。

（5）利尿作用　　以 d-伪麻黄碱的作用最显著。

【功效】　性温，味辛、微苦。能发汗散寒，宣肺平喘，利水消肿。用于风寒感冒、胸闷喘咳、风水浮肿、支气管哮喘。用量 2～10g。此外，麻黄还用作工业生产麻黄碱的原料。

【附注】

1）部分地区作麻黄入药的，除上述 3 种麻黄外，尚有丽江麻黄（E. likiangensis Florin.），分布于云南、贵州、四川等地；单子麻黄（E. monosperma Gmel. ex Mey.），分布于四川、甘肃、新疆等地；西藏中麻黄（E. intermedia var. tibetica Stapf），主产于西藏，但质量次之，应注意区别。

2）麻黄根：为草麻黄或中麻黄的干燥根及根茎。呈圆柱形，略弯曲，长 8～25cm，直径 0.5～1.5cm。表面红棕色或灰棕色，有纵皱纹及支根痕。外皮粗糙，易成片状剥落。根茎具节，节间长 0.7～2cm，表面有横长突起的皮孔。体轻，质硬而脆，断面皮部黄白色，木部淡黄色或黄色，射线放射状，中心有髓。气微，味微苦。不含麻黄碱类成分，含麻黄根素（maokonine），麻黄根碱 A、B、C、D（ephedradine A，B，C，D），及双黄酮类麻黄宁 A、B（mahuannin A，B）。麻黄根碱具显著降压作用。本品性平、味甘。功效与麻黄相反，能止汗，用于体虚自汗，盗汗。用量 3～9g。

*薄荷　Menthae Haplocalycis Herba
（英）Field Mint

【来源】　为唇形科植物薄荷（Mentha haplocalyx Briq.）的干燥地上部分。

【植物形态】　多年生草本，高 10～80cm，全株具香气。茎直立，锐四棱形，有倒生柔毛和腺鳞。单叶对生，叶片椭圆状披针形或卵状披针形，长 3～7cm，边缘具细锯齿，两面有疏柔毛及腺鳞。轮伞花序腋生，萼钟形，先端 5 齿裂；花冠淡紫色，冠檐 4 裂，上裂片先端 2 裂，较大；雄蕊 4；子房 4 裂，花柱着生近子房底部。小坚果卵圆形。花期 7～9 月，果期 10～11 月（图 13-5）。

【采制】　7～8 月割取地上部分（称头刀），供提取挥发油用；10～11 月割取，供药用（称二刀）。采收之前 1～2d 及采收时宜选晴天，收割后晒至七、八成干，捆把，堆放 2～3d（发汗），再摊开晒至全干。

【产地】　野生薄荷分布于全国各地，现已很少。家种薄荷主产于江苏的太仓、南通、海门、东台；浙江的上虞、上海的嘉定、江西的吉安、安徽的宿县、四川的中江、河北的安国等地。湖南、湖北、广东、云南、福建、河南、辽宁等省也有种植或引种。以江苏太仓产薄荷质量最佳，称"苏薄荷"。

【性状】　茎呈方柱形，有对生分枝，长 15～40cm，直径 0.2～0.4cm；表面紫棕色或淡绿色，棱角处具茸毛，节间长 2～5cm；质脆，断面白色，中空。叶对生，叶片皱缩卷曲，完整者展平后呈宽披针形或卵形，长 2～7cm，宽 1～3cm，稀被茸毛，有凹点状腺鳞。轮伞花序腋生，花萼钟状，花冠淡紫色。揉搓后有特殊清凉香气，味辛凉。

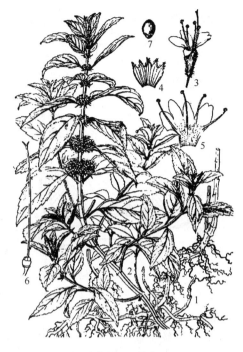

图 13-5　薄荷

1. 茎基及根；2. 茎上部；3. 花；4. 花萼展开；
5. 花冠展开示雄蕊；6. 子房及花柱；7. 果实

【显微特征】

（1）横切面

1）叶：上表皮细胞长方形，下表皮细胞细小扁平，具气孔；上、下表皮凹陷处有大型的扁球形腺鳞，可见少数小腺毛和非腺毛。叶异面型，栅栏组织 1～2 列细胞，海绵组织 4～5 列细胞；叶肉细胞中常含针簇状橙皮苷结晶，栅栏组织的细胞中较多见。主脉上、下表皮内方均有厚角组织。主脉维管束外韧型，木质部导管常 2～6 个排列成行。表皮细胞、一般薄壁细胞及导管中有时可见橙皮苷结晶（图 13-6）。

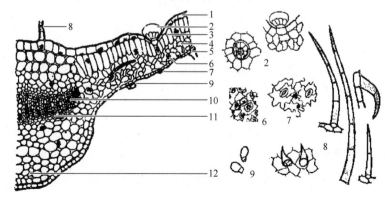

图 13-6　薄荷叶组织及粉末图

1. 上表皮；2. 腺鳞；3. 栅栏组织；4. 海绵组织；5. 下表皮；6. 橙皮苷结晶；7. 气孔；
8. 非腺毛；9. 腺毛；10. 木质部；11. 韧皮部；12. 厚角组织

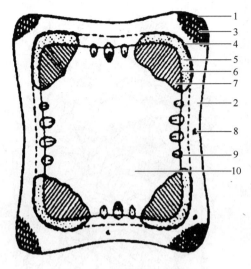

图 13-7　薄荷茎组织图

1. 表皮；2. 皮层；3. 厚角组织；4. 内皮层；5. 韧皮部；
6. 形成层；7. 木质部；8. 橙皮苷结晶；9. 小维管束；10. 髓

2）茎：呈四方形。表皮细胞 1 列，外被角质层，有腺鳞、小腺毛和非腺毛。皮层薄壁细胞数列，细胞间隙大，四棱角处由厚角细胞组成。内皮层明显。韧皮部狭窄；木质部于四棱角处较发达。髓部中心常呈空洞。各部分的细胞内有时可见针簇状橙皮苷结晶（图 13-7）。

（2）粉末　　淡黄绿色，微有香气。

1）腺鳞头部顶面观圆形，侧面观扁球形，分泌细胞 6～8 个，内含淡黄色分泌物；柄极短，单细胞，基部周围表皮细胞 10 余个，呈辐射状排列。

2）小腺毛头部椭圆形，单细胞，直径 15～26μm，内含淡黄色分泌物；柄多为单细胞。

3）完整非腺毛由 1～8 个细胞组成，常弯曲，外壁有细密疣状突起。

4）叶片上表皮细胞表面观不规则形，垂周壁略弯曲；下表皮细胞垂周壁波状弯曲，细胞中常含淡黄色橙皮苷结晶；气孔多为直轴式（图 13-6）。

【化学成分】　新鲜薄荷茎、叶含挥发油 0.8%～1%；干茎、叶含 1.3%～2%。挥发油无色至淡黄色，有薄荷香气，味辛辣清凉。油中主要成分为 l-薄荷醇（薄荷脑 l-menthol）77%～87%，l-薄荷酮（l-menthone）约 10%，乙酰薄荷酯类 3%～6%。此外，还含有异薄荷酮、胡薄荷酮（pulegone）、α-蒎烯（α-pinene）、β-蒎烯（β-pinene）、δ-月桂烯（δ-myrcene）、柠檬烯（limonene），及多种游离氨基酸等。

l-薄荷醇　　　　l-薄荷酮

【理化鉴定】

1）取本品叶的粉末少量，经微量升华得油状物，镜检，有针簇状薄荷醇结晶析出；加硫酸 2 滴及香草醛结晶少量，初显黄色至橙黄色，再加水 1 滴，即变紫红色。

2）薄层色谱：取本品粉末 0.5g，加石油醚 5ml，密塞，振摇数分钟，放置 30min，滤过，滤液作为供试品溶液。另取薄荷脑 2mg，溶于 1ml 石油醚，制成对照品溶液。分别点于同一硅胶 G 薄层板上，以苯-乙酸乙酯（19：1）为展开剂，展开，取出，晾干，喷以香草醛硫酸试液-乙醇（1：4）的混合溶液，在 100℃加热。供试品在与对照品色谱相应的位置上，显相同颜色的斑点。

【含量测定】　2010 年版《中国药典》规定，照挥发油测定法测定，本品含挥发油不得少于 0.80%（ml/g）。

【药理作用】

（1）抗病原体的作用　　薄荷水煎剂对 ECHO$_{11}$ 病毒、HSV 病毒有抑制作用。对金色葡萄球菌、甲型链球菌、人肺炎链球菌型结核杆菌、伤寒杆菌等多种球菌、杆菌有抑制作用。

（2）刺激和抑制神经的作用　　具中枢兴奋作用，小剂量服用薄荷可兴奋中枢神经系统，促使皮肤毛细血管扩张，并促进汗腺分泌，增加散热。具止痛、止痒作用，外用涂于局部，对感觉神经末梢有抑制和麻痹的作用，从而止痛、止痒。对神经痛和风湿关节痛具有明显的缓解和镇痛作用。

（3）祛痰作用　　其抗刺激作用可导致气管产生新的分泌物而促使黏液易于排出，达到祛痰作用。

（4）祛风作用　　薄荷在胃肠道内亦有较好的祛风作用，能解除胃脘涨滞感，治疗呃逆和痉挛性胃痛，亦能减轻肠充气、弛缓肠肌蠕动，具有减缓肠疝痛的作用。

（5）抗早孕作用　　薄荷水溶液及薄荷油对大鼠、小鼠均有明显的抗早孕作用。

【功效】　性凉，味辛。能疏散风热，清头目，利咽喉，透疹。用于风热感冒、风温初起、头痛、目赤、咽痛、口疮、皮肤瘙痒、风疹、麻疹、胸肋胀闷。用量 3～6g。

【附注】

（1）薄荷油　　为薄荷的新鲜茎和叶经水蒸气蒸馏、冷冻、部分脱脑加工提取的挥发油。为无色或淡黄色的澄清液体；有特殊清凉香气，味初辛、后凉。存放日久，色渐变深。与乙醇、三氯甲烷或乙醚能任意混溶。相对密度为 0.888～0.908；旋光度为 -17°～-24°；折光率为 1.456～1.466。本品含薄荷酮（C$_{10}$H$_{18}$O）应为 18.0%～26.0%；含薄荷脑（C$_{10}$H$_{20}$O）应为 28.0%～40.0%。本品为芳香药、调味药及祛风药，可用于皮肤或黏膜产生清凉感以减轻不适及疼痛。口服一次剂量为 0.02～0.2ml，一日为 0.06～0.6ml。外用适量。

（2）薄荷脑　　为薄荷油放置过程中析出的结晶，为一种饱和环状醇，无色针状或棱柱状结晶或白色结晶性粉末。有薄荷的特殊香气，味初灼热后清凉。在乙醇、三氯甲烷、乙醚、液状石蜡或挥发油中极易溶解，水中极微溶解。熔点 42～44℃；比旋度为 -49°～-50°。取本品 2g，置已干燥至恒重的蒸发皿中，水浴上加热，使缓缓挥散后，在 105℃干燥至恒重，遗留残渣不得过 1mg。功效同薄荷油。用量 0.02～0.1g。

（3）绿薄荷　　[*Mentha spicata* L.（*M. viridis* L.）]，又名留兰香，原产欧洲，现我国大量栽培，所含挥发油的主要成分为藏茴香酮（carvone），不含薄荷醇，油香气悦人，广泛用于糖果、药品、牙膏生产。

*青蒿　Artemisiae Annuae Herba

（英）Artemisia annua

【来源】　为菊科植物黄花蒿（*Artemisia annua* L.）的干燥地上部分。

【植物形态】　一年生草本，高 40～150cm。全株有香气。茎直立，具纵纹，多分枝，光滑无毛。基生叶平铺地面，在开花时凋谢。茎生叶互生，有短柄，向上渐无柄；叶片

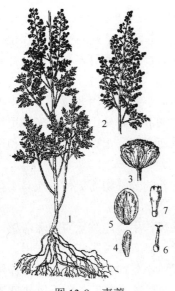

图 13-8　青蒿

1. 植株一部分；2. 茎上端一部分（花枝）；3. 头状花序；
4. 外层总苞片；5. 中层总苞片；6. 雌花；7. 两性花

常为 3 回羽状全裂，长 4～6cm，宽 2～3cm，裂片短而细，宽 0.5～1mm，先端尖，表面深绿色，有极小的粉末状短柔毛，背面淡绿色，具细小的毛或腺状斑点；叶轴两侧具狭翅；叶柄基部稍扩大抱茎；上部的叶向上逐渐细小呈线形。头状花序细小，球形，直径约 2mm，具短梗，排列成圆锥状；总苞小，球形，花全为管状花，黄色，雌花较少位于外层，中央为两性花。花冠长约 1mm，先端分裂。瘦果椭圆形。花期 8～10 月，果期 10～11 月（图 13-8）。

【采制】　秋季花盛开时，割取地上部分，除去老茎，阴干。

【产地】　主产于湖北、浙江、江苏等地。全国各地均有分布。

【性状】　茎圆柱形，直径 0.2～0.8cm，表面黄棕色，有纵棱线。质略硬，易折断，断面中央有白色的髓。叶互生，暗绿色或棕绿色，卷缩易碎，完整者展平后为三回羽状深裂，裂片及小裂片矩圆形或长椭圆形，两面均被短毛。头状花序小，多数，球形。具特异香气，味微苦。

【显微特征】　叶片表面观：上下表皮细胞形状不规则，垂周壁波状弯曲，长径 18～41（～80）μm，脉脊上的表皮细胞窄长方形，气孔不定式。表面密布非腺毛和腺毛；非腺毛为丁字毛，柄细胞细小，单列，3～8 个，臂细胞横向延伸，长 240～486（～816）μm；腺毛椭圆形，常充满淡黄色挥发油，有 2～3 细胞单列（图 13-9）。

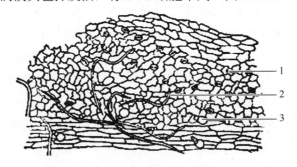

图 13-9　青蒿叶表皮图

1. 不定式气孔；2. 非腺毛；3. 腺毛

【化学成分】　含多种倍半萜类、黄酮类、香豆素类和挥发性成分。倍半萜类，如青蒿素（qinghaosu，artemisinin）、青蒿素 G、青蒿甲素（artemisinin A，qinghaosu I）、乙素、丙素、丁素和戊素；双氢青蒿素（dihydroqinghaosu）、青蒿酸、青蒿醇、青蒿甲酯、青蒿内酯等。黄酮类，如山奈黄素（kaempferol）、槲皮黄素、山奈黄素-3-O-葡萄糖苷、藤菊黄素、藤菊黄素-3-O-葡萄糖苷等。香豆素类，如香豆素（coumarin）、6-甲氧基-7-羟基香豆素等。挥发油中含蒿酮、异蒿醇、莰烯、α，β-蒎烯、左旋樟脑、桉叶素等。

青蒿素　　　　　　　　青蒿甲素　　　　　　　　青蒿乙素

【理化鉴定】

1）本品叶的粉末 1g，加甲醇 50ml 浸泡。取甲醇提取液，挥去溶剂，加 7%盐酸羟胺甲醇溶液与 10%氢氧化钾甲醇溶液的混合液（1∶1）1ml，在水浴中微热，冷却后用 10%盐酸调节 pH 至 3～4，加 1%三氯化铁的乙醇溶液 1～2 滴，即显紫色。（检查内酯类化合物）。

2）薄层色谱：取本品叶的粉末 1g，加石油醚（30～60℃）于索氏提取器回流 3h，提取液浓缩，残留物用三氯甲烷 0.5ml 溶解，作为供试品溶液。另取青蒿素适量用三氯甲烷溶解，作为对照品溶液。取供试品溶液和对照品溶液分别点样于同一硅胶 G 薄层板上，用石油醚-乙酸乙酯（85∶15）展开，取出，晾干。喷以 2%香草醛-硫酸溶液显色。供试品色谱在与对照品色谱相应的位置上，显由黄至绿至蓝的斑点。

【药理作用】

（1）抗疟作用　　本品乙醚提取物中性部分及稀醇浸膏具有显著的抗疟作用。青蒿素能明显抑制恶性疟无性体的生长裂殖，有直接杀伤的作用。

（2）抗血吸虫作用　　青蒿素对血吸虫成虫有明显杀灭作用。青蒿素及其衍生物对花枝睾吸虫也有较好的杀虫作用。

（3）促进免疫作用　　青蒿素可提高淋巴细胞的转化率，促进机体细胞的免疫作用。

（4）抗菌作用　　青蒿水煎剂对表皮葡萄球菌、卡他球菌、炭疽杆菌、白喉杆菌有较强的抑制作用，对金黄色葡萄球菌、铜绿假单胞菌、结核杆菌、痢疾杆菌等也有一定的抑制作用。青蒿挥发油对所有皮肤癣菌有抑制和杀灭作用。

（5）对心血管系统作用　　青蒿素能减慢心率、抑制心肌收缩力、降低冠状动脉流量。

（6）其他作用　　青蒿素还能抗肿瘤、抗孕。青蒿注射液有解热、镇痛作用。青蒿挥发油具有镇咳、祛痰、平喘作用，可用于慢性气管炎的治疗。

【功效】　　性寒，味苦、辛。能清虚热、解暑、截疟。用于温邪伤阴，夜热早凉，阴虚发热，骨蒸劳热，暑邪发热，疟疾寒热，湿热黄疸。用量 3～10g。

广藿香　Pogostemonis Herba

本品为唇形科植物广藿香［*Pogostemon cablin*（Blanco）Benth.］的干燥地上部分。主产于海南及广东，大量栽培。茎略呈方柱形，多分枝，枝条稍曲折，长 30～60cm，直径 0.2～0.7cm。表面被柔毛，质脆，易折断，中心具髓。老茎类圆柱形，直径 1～1.2cm，被灰褐色栓皮。叶对生，皱缩成团，展开后叶片呈卵形或椭圆形，长 4～9cm，宽 3～7cm；两面均被灰白色毛茸；先端短尖或钝圆，边缘具大小不规则的钝齿，基部楔形或钝圆；叶柄细，长 2～5cm，被柔毛。气香特异，味微苦。茎的皮层薄壁组织和叶的叶肉组织中有间隙腺毛，头部单细胞，呈不规则囊状，柄极短，由 1～2 细胞组成。全草含挥发油 2%～2.8%，油中主要成分为广藿香醇（patchoulic alcohol）占 52%～57%。主要抗真菌成分为广藿香酮（pogostone）。还含丁香酚、苯甲醛、丁香烯、桂皮醛及芹黄素、芹黄苷等多种黄酮类化合物。广藿香及其挥发油有促进胃液分泌，增强消化功能与解痉作用；广藿香酮对白色念珠菌、新型隐球菌、黑根霉菌等真菌有明显的抑制作用；对金黄色葡萄球菌、甲型溶血性链球菌也有一定的抑制作用。本品性温，味辛。能芳香化浊，开中止呕，发表解暑，用于湿浊中阻，脘痞呕吐，暑湿倦怠，胸闷不舒，腹痛吐泻，鼻渊头痛。用量 3～9g。商品按产地分为海南广藿香和石牌广藿香，以海南广藿香为大宗，销全国；传统认为石牌广藿香质优，但产量少，主销广州地区。

荆芥　Schizonepetae Herba

本品为唇形科植物荆芥（*Schizonepeta tenuifolia* Briq.）的干燥地上部分。主产于江苏、浙江、河南、河北等省，多为栽培。茎呈方柱形，上部有分枝，长 50～80cm，直径 0.2～0.4cm；表面淡黄绿色或淡紫红色，被短柔毛；体轻，质脆，断面类白色。叶对生，多已脱落，叶片 3～5 羽状分裂，裂片细长。穗状轮伞花序顶生，长 2～9cm，直径约 0.7cm。花冠多脱落，宿萼钟状，先端 5 齿裂，淡棕色或黄绿色，被短柔毛。小坚果棕黑色。气芳香，味微涩而辛凉。全草含挥发油 1%～2%，穗含挥发油约 4.11%，油中主成分为右旋薄荷酮（*d*-menthone，约 42.9%）、消旋薄荷酮、左旋胡薄荷酮（*l*-pulegone，约 33.9%）及少量右旋柠檬烯（*d*-limonene）。油中还含 α-蒎烯、β-蒎烯、莰烯、3-辛酮、对聚伞花烯等。本品性温、味辛。能解表散风，透疹，用于感冒，头痛，麻疹，风疹，疮疡初起。用量 4.5～9g。荆芥穗为荆芥的干燥花穗，能解表散风，透疹，炒炭能止血。

香薷　Moslae Herba

本品为唇形科植物石香薷（*Mosla chinensis* Maxim.）或江香薷（*M.chinensis* 'jiangxiangru'）的干燥地上部分。前者习称"青香薷"，后者习称"江香薷"。青香薷主产于广东、广西、福建、湖南等地；江香薷主产于江西、浙江。青香薷长 30～50cm，基部紫红色，上部黄绿色或淡黄色，全体密被白色茸毛。茎方柱形，基部类圆形，直径 1～2mm，节明显，节间长 4～7cm；质脆，易折断。叶对生，多皱缩或脱落，叶片展平后呈长卵形或披针形，暗绿色或黄绿色，边缘有 3～5 疏浅锯齿。穗状花序顶生及腋生，苞片圆卵形或圆倒卵形，脱落或残存；花萼宿存，钟状，淡紫红色或灰绿色，先端 5 裂，密被茸毛。小坚果 4，直径 0.7～1.1mm，近圆球形，具网纹。气清香而浓，味微辛而凉。江香薷长 55～66cm；表面黄绿色，质较柔软；边缘有 5～9 疏浅锯齿；果实直径 0.9～

1.4mm，表面具疏网纹。全草含挥发油，主要成分为香荆芥酚（carvacrol）、麝香草酚（thymol）、对-聚伞花素（P-cymene），γ-松油烯（γ-terpinene）等。本品性微温，味辛。能发汗解表、和中利湿，用于暑湿感冒，恶寒发热，头痛无汗，腹痛吐泻，小便不利。用量 3～10g。

肉苁蓉　Cistanches Herba

本品为列当科植物肉苁蓉（*Cistanche deserticola* Y.C.Ma）或管花肉苁蓉［*C.tubulosa* (Schrenk) Wight］干燥带鳞叶的肉质茎。主产于内蒙古、新疆、陕西、甘肃等地。肉苁蓉呈扁圆柱形，稍弯曲，长 3～15cm，直径 2～8cm。表面棕褐色或灰棕色，密被覆瓦状排列的肉质鳞叶，通常鳞叶先端已断。体重，质硬，微有柔性，不易折断，断面棕褐色，有淡棕色点状维管束，排列成波状环纹。气微，味甜、微苦。管花肉苁蓉呈类纺锤形、扁纺锤形或扁柱形，稍弯曲，长 5～25cm，直径 2.0～9cm。表面棕褐色至黑褐色。断面颗粒状，灰棕色至灰褐色，散生点状维管束。含苯乙醇苷类及苯丙素苷类成分：松果菊苷（echinacoside）、肉苁蓉苷（cistanoside）A、B、C、D、E、G、毛蕊花糖苷（verbascoside）、洋丁香酚苷、2′-乙酰基洋丁香酚苷等；环烯醚萜及其苷类成分：8-表马钱子酸、玉叶金花酸、栀子酸、8-表去氧马钱子酸等；木脂素苷类成分：鹅掌楸脂素、丁香树脂酚葡萄糖苷、松香树脂酚等。此外，还含有丁香素、β-谷甾醇、胡萝卜苷、甘露醇、毛蕊花糖、葡萄糖及肉苁蓉多糖等。本品性温，味甘、咸。能补肾阳，益精血，润肠通便，用于阳痿，不孕，腰膝酸软，筋骨无力，肠燥便秘。用量 6～10g。

穿心莲　Andrographis Herba

本品为爵床科植物穿心莲［*Andrographis paniculata*（Burm. f.）Nees］的干燥地上部分。主要栽培于广东、广西、江西、安徽、四川等地。全草长 50～70cm。茎呈方柱形，多分枝，节略膨大。质脆，易折断。单叶对生，叶柄短或近无柄；叶片皱缩、易碎，完整者展开呈披针形或卵状披针形，长 3～12cm，宽 2～5cm，先端渐尖，基部楔形下延，全缘或波状；上表面绿色，下表面灰绿色，两面光滑。气微，味极苦。全草含有二萜内酯类化合物，主要有穿心莲内酯（andrographolide），以叶中含量为最高，可达 2%～5%，并含新穿心莲内酯（neoandrographolide），14-去氧-11-氧化穿心莲内酯（14-deoxy-11- oxoandrographolide），14-去氧-11，12-二去氢穿心莲内酯（14-deoxy-11，12-didehydrographolide），14-去氧穿心莲内酯（14-deoxyandrographolide），穿心莲内酯苷（andrographoside）、14-去氧穿心莲内酯苷（14-deoxyandrographoside）及 19-葡萄糖基脱氧穿心莲内酯（19-glucosyl-deoxyandrographolide）。另含穿心莲黄酮、5，2′-二羟基-7，8-二甲氧基黄酮等黄酮类成分。尚含有 β-谷甾醇，β-谷甾醇-D-葡萄糖苷、穿心莲蜡及氯化钠、氯化钾等。本品性寒、味苦；能清热解毒、凉血、消肿；用于感冒发热，咽喉肿痛，口舌生疮，顿咳劳嗽，泄泻痢疾，热淋涩痛，痈肿疮疡，毒蛇咬伤。用量 6～9g，外用适量。穿心莲内酯等苦味素是抗菌和抗钩端螺旋体的有效成分。

蒲公英　Taraxaci Herba

本品为菊科植物蒲公英（*Taraxacum mongolicum* Hand.-Mazz.）、碱地蒲公英（*T. borealisinense* Kitam.）或同属数种植物的干燥全草。全国大部分地区均产，主产于山西、河北、山东及东北各省。药材呈皱缩卷曲的团块。根呈圆锥形，多弯曲，长 3～7cm；表面棕褐色，抽皱；根头部有棕褐色或黄白色的茸毛，有的已脱落。叶基生，多皱缩破碎，完整叶片呈倒披针形，绿褐色或暗灰色，先端尖或钝，边缘浅裂或羽状分裂，基部渐狭，下延呈柄状，下表面主脉明显。花茎一至数条，每条顶生头状花序，总苞片多层，内面一层较长，花冠黄褐色或淡黄白色。有的可见多数具白色冠毛的长椭圆形瘦果。气微，味微苦。全草含蒲公英甾醇（taraxasterol）、胆碱（choline）、菊糖和果胶等。本品性寒，味苦、甘。能清热解毒，消肿散结，利尿通淋，用于疔疮肿毒，乳痈，瘰疬，目赤，咽痛，肺痈，肠痈，湿热黄疸，热淋涩痛；用量 10～15g。外用鲜品适量捣敷或煎汤熏洗患处。

石斛　Dendrobii Caulis

本品为兰科植物金钗石斛（*Dendrobium nobile* Lindl.）、鼓槌石斛（*D. chrysotorum* Lindl.）或流苏石斛（*D. fimbriatum* Hook.）的栽培品及其同属植物近似种的新鲜或干燥茎。全年均可采收。石斛资源主要分布在广西、四川、云南、贵州等省区。鲜石斛呈圆柱形或扁圆柱形，长约 30cm，直径 0.4～1.2cm；表面黄绿色，光滑或有纵纹，节明显，色较深，节上有膜质叶鞘；肉质，多汁，易折断；气微，味微苦而回甜，嚼之有黏性。金钗石斛呈扁圆柱形，长 20～40cm，直径 0.4～0.6cm，节间长 2.5～3cm；表面金黄色或黄中带绿色，有深纵沟；质硬而脆，断面较平坦；味苦。鼓槌石斛呈粗纺锤形，中部直径 1～3cm，具 3～7 节。表面光滑，金黄色，有明显凸起的棱。质轻而松脆，断面海绵状。气微，味淡，嚼之有黏性。流苏石斛等呈长圆柱形，长 20～150cm，直径 0.4～1.2cm，节明显，节间长 2～6cm。表面黄色至暗黄色，有深纵槽。质疏松，断面平坦或呈纤维性。味淡或微苦，嚼之有黏性。金钗石斛茎含生物碱 0.3%，主要为石斛碱（dendrobine）、石斛酮碱（nobilonine）、6-羟基石斛碱（6-hydroxydendrobine）、石斛醚碱、4-羟基石斛醚碱、石斛酯碱（dendrine）及次甲基石斛素（nobilmethylene）等。鲜茎含挥发油，主要成分为泪柏醇（manool），另有单萜、倍半萜及其衍生物。此外，尚含黏液质及多糖等。本品性微寒，味甘。能益胃生津，滋阴清热；用于阴伤津亏，口干烦渴，食少干呕，病后虚热，目暗不明。用量 6～12g，鲜品 15～30g。

第十四章

藻类、菌类生药

第一节 藻类生药

藻类（algae）为自养性的原始低等植物，植物体构造简单，没有真正的根、茎、叶的分化，通常含有能进行光合作用的色素和其他色素，因此能呈现不同的颜色。藻类依据其光合作用色素的种类和储存养分的种类、细胞壁的成分，鞭毛着生的位置和类型、生殖方式和生活史等，通常分为 8 个门，其中供药用的主要为红藻门和褐藻门。

藻类绝大多数是水生的，生于淡水中的藻类，称淡水藻，生于海水中的藻类称海藻。有些藻类不是自由生活的，而是生于活的动植物体内，但并不危害宿主，叫做内生藻类。有的藻类生于活的动植物体内，并危害宿主，叫做寄生藻类。有的藻类和其他生物形成互利的关系，叫做共生藻类。红藻门植物体大多数是多细胞的丝状、枝状或叶状体。藻体一般较小。细胞壁分两层，外层为胶质层，有红藻所特有的果胶类化合物（如琼胶、海藻胶等）组成；内层坚韧，由纤维素组成。载色体除含叶绿素 a 和 b、胡萝卜素和叶黄素外，还含藻红素和藻蓝素。因藻红素含量较多，所以藻体多呈红色。储藏的营养物质为红藻淀粉或红藻糖。褐藻类均是多细胞植物。体形大多差异很大。藻体呈丝状、叶状或树枝状，高级的种类还有类似高等植物根、茎、叶的固着器、柄和"叶片"（叶状片、带片），内部有类似于"表皮"、"皮层"和"髓"的分化。内层坚固，由纤维素构成；外层由褐藻所特有的果胶类化合物褐藻胶构成，能使藻体保持润滑，可减少海水流动造成的摩擦。载色体重含叶绿素 a 和 c、β-胡萝卜素和多种叶黄素。由于胡萝卜素和数种叶黄素的含量大，使藻体呈绿褐色至深褐色。储藏的营养物质主要是褐藻淀粉、甘露醇、少量还原酶和油类。

藻类常含有多糖类、氨基酸类及其衍生物、萜类、甾醇类、胡萝卜素以及各种无机元素。其中大部分具有较强的生物活性。现代药理研究表明，藻类多糖大多具有抗肿瘤、提高免疫力和免疫调节、活血化瘀、抗辐射、对机体细胞保护的作用。常见的生药有昆布、海藻等。

昆布　Laminariae Thallus，Eckloniae Thallus

本品为海带科植物海带（*Laminaria japonica* Aresch.）或翅藻科植物昆布（*Ecklonia kurome* Okam.）的干燥叶状体。海带主产于辽东和山东半岛沿海，现大部分沿海地区均有养殖，昆布主要分布于浙江、福建等海区低潮线至 7～8m 深处的岩礁上。夏、秋两季采捞，晒干。海带卷曲折叠成团状，或缠绕成把。全体呈黑褐色或绿褐色，表面附有白霜。用水浸软则膨胀成扁平长带状，长 50～150cm，宽 10～40cm，中部较厚，边缘较薄而呈波状，类革质，残存柄部扁圆柱状。气腥，味咸。昆布卷曲皱缩成不规则的团状。全体呈黑色，较薄。用水浸软则膨胀成扁平的叶状，长、宽约为 16～26cm，厚约 1.6mm；两侧成羽状深裂，裂片呈长舌状，边缘有小齿或全缘。质柔滑。海带含多糖类成分海藻酸（alginic acid）和海带多糖（laminarin）、甘露醇、海带氨酸（laminin）、及碘、钾、钙等无机元素；昆布含海藻酸、甘露醇、海藻甾醇（saringosterol）、地芰普内酯（digiprolactone）及钾、碘等无机元素。昆布多糖体内试验证明有抗肿瘤活性。昆布中含有的岩藻聚糖和岩藻多糖均具有抗凝血作用。海带多糖具有免疫调节功能，其降血压成分可能主要是昆布氨酸（laminine）和牛磺酸。本品还有降血糖、抗辐射、抗病毒和抗菌的作用。本品性寒，味咸。消痰软坚散结，利水消肿。用于瘿瘤、瘰疬、睾丸肿痛、痰饮水肿等症。用量 6～12g。

第二节　菌　类　生　药

菌类（fungi）不是一个具有自然亲缘关系的类群，是一群没有根、茎、叶、分化，一般无光合作用的色素，并依靠现存的有机物质而生活的一类低等生物。菌类可分为细菌门、黏菌门和真菌门，菌类生药均来自真菌门。

真菌是一类典型的异养性生物。异养方式有寄生（从活的动物、植物吸取养分）、腐生（从动、植物尸体或无生命的有机物质吸取养料），也有以寄生为主兼腐生的。真菌的营养体一般都是由向四周伸展的分枝丝状体所构成，称菌丝体（mycelium），个别的丝就叫菌丝（hyphae）。多数真菌的菌丝都有横隔壁，把菌丝隔成许多细胞，菌丝的每一都分都有潜存的生长能力，菌丝壁（细胞壁）大多数由几丁质（chitin）所组成。真菌营养体的结构是很疏松的，但是，当环境条件不良或繁殖的时候菌丝体上的菌丝相互紧密地缠结在一起，变态成菌丝体组织。常见的菌丝休组织有菌核（sclerotium）、子座（stroma）和根状菌索（rhizomorph）。

（1）菌核　　真菌为了度过不良环境，菌丝体上的菌丝密结，特化所形成的菌丝体眠体。菌核质地坚硬，在适宜的条件下，可萌发成菌丝体或子实体（真菌的有性孢子，容纳在 1 个菌丝组织结构上的结构类型）。

（2）子座　　真菌的子座是容纳子实体的褥座，是由疏丝组织和拟薄壁组织构成的，一般呈垫状。子座形成后，往往随即在上面产生子实体，所以子座是真菌从营养阶段到繁殖阶段的一种过渡形式，也有助于度过不良环境。

（3）根状菌索　　真菌的菌丝体有的可以纠结成绳索状，外貌和高等植物的根相似，称为根状菌索，根状菌索能抵抗不良环境，遇到适宜的条件可从顶端的生长点恢复生长。

真菌是生物界中很大的一个类群，约10万种，通常分为四纲，即藻菌纲、子囊菌纲、担子菌纲、半知菌纲。与药用关系密切的是子囊菌纲和担子菌纲。

子囊菌的主要特征是有性生殖产生子囊，子囊中形成子囊孢子，绝大多数子囊包于子实体内。如冬虫夏草、蝉花、竹黄等药用真菌。担子菌的主要特征是不形成子囊，而依靠担子形成担孢子来繁殖。药用的部分主要是子实体（如马勃、灵芝等）和菌核（如猪苓、茯苓、雷丸等）。

菌类生药常含多糖类、氨基酸、生物碱、蛋白酶，甾醇和三萜类成分，其中多糖类成分比较普遍，而多糖类成分大多数具有增强免疫及抗肿瘤作用。

*冬虫夏草　Cordyceps

（英）Chinese Caterpillar Fungus

【来源】　本品为麦角菌科真菌冬虫夏草菌［*Cordyceps sinensis*（Berk.）Sacc.］寄生在蝙蝠蛾科昆虫蝙蝠蛾幼虫上的子座及幼虫尸体的干燥复合体。

【植物形态】　子囊菌之子座出自寄主幼虫的头部，单生，细长如棒球棍状，长4～11cm；子座头部稍膨大，棕黄色，其内密生多数子囊壳；子囊壳大部陷入子座中，先端凸出于子座之外，卵形或椭圆形，每一子囊壳内有多数长条状线形的子囊；每一子囊内有2～4个子囊孢子。

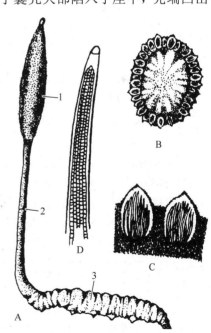

冬虫夏草形成于夏季，子囊孢子从子囊射出后，产生芽管（或从分生孢子产生芽管）穿入寄主幼虫体内生长，染病幼虫钻入土中，冬季形成菌核，幼虫死亡。翌年夏季，从幼虫尸体的前端生出子座。

【采制】　夏初子座出土、孢子未发散时挖取，晒至六七成干，除去似纤维状的附着物及杂质，晒干或低温干燥。

【产地】　主产于四川、青海、西藏等省区，以四川产量最大。甘肃、云南、贵州等省亦产。

【性状】　本品由虫体与从虫头部长出的真菌子座相连而成。虫体似蚕，长3～5cm，直径0.3～0.8cm；表面深黄色至黄棕色，有环纹20～30个，近头部的环纹较细；头部红棕色，足8对，中部4对较明显；质脆，易折断，断面略平坦，淡黄白色。子座细长圆柱形，长4～7cm，直径约0.3cm；表面深棕色至棕褐色，有细纵皱纹，上部稍膨大；质柔韧，断面类白色。气微腥，味微苦（图14-1A）。

图14-1　冬虫夏草

A. 冬虫夏草全形；B. 子座横切面；C. 子囊壳（子实体）放大；D. 子囊及子囊孢子

1. 子座上部；2. 子座柄；3. 已死的幼虫

（内部为菌核）

【显微特征】

（1）虫体横切面　　不规则形，中央有"V"形纹或"一"字纹等，四周为虫体的躯壳，其上着生长短不一的锐刺毛和长绒毛。躯壳内为大量菌丝，其间有裂隙。

（2）子座横切面　　子囊壳近表面生，卵圆形至椭圆形，基部陷于子座内。子囊壳内有多数线形子囊，每个子囊内又有2～8个线形的子囊孢子。中央充满菌丝其间有裂隙。不育部分则完全见不到子囊壳（图14-1B～图14-1D）。

【化学成分】　含粗蛋白25%～30%，氨基酸、脂肪（约8%）、虫草酸（约7%）、虫草菌素、虫草多糖、腺苷（adenosine）、生物碱、尿嘧啶、腺嘌呤、腺嘌呤核苷等，含麦角甾醇、麦角甾醇过氧化物胆甾醇、谷甾醇、麦角甾醇-β-D-吡喃葡萄糖苷、2, 2-二羟基麦角甾醇、β-谷甾醇等甾醇类成分，尚含维生素B、磷、镁、铁、钙、钒等无机元素，目前报道的微量元素有30余种，含量最高的为磷和镁。

腺苷　　　　　　　　虫草酸

【理化鉴定】　取粉末1g用乙醚溶出杂质后，用氯仿提取，滤过，滤液挥去氯仿，滴加冰醋酸2滴，再加乙酸酐2滴，最后加浓硫酸1～2滴，显棕黄色→红紫色→污绿色（检查甾醇类）。

将上述经氯仿提过的粉末再用20%乙醇回流提取，并浓缩至适量，做以下实验：取浓缩液0.5mL稀释至1ml，加稀盐酸数滴，再加碘化铋钾试液数滴，放置10min后，产生黄色絮状沉淀。在另一支试管中，同上操作后，滴加碘-碘化钾试液，产生沉淀（检查生物碱）。

【含量测定】　2010年版《中国药典》规定，照高效液相色谱法测定，本品含腺苷（$C_{10}H_{13}N_5O_4$）不得少于0.010%。

【药理作用】　冬虫夏草有免疫调节、抗肿瘤、降糖、抗氧化、抗菌抗病毒、调节心血管和促进呼吸系统功能、促进小鼠血小板生成、抗疲劳、耐缺氧、益智等作用。

【功效】　性平，味甘。补肺益肾，止血化痰。用于肾虚精亏，阳痿遗精，腰膝酸痛，久咳虚喘，劳嗽咯血。用量3～9g。

【附注】

1）混淆品：①蛹草［Cordyceps militaris（L.）Link.］的干燥子座及虫体，药材习称"北虫草"，发现在吉林、河北、陕西、安徽、广西、云南等省区混充冬虫夏草。其主要区别为子座头部椭圆形，顶端钝圆，橙黄或橙红色，柄细长，圆柱形。寄主为夜蛾科幼虫，常发育成蛹后才死，所以虫体呈椭圆形的蛹。其主要化学成分与冬虫夏草基本相同。②亚香棒虫草（C. hawkesii Gray）的干燥子座及虫体，发现于湖南、安徽、福建、广西等省区。本品虫体蚕状，表面有类白色的菌膜，除去菌膜显褐色，可见黑点状气门。

子座单生或有分枝，黑色，有纵皱或棱。③凉山虫草（*Cordyceps liangshanensis* Zang, Liu et Hu）的干燥子座及虫体，发现于四川。虫体似蚕，较粗，直径0.6～1cm；表面被棕褐色菌膜，菌膜脱落处暗红棕色，断面类白色，周边红棕色。子座呈线形，纤细而长，长10～30cm，表面黄棕色或黄褐色。④唇形科植物地蚕（*Stachys geobombycis* C. Y. Wu）及草石蚕（*Stachys sieboldii* Miq.）的块茎伪充冬虫夏草。块茎呈梭形，略弯曲，有3～15环节；外表淡黄色。此外，还发现有用面粉、玉米粉、石膏等加工品伪充虫草。其外表显黄白色，虫体光滑，环纹明显，断面整齐，淡白色，体重，久嚼粘牙。遇碘液显蓝色。混淆品外形与冬虫夏草相近，但却不具滋补作用，甚至有毒，长期食用会对身体造成不利影响。

　　2）冬虫夏草的优劣要以完整、肥瘦为鉴定标准。虫草因产地不同，分作藏草、青海草、川草、滇草，品质也有所差别。藏产虫草虫大草壮，色泽黄亮俗称优；川产虫草则虫小草弱，颜色较深暗。这与地域气候、土壤等生长环境有关，但也受微生态环境影响，川虫草也不乏虫大草壮质量优良者。近年来，发现有将虫体中插入牙签、金属丝、附着泥土等方式增重者。也有将金属粉与胶水混合后注射入虫体，或用盐水浸泡增重者。亦有将断草水稍泡后用胶水连接者。有部分产区用黄泥覆盖虫草，以硫磺熏制以增色。市场上还出现了取有效成分后再出售的空壳冬虫夏草。

茯苓　Poria

　　本品为多孔菌科真菌茯苓［*Poria cocos*（Schw.）Wolf］的干燥菌核。菌核寄生于地下20～30m处的松树根上，新鲜时软，干后坚硬，形状、大小不一，表面淡灰棕色或黑褐色，断面近外皮处带粉红色，内部白色。子实体生于菌核表面，平伏，伞形，直径0.5～2cm，近无柄；菌管多数，着生于子实体下面，管孔多角形，孔壁薄，孔缘渐变为齿状；孢子长方形，有一斜尖。主产于云南、安徽、湖北、河南等省，以云南产品质最佳，称"云苓"，以安徽产量最大，称"安苓"，多为人工栽培品。多于7～9月采挖，挖出后除去泥沙，堆置"发汗"后，摊开晾至表面干燥，再"发汗"，反复数次至现皱纹、内部水分大部散失后，阴干，称为"茯苓个"；或将鲜茯苓按不同部位切制，阴干，分别称为"茯苓皮"及"茯苓块"。茯苓个呈类球形、椭圆形、扁圆形或不规则团块，大小不一。外皮薄而粗糙，棕褐色至黑褐色，有明显的皱缩纹理。体重，质坚实，断面颗粒性，有的具裂隙，外层淡棕色，内部白色，少数淡红色，有的中间抱有松根。气微，味淡，嚼之粘牙。茯苓皮为削下的茯苓外皮，形状大小不一，外面棕褐色至黑褐色，内面白色或淡棕色。质较松软，略具弹性。茯苓块为去皮后切制的茯苓，呈块片状，大小不一。白色、淡红色或淡棕色。含茯苓聚糖（pachyman）、茯苓次聚糖（pachymaran）、茯苓酸（pachymic acid）、土莫酸（tumulosic acid）、齿孔酸（eburicoic acid）、松苓酸（pinicolic acid），此外，含β-茯苓聚糖酶、蛋白酶、组氨酸、腺嘌呤、胆碱、磷脂酰胆碱等。本品性平，味甘、淡。利水渗湿，健脾宁心。用于水肿尿少，痰饮眩悸，脾虚食少，便溏泄泻，心神不安，惊悸失眠。用量10～15g。

猪苓　Polyporus

本品为多孔菌科真菌猪苓［*Polyporus umbellatus*（Pers.）Fr.］的干燥菌核。常寄生于壳斗科植物桦树及槭树根旁土壤中。主产于陕西、云南，河南、山西、河北、四川亦产。菌核呈不规则条状、圆块状或扁块状，表面灰黑色、棕黑色或黑色，皱缩或有瘤状突起；质硬、体轻，入水能浮于水面；断面白色或黄白色，略呈颗粒状。气微，味淡。含麦角甾醇、α-羟基-二十四碳酸及多糖类成分。性平，味甘、淡。能利水渗湿。用于小便不利、水肿、泄泻、淋浊、带下等。用量 6～12g。

灵芝　Ganoderma

本品为多孔菌科真菌赤芝［*Ganoderma lucidum*（Leyss.ex Fr.）Karst］或紫芝（*G. sinense* Zhao，Xu et Zhang）的干燥子实体。子实体由菌柄和菌盖（菌帽）组成。菌柄侧生或偏生于菌盖一侧，近圆柱形。菌盖木栓质，肾形或半圆形，具环状棱纹和辐射状皱纹，边缘薄而平截，常稍内卷。赤芝皮壳为黄色至红褐色，有光泽。菌肉白色至淡棕色。紫芝皮壳为紫黑色，有漆样光泽。菌肉锈褐色。常生于高山栎树及多种阔叶树桩或倒木上。人工培植品几乎遍布全国。全年采收，除去杂质，剪去附有朽木、泥沙或培养液的下端菌柄，阴干或在 40～50℃下干燥。本品含多糖、三萜类、氨基酸、多肽、甾醇、生物碱等成分；灵芝孢子粉含多种氨基酸、微量元素、三萜类和类脂质。本品性平、味甘。补气安神，止咳平喘。用于心神不宁，失眠心悸，肺虚咳喘，虚劳短气，不思饮食。用量 6～12g。

第十五章

树脂类生药

树脂类（resina）生药系指植物体内正常代谢或受伤后分泌出的具有药用价值的非晶形固体或半固体物质。这类物质往往具有防腐、抗菌、消炎、活血化瘀、消肿止痛等功效，医疗上常用于治疗淤血肿痛、跌打损伤、痈肿疮疡、中风痰厥、胃脘疼痛等病症。常以丸、散形式应用于中成药中，如苏合香丸、冠心苏合丸等。有些树脂类生药还作为填齿料及硬膏制剂的原料。

一、树脂在植物界的分布

树脂较广泛地存在于植物界的种子植物，如松科（松油脂、松香、加拿大油树脂）、豆科（秘鲁香、吐鲁香）、金缕梅科（苏合香、枫香脂）、橄榄科（乳香、没药）、漆树科（洋乳香）、伞形科（阿魏）、安息香科（安息香）、棕榈科（血竭）等科植物。树脂是植物体内的正常代谢产物，通常存在于树脂道，也有的存在于分泌细胞与乳管内。有的植物体内树脂道很少或根本无树脂道，但一旦植物体受到损伤时，就会促生，如松树、安息香树等的树脂，主要就是这样产生和形成的。

二、树脂的化学组成和分类

树脂的化学组成极其复杂，一般认为是由植物体内的挥发油成分，经过复杂的氧化、聚合、缩合等化学变化形成，故在植物体树脂道中，树脂与挥发油常伴存。根据树脂的化学组成，主要分为树脂酸（resin acid）、树脂醇（resin alcohol）、树脂酯（resin esters）、树脂烃（resense）4 类。此外，在树脂中常混有挥发油、树胶、游离芳香酸等成分。树脂根据所含化学成分不同分为以下几类。

（1）单树脂类　　不含或很少含挥发油、树胶、游离芳香酸，如洋乳香。

（2）油树脂类　　为树脂与挥发油的混合物，如松油脂。

（3）胶树脂类　　为树脂与树胶的混合物，如藤黄。

（4）油胶树脂类　　为树脂与树胶、挥发油的混合物，如乳香、阿魏。

（5）香树脂类　　为树脂与香脂酸（Balsamic acids）、挥发油的混合物，如苏合香、安息香。

三、树脂的通性

树脂是由树脂烃、树脂酸，高级醇及酯等多种成分组成的混合物，大多为固体或半固体，极少数为液体。不溶于水，也不吸水膨胀；能部分或完全溶于碱性溶液中，加酸酸化后，又产生沉淀；易溶于醇、乙醚、三氯甲烷等大多数有机溶剂；加热软化后熔融，冷却后复变硬；燃烧时产生浓黑烟和明亮火焰，并伴有特殊香气或臭气。将树脂的乙醇液蒸干，又易形成膜状物。值得注意的是，树脂与树胶是化学组成完全不同的两类化合物，但树脂的商品名常与树胶混称，如进口"加拿大树脂"常称为"加拿大树胶"。树胶是糖类，属多糖，能溶于水或吸水膨胀，或在水中可成混悬液，不溶于有机溶剂，加热至碳化而分解，产生焦糖样臭气，无一定熔点。

四、树脂的鉴定

树脂主要依靠性状鉴别与化学定性反应来判断其真伪优劣。如进行酸价、皂化价、碘价、香脂酸、黏稠度、比旋度、折光率、硬度等测定，运用 HPLC 法测定其中的指标性成分等。树脂的商品药材中常混有树皮、木片、泥土、沙石、色素及无机物等杂质，要特别注意对其纯度进行检查。

*血竭　　Draconis Sanguis

（英）Sanguis Draxonis

【来源】　　本品为棕榈科植物麒麟竭（*Daemonorops draco* Bl.）果实渗出的树脂。

【植物形态】　　麒麟竭为多年常绿藤本。羽状复叶在枝梢互生；叶柄和叶轴均被稀疏小刺，小叶片互生，条形至披针形。花单性；肉穗花序；花被片 6，黄色；雄蕊 6 枚；雌花具 6 枚不育雄蕊，雌蕊密被鳞片。核果，阔卵形，果皮猩红色，密被覆瓦状鳞片，成熟时鳞片缝中流出红色树脂（图 15-1）。

【产地】　　主产于马来西亚、印度尼西亚、印度等国家。

【采制】　　采集麒麟竭成熟果实，其外密被硬质小鳞片，由鳞片间分泌的红色树脂，几将鳞片全部遮蔽，充分晒干，加贝壳同入笼中强力振摇，松脆的树脂块即脱落，筛去果实鳞片杂质，用布包起，入热水中使软化成团，取出放冷，即为原装血竭；加入辅料如达玛树脂、原白树脂等，称加工血竭。

【性状】　　原装血竭呈扁、圆块状，大小不一，表面暗红色、红色或砖红色，多粗糙，有光泽；质脆易碎，碎断面光亮，因品质不一，有时可见果实、鳞片等少量杂质。加工血竭呈扁圆四方形或长方砖状，表面暗红色，有光泽，附有因摩擦而成的红粉，质硬而脆，碎断面红色，碾成细粉则成砖红色。

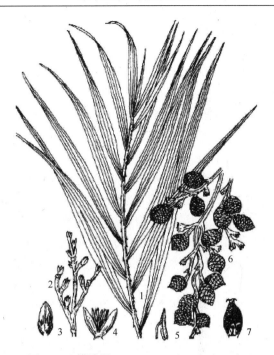

图 15-1　麒麟竭（*Daemonorops draco* Bl.）

1. 叶；2. 花序；3. 雄花；4. 雄花剖开（示雄蕊）；5. 雄蕊；6. 果序；7. 雌花

【化学成分】　　麒麟竭中含红色树脂约 57%，从中分离出结晶形红色素：血竭红素（draeorubin）和血竭素（dracorhodin）、去甲基血竭红素（nordracorubin）、去甲基血竭素（nordracorhodin）、（2S）-5-甲氧基-6-甲基黄烷-7-醇［（2S)-5-mhoxy-6-mhylflavan-7-ol，简称黄烷素]、(2S)-5-甲氧基黄烷-7-醇[（2S)-5-methoxyflavan-7-ol]。另含松脂酸（pimaric acid）、异松脂酸（isopimaric acid）、去氢松香酸（dehvdroabiic acid）等。红色树脂为血竭树脂鞣醇（dracoresino tannol）与苯甲酸及苯甲酰乙酸的化合物。

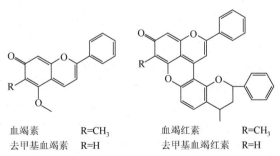

血竭素　　　　　R=CH₃　　　　血竭红素　　　　　R=CH₃
去甲基血竭素　　R=H　　　　　去甲基血竭红素　　R=H

【理化鉴别】　　血竭在水中不溶，热水中软化。溶于乙醇、乙醚。

1）取本品粉末，置白纸上，用火隔纸烘烤即熔化，但无扩散的油迹，对光照视呈鲜艳的红色。以火燃烧则产生呛鼻的烟气。

2）取本品粉末约 0.1g，加乙醚 10ml，密塞，振摇 10min，滤过，滤液作为供试品溶液。另取血竭对照药材 0.1g，同法制成对照药材溶液。照薄层色谱法（《中国药典》附录Ⅵ B）试验，吸取供试品溶液、对照药材溶液及血竭素高氯酸盐对照品溶液（精密称取血竭素高氯酸盐对照品 9mg，置 50ml 棕色量瓶中，加 3%磷酸甲醇溶液使溶解并稀释至刻度，摇匀，精密量取 1ml，置 5ml 棕色量瓶中，加甲醇至刻度，摇匀，即得）各 10～20μl，分别点于同一硅胶 G 薄层板上，以三氯甲烷-甲醇（19∶1）为展开剂，展开，取出，晾干。供试品色谱中，在与对照药材色谱相应的位置上显相同的橙色斑点；在与对照品色谱相应的位置上，显相同的橙色斑点。

3）取本品粉末约 0.5g，加乙醇 10ml，密塞，振摇 10min，滤过，滤液加稀盐酸 5ml，混匀，析出棕黄色沉淀，放置后逐渐凝成棕黑色树脂状物。取树脂状物，用稀盐酸 10ml 分次充分洗涤，弃去洗液，加 20%氢氧化钾溶液 10ml，研磨，加三氯甲烷 5ml，移置分液漏斗中，振摇，三氯甲烷层显红色，取三氯甲烷层作为供试品溶液。另取血竭对照药材，同法制成对照药材溶液。照薄层色谱法（《中国药典》附录Ⅵ B）试验，吸取供试品溶液与对照药材溶液各 10～20μl，分别点于同一硅胶 G 薄层板上，以三氯甲烷-甲醇（19∶1）为展开剂，展开，取出，晾干。供试品色谱中，在与对照药材色谱相应的位置上，显相同的橙色斑点。

【含量测定】　2010 版《中国药典》规定，照高效液相色谱法测定，本品含血竭素（$C_{17}H_{14}O_3$）不得少于 1.0%。

【药理作用】　本品具抗凝血、抗菌作用；血竭素与血竭红素对金黄色葡萄球菌、白色念珠菌、包皮垢分枝杆菌均有抑制作用。

【功效】　本品性平、味甘、咸。活血定痛，化瘀止血，生肌敛疮。用于跌打损伤，心腹瘀痛，外伤出血，疮疡不敛。用量 1～2g，研末或入丸剂，外用适量，研末撒或入膏药用。

【附注】　国产血竭也称龙血竭，来源于龙舌兰科植物剑叶龙血树[*Dracaena cochinchinensis*（Lour.）S. C. Chen] 含脂木材经提取得到的树脂。主产于广西，又称广西血竭。龙血竭含黄酮、皂苷、甾醇等成分，但没有麒麟竭的血竭素和血竭红素的特征反应。本品具有活血散瘀、消炎止痛、收敛止血、生肌敛疮、补血益气等功效。

乳香　Olibanum

本品为橄榄科植物卡氏乳香树（*Boswellia carterii* Birdw）及其同属植物（*B. bhawdajiana* Birdw.）树皮渗出的树脂。主产于非洲索马里、埃塞俄比亚等地，分为索马里乳香和埃塞俄比亚乳香，每种乳香又分为乳香珠和原乳香。呈长卵形滴乳状、类圆形颗粒或黏合成大小不等的不规则块状物。大者长达 2cm（乳香珠）或 5cm（原乳香）。表面黄白色，半透明，被有黄白色粉末，久存则颜色加深。质脆，遇热软化。破碎面有玻璃样或蜡样光泽。具特异香气，味微苦。含挥发油 3%～8%，树脂 60%～70%，树胶 27%～35%；挥发油中主要含 α-蒎烯（41%）、柠檬烯（12.8%）、对-伞花烃（p-cymene，8.73%）以及 α-菲兰烯（α-phellandrene）、香桧烯（sabinene）、香橙烯（aromadendrene）等 80 余种成分；树脂主要为 α-，β-乳香酸（α-，β-boswellic acid）、α-香树脂酮（α-amyrenone）、乳香萜烯（insenaole）等成分；树胶中主要为多糖，水解后得阿拉伯糖、半乳糖等。本品性温、味辛、苦。活血定痛，消肿生肌。用于胸痹心痛，胃脘疼痛，痛经经闭，产后瘀阻，癥瘕腹痛，风湿痹痛，筋脉拘挛，跌打损伤，痈肿疮疡。用量 3～5g，煎汤或入丸、散；外用适量，研末调敷。孕妇及胃弱者慎用。

没药　Myrrha

　　本品为橄榄科植物地丁树（*Commiphora myrrha* Engl.）或哈地丁树（*C. molmol* Engl.）的干燥树脂。分为天然没药和胶质没药。主产于索马里、埃塞俄比亚及印度等国家。天然没药呈不规则颗粒性团块，大小不等。大者直径长达 6cm 以上。表面黄棕色或红棕色，近半透明部分呈棕黑色，被有黄色粉尘。质坚脆，破碎面不整齐，无光泽：有特异香气，味苦而微辛。胶质没药呈不规则块状和颗粒，多黏结成大小不等的团块，大者直径长达 6cm 以上，表面棕黄色至棕褐色，不透明，质坚实或疏松，有特异香气，味苦而有黏性。含挥发油 7%～17%。树脂 25%～40%。树胶 57%～61%。挥发油中含丁香油酚（eugenol）、枯茗醛（cuminal）、α-，γ-没药烯（α-，γ-bisabolene）、β-，γ-，δ-榄香烯（β-，γ-，δ-elemene）等 40 余种成分；树脂主要含 α-，β-，γ-没药脂酸（commiphoric acid）等；树胶中主要含蛋白质类 18%，糖 64%、本品性平、味辛、苦。散瘀定痛，消肿生肌。用于胸痹心痛，胃脘疼痛，痛经经闭，产后瘀阻，癥瘕腹痛，风湿痹痛，跌打损伤，痈肿疮疡。用量 3～5g，炮制去油，多入丸散用。孕妇及胃弱者慎用。

第十六章

其他类生药

海金沙 Lygodii Spora

本品为海金沙科植物海金沙 [*Lygodium japonicum* (Thunb.) Sw.] 的干燥成熟孢子。主产于中南、华南及西南地区。孢子呈粉末状，棕黄色或浅黄棕色，质轻，手捻有光滑感，置手中易由指缝滑落。气微，味淡。撒水中浮于水面，加热后渐下沉，燃烧时有爆鸣及闪光，无灰渣残留。置显微镜下观察呈四面体或三角状圆锥形，极面观钝三角形，周壁具瘤状纹饰。含挥发油、脂肪油及海金沙素 (lygodin)，尚含甾体类成分。本品对金黄色葡萄球菌、绿脓杆菌、福氏痢疾杆菌、大肠杆菌等均有不同程度的抑制作用。性寒、味甘、咸。清利湿热、通淋止痛。用于热淋、石淋、血淋、膏淋、尿道涩痛等症。用量 6～15g，包煎。全草入药称为"海金沙藤"，能清热解毒、利湿热、通淋。

五倍子 Galla Chinensis

本品为漆树科植物盐肤木 (*Rhus chinensis* Mill.)、青麸杨 (*Rhus potaninii* Maxim.) 或红麸杨 [*Rhus punjabensis* Stew. var. *sinica* (Diels) Rehd. et wils.] 叶上的虫瘿，主要由五倍子蚜 [*Melaphis chinensis* (Bell) Baker] 寄生而形成。主产于贵州、四川、云南、陕西、湖北、福建等地。因蚜虫种类与寄主不同，形状不一，商品上主要分为肚倍与角倍。肚倍呈长圆形或纺锤形囊状，表面较平滑，长 2.5～9cm，直径 1.5～4cm，表面灰褐色或灰棕色，微有柔毛。质硬而脆，易破碎，断面角质样，有光泽，壁厚 0.2～0.3cm，内壁平滑，有黑褐色死蚜虫及灰色粉状排泄物。气特异，味涩。角倍呈菱形，具不规则的钝角状分枝，柔毛较明显，壁较薄。主含五倍子鞣质 (gallotannin) 50%～70%，没食子酸 2%～5%，以及脂肪、树脂、腊质、叶绿素、糖类成分。所含鞣质对皮肤溃疡有显著收敛作用，对外伤出血有止血作用；没食子鞣质有较强的抗凝血作用；五倍子鞣酸有保肝及抗氧化作用；其煎剂对多种革兰阳性及阴性细菌有明显的抑制作用。本品性寒、味酸、涩。敛肺降火，涩肠止泻，敛汗，止血，收湿敛疮。用于肺虚久咳、肺热痰嗽、久泻久痢、自汗盗汗、消渴、便血痔血、外伤出血、痈肿疮毒等症。用量 3～6g，外用适量。

儿茶　Catechu

　　本品为豆科植物儿茶［*Acacia catechu*（L. f.）Willd.］的去皮枝和干的干燥煎膏。主产于云南西双版纳。呈方块状或不规则块状，大小不一，表面棕褐色或黑褐色，光滑而略带光泽，质硬，易碎，断面不整齐，具光泽，有细孔，受潮则带黏性。气微，味苦、涩，略回甜。主含儿茶鞣酸 20%～50%、儿茶素（d-calechin）2%～20%及表儿茶素、儿茶鞣红、槲皮素、黏液质、脂肪油、树脂等成分。儿茶煎剂对金黄色葡萄球菌、白喉杆菌等多种病菌及一些常见致病性皮肤真菌有抑制作用；儿茶素能降低毛细血管的通透性；表儿茶素具有抑制癌细胞的作用；儿茶尚有止泻功能。本品性微寒，味苦、涩。活血止痛，止血生肌，收湿敛疮，清肺化痰。用于跌扑伤痛，外伤出血，吐血衄血，疮疡不敛，湿疹、湿疮，肺热咳嗽。用量 1～3g，包煎。多入丸散服，外用适量。

　　【附注】　茜草科植物儿茶钩藤（*Uncaria gambier* Roxb.）带叶嫩枝的干燥煎膏，称"方儿茶"（棕儿茶）。本品方块状，边长约 2cm，表面暗棕色至黑褐色，表面有光泽者习称"老儿茶"，无光泽者习称"新儿茶"，质坚硬，碎断面淡棕色；气微，味苦、涩。含儿茶鞣质约 24%，儿茶酚 30%～50%，儿茶荧光素（gambinflurescein）、棕儿茶碱（gambirine）等。功效同儿茶。

芦荟　Aloe

　　本品为百合科植物库拉索芦荟（*Aloe barbadensis* Miller）叶的汁液浓缩干燥物。习称"老芦荟"。主产南美洲北岸库拉索等地。呈不规则块状，常破裂为多角形，大小不一。表面呈暗红褐色或深褐色，无光泽。体轻，质硬，不易破碎，断面粗糙或显麻纹。富吸湿性。有特殊臭气，味极苦。含羟基蒽醌苷类衍生物芦荟苷（aloin，barbaloin）、芦荟大黄素（aloeemodin）、异芦荟苷（isobarbaloin）、高塔尔芦荟素（homonataloin）、芦荟苦素（aloesin）、蒽酚（anthranol）、大黄酚、大黄酚葡萄糖苷等以及黄酮类成分槲皮素、芦丁、茨菲醇（campherenol）等，尚含氨基酸、糖、维生素等类成分。芦荟具泻下、保肝、抗多种病原微生物作用；芦荟醇提取物有抗肿瘤作用；提取物对 X 线造成的皮肤损害有保护作用；芦荟汁对创伤有促进愈合的作用。本品性寒，味苦。泻下通便，清肝泻火，杀虫疗疳。用于热结便秘，惊痫抽搐，小儿疳积；外治癣疮。用量 2～5g，宜入丸散。外用适量，研末敷患处。孕妇慎用。

第十七章

动物类生药

第一节　动物类生药概述

我国的应用动物类生药历史悠久，远在 4000 年前甲骨文就记载麝、犀、牛、蛇等 40 余种药用动物，2000 多年前就有养殖珍珠、牡蛎的记载。我国现存最早的药物学专著《神农本草经》已收载麝香、牛黄、鹿茸、白僵蚕、桑螵蛸、阿胶等 65 种动物药（占全书 365 种的 17.8%），唐代《新修本草》记载 128 种（占全书 844 种的 15.2%），明代《本草纲目》载 461 种（占全书 1892 种药物的 24.4%），清代《本草纲目拾遗》又增收 160 种（占全书 921 种的 17.4%），《中药大辞典》（1977 年版）收载动物药 740 种，《中国药用动物志》收载药用动物 1546 种，《中国动物药志》收载 975 种，《中华本草》收载动物药 1050 种，《中国中药资源志要》列出 1590 种。2005 年版《中国药典》收载动物类生药 48 种。就全球来看，目前研究和使用的药用动物 3000 余种。

动物药尤其是某些来源于高等动物的生药，所含化学成分常与人体中某些物质相似，常具独特的疗效。因而历代药物学家对动物药都情有独钟，如张仲景、王焘、金元四大家、叶天士、张锡纯，无不为善用动物药者，补之则称其"血肉有情之品"，攻之则谓其具"虫蚁搜剔之能"，益气血疗虚疾无不常用之，愈顽疾起沉疴无不仰赖之。随着科学技术的进步，对动物药的研究不断深入，从中发现了不少疗效显著的物质，部分已应用于临床。例如，从斑蝥中开发出治疗原发性肝癌和病毒性肝炎的斑蝥素（canthardin），水蛭中凝血酶的抑制剂水蛭素（hirudin），蝮蛇抗栓酶注射剂，蟾酥中的脂蟾毒配基（蟾力苏）等。已发现蟾酥、斑蝥、蜈蚣、土鳖虫、全蝎、金钱白花蛇、地龙、蟑螂等具有明显的抗癌作用，部分已应用与临床。此外，海洋占地球表面积的 71%，50 万余种生物栖息在海洋，美国、日本、加拿大等海岸国家，有组织、有计划地开展海洋天然产物生物活性物质的筛选。例如，从软珊瑚中分离出前列腺素 A_2（PGA_2），海参中提取具有抗肿瘤、抗真菌活性的海参素 A、B（holothurin A、B），海葵目（actiniaria）多种动物的触手中提取具强心、细胞毒和抗肿瘤活性的海葵毒素（anthoplerin toxin AP）等。海洋药物的研究已成了动物药研究的一个新兴方向，已引起世界各国的重视，海洋工程正在成为 21 世纪的支柱产业之一。

虽然药用动物种类繁多，资源丰富，但随生态环境破坏和长期滥捕滥杀，野生药用动物资源受到了不同程度的破坏，部分珍贵的药用物种已濒临灭绝。为了更好地保护和利用药用动物资源，应加强野生动物资源保护、积极驯养繁殖、合理开发利用的策略，严格遵守和维护《濒危野生动植物物种国际贸易公约》（CITES）、《中华人民共和国野生动物保护法》、《国家重点保护野生动物名录》。1993 年我国已取缔了犀角、虎骨临床使用，同时积极发展野生驯化和人工养殖工作，据不完全统计，现已人工养殖的动物药材有 30 余种，如人工养麝，活体取香，还有鹿茸、蛤蚧、龟、鳖、金钱白花蛇、蕲蛇、全蝎等的养殖，近来又成功地进行人工培植牛黄工作。这些工作不仅扩大了药源，对于野生濒危药用动物的资源保护也具有重要的作用。

一、动物体基本结构与个体发育常用术语

（一）动物体的基本组织

地球上最早出现的动物是单细胞动物，随着单细胞动物的进化发展逐渐形成了多细胞动物，各种细胞的分工逐渐趋向于专门化，形成形态和功能都不相同的组织。动物组织一般可分为上皮组织、结缔组织、肌肉组织和神经组织 4 类。

（1）**上皮组织** 由排列紧密的细胞和少量细胞间质构成，细胞排列紧密，呈鳞状、立方状和柱状。多为膜状结构，覆盖于体表或体内各器官。是动物体中最普遍的组织。具有保护、感觉、呼吸、吸收、分泌和排泄等功能。

（2）**结缔组织** 由排列疏松的多种细胞和细胞间质构成，分布于动物体的各部分。具有营养、储存、保护、修复、连接和物质运输等多种功能。根据分布部位和组织形式及功能特征，分为疏松结缔组织、致密结缔组织、网状结缔组织、脂肪组织、软骨组织、骨组织、血液、淋巴组织等。

（3）**肌肉组织** 由高度特化的收缩力很强的肌细胞组成，细胞一般呈纤维状，具有收缩能力，主要功能是把化学能转化成机械能。根据肌细胞的形态和结构的不同，分为横纹肌、心肌、斜纹肌和平滑肌。

（4）**神经组织** 由神经元和神经胶质细胞构成，能接受外界的各种刺激并传导。其功能在于接受外界环境的各种刺激信号，发生传导冲动。

（二）动物体的器官和器官系统

器官是由几种不同类型的组织联合形成，具有一定的形态和功能的结构。动物体有很多器官，如心脏、肝、胃、肺、脾、肾等；由功能上有密切联系的器官联合起来，共同执行一定的生理功能的称为器官系统。越是高等的动物，器官系统分化越完善。较高等脊椎动物的器官系统一般分为 10 大类：

（1）**皮肤系统** 皮肤是被于动物全身表面的结构，具有保护、感觉、呼吸、分泌、排泄等作用。脊椎动物的皮肤系统包括皮肤及皮肤衍生的毛发、指甲、羽毛、鳞片及腺体等器官。

（2）骨骼系统　　脊椎动物的骨骼可分为软骨和硬骨。具有支持、保护和运动功能。包括头骨、脊柱和四肢骨等。

（3）肌肉系统　　包括体肌和脏肌（如心脏、胃、肠、子宫等）两类，体肌附着于骨骼上，受运动神经的支配。例如，骨骼肌是构成机体的主要肌肉，它们和骨骼系统一同构成运动装置，来完成全身或局部的运动。

（4）消化系统　　主要包括消化道和消化腺两部分。消化道如口腔、咽头、食道、胃、肠等；消化腺主要有肝和胰。具有消化和吸收等作用。

（5）呼吸系统　　包括鼻、咽、喉头、气管、支气管和肺。具有执行与外界交换气体的功能，吸入氧并呼出二氧化碳。水生动物用皮肤或腮进行呼吸，陆生动物用气管或肺完成呼吸功能。

（6）循环系统　　包括心脏、动脉、静脉、微血管、淋巴管等器官。具有运输养料、氧气及废物等功能。

（7）排泄系统　　包括肾脏、膀胱、输尿管和尿道等器官。具有排除体内代谢废物的作用，如二氧化碳、尿酸、尿素和剩余的水分等。

（8）生殖系统　　具有产生动物新个体的作用。包括生殖器官和附属器官。主要的生殖器官为卵巢和精巢，分别产生卵和精子。附属器官有雌性的卵黄腺、受精囊、输卵管、子宫、阴道和雄性的附睾、输精管、贮精管、前列腺等。

（9）神经系统　　不仅起机体内的调节作用，而且能使动物体适应于经常不断变化着的周围环境，使动物体进行正常的生命活动。包括中枢神经系统如脑、脊髓等；周围神经系统如脑神经、脊神经及交感神经等。

（10）内分泌系统　　机体内腺体分泌物直接进入血液或淋巴液，随体液环流全身，这类腺体称为内分泌腺。内分泌腺所产生的分泌物通常称为激素。激素对机体的代谢、生长、发育、生殖等重要生理功能具有调节作用。内分泌腺的种类很多，包括脑下垂体、脑上腺、甲状腺、副甲状腺、胰腺、肾上腺、性腺等。

（三）动物的繁殖和个体发育

繁殖是物种生命的延续，任何动物都要有新生、成长、衰老和死亡的过程，繁殖使新生的个体不断增加。任何动物都是由一个受精卵开始，经历分裂、生长、分化而形成。多细胞动物的个体发育是指自两性生殖细胞成熟并结合，即卵受精后，开始进入胚胎发育阶段，到新生的性细胞形成的过程。全过程包括胚前发育、胚胎发育和胚后发育。胚前发育是指生殖细胞的形成，即形成精子和卵。胚后发育是指幼体形成以后的整个生长发育过程。胚胎发育是指动物个体在卵内或母体内的发育过程。以中国林蛙为例，常可分为以下几个主要阶段。

1. 卵裂期

卵在受精后，细胞质开始移动和调整，越经 10h 后开始分裂进入卵裂期。第一次分裂为经裂，沿动物极中轴分裂成 2 各细胞。第二次分裂也为经裂，平分成 4 个细胞。第三次分裂为纬裂，分裂成 8 个细胞（上为动物极，下为植物极）。再继续多次分裂为 16、32 个细胞。这个分裂过程称卵裂，卵裂形成的细胞称分裂球。以后分裂就很不规则，动物极细胞明显比植物极细胞小而多，直至分裂形成桑椹状。

2. 囊胚期

动物极细胞越分越小、越多，开始向植物极移动，并在动物极的内部出现囊胚腔，此时称为囊胚期。

3. 原肠期

受精卵在孵化 5～6d 时，分裂细胞向囊胚腔一侧内陷，另一侧的分裂细胞继续向植物极移动，并绕过植物极向内陷的一侧移动，最后只在内陷处留一个小圆点形的卵黄栓。内陷的细胞将形成原肠，此时称为原肠期。将原肠胚横切，外层为外胚层，内层称内胚层，内外两胚层之间发生中胚层。内胚层细胞包围着原肠腔，形成了消化管，以后分化成胃、肠等消化系统和呼吸系统。中胚层将来分化成结缔组织以及骨骼、肌肉、循环、排泄和生殖系统的大部分。

4. 神经胚期

神经胚期包括神经板、神经沟和神经管时期。在原肠背面的外胚层细胞凝集后再平展成板状，将来形成神经组织，此时称为神经板时期。神经板中央下陷成沟，称为神经沟时期。待神经沟两侧缘的细胞向中央增殖，使神经沟自后向前封闭成管，此时称为神经管时期。神经管形成后与外胚层分离，分离后的外胚层变成皮肤的表皮及其衍生器官。此时胚已开始延长，并在较宽大的头部两侧出现圆形的稍外突的眼泡等原始器官。

5. 尾芽期

胚继续延长，4～5mm 时出现较厚的尾芽，此时称尾芽期。此后尾芽继续延长，形成明显尾部，并出现肌节和心脏跳动。此时蛙胚开始在卵膜内移动，示意要出卵膜。自受精卵开始卵裂至蛙胚出卵膜之前称为林蛙的早期胚胎发育时期。

二、动物的分类

（一）动物分类的基本单位及分类等级

"物种"（species）或简称"种"，是动物分类的基本单位。物种不是动物个体，而是动物群体的概念。动物的分类方法分为人为分类系统与自然分类系统。人为分类系统是以易见的分类特征为分类依据，其目的只求辨认上的便利，不考虑动物体的基本构造和动物间在组织上的亲缘关系。自然分类系统以动物的基本构造及其发育为分类的根据，要求在分类上体现动物之间在进化上彼此的亲缘关系。例如，鲸和鱼，在外观上相似，如果用人为分类法可能同属于鱼类，但鲸的基本构造、生理和发育与哺乳类相同，用自然分类法归属于哺乳类。

动物分类系统等级，由大到小分为界、门、纲、目、科、属、种。这些等级之间也有亚门、亚纲、亚目、超科、亚属等。以梅花鹿为例，其排列如下：

界 kingdom　　　　　　　动物界 Animalia

　门 Phylum　　　　　　　脊索动物门 Chordata

　　亚门 Subphylum　　　　脊椎动物亚门 Vertebrata

　　　纲 Class　　　　　　哺乳纲 Mammala

亚纲 Subclass	真兽亚纲 Eutheria
目 Oder	偶蹄目 Artiodactyla
科 Family	鹿科 Cervidae
属 Genus	鹿属 Cervus
种 Species	梅花鹿 *Cervus nippon* Temminck

除上述的分类等级外，有的物种分布较广，变异较大。因此，常在物种下建立亚种、变种和宗三种分类等级。

（二）动物的命名

动物的每一个物种，必须有一个科学的名称，如果名称不统一，就会造成使用和研究上的极度混乱。动物的学名是根据国际命名法规，采用林奈的双名法，即由属名和"种加词"所组成，其后附命名人姓氏，属名和命名人姓氏的首字母大写。这些规则与植物学名相同。如林麝（*Moschus berezovskii* Flerov）等。但动物与植物命名亦有不同之处：

1）动物种以下的分类等级只用亚种，若种内有不同亚种时，采用三名法；即在表示亚种的名称时不加 Subsp，而是"亚种加词"写在"种加词"之后，也不写该种命名人姓氏，而只写亚种命名人姓氏。例如，中华大蟾蜍（*Bufo bufo gargarizans* Cantor），此学名中第一个词 *Bufo* 为属名，第二个词 *bufo* 为种加词，第三个词 *gargarizans* 为亚种加词，Cantor 为亚种命名人姓氏。

2）如有亚属，则亚属名放在属名和种加词之间，并外加括号，亚属名第一个字母须大写。例如，乌龟［*Chinemys*（*Geoclemys*）*reevesii*（Gray）］，第一个词为属名，第二个词为亚属名，第三个词为种加词，Gray 为原学名命名人姓氏，外加括号表示该一学名是重新组合而来的。

3）学名重新组合时，在原定名人姓氏外加括号，而重新组合的人名一般不写出，如拟海龙［*Syngathoides biaculeatus*（Bloch）］。

4）动物命名一般不用变种、变型。

（三）动物的分类系统

动物的种类繁多，由于对一些分类群仍缺乏较深入的研究和了解。因此，目前对全球动物界的分类还没有一个较完善的系统。有的分为 33 门、30 门、28 门，有的分为 19 门、10 门。现以 19 门分类。将与药用动物有关几个门的基本特征介绍如下：

1. 腔肠动物门

腔肠动物体形辐射对称，身体囊状，具有内外两胚层，外层在体表，内层细胞围成身体内腔，称为腔肠。有口与外界相通，食物由口送入腔肠内消化，无肛门，残渣仍由口排除。有骨骼时为钙质或角质，全为水生，营固着或漂浮生活，如海蜇、珊瑚等。

2. 软体动物门

软体动物身体一般左右对称，不分节而具次生体腔。体柔软，由头、足及内脏团组成，且被体壁延伸而成的外套膜覆盖，并由它分泌出贝壳 1～2 个保护体部。口中有角质齿舌，如石决明、珍珠贝、牡蛎、乌贼、蚌等。

3. 环节动物门

环节动物体援圆柱形或扁平，由若干相似的环节（体节）组成。具三胚层。多具运动器官刚毛或疣足，消化道完全，有口和肛门。神经系统发达。多为自由生活，如蚯蚓、水蛭等。

4. 节肢动物门

节肢动物身体两侧对称，多有头、胸、腹部的区分，附肢常分节，体外被有几丁质性外骨骼，消化系统完整，口器适于咀嚼或吮吸，形式多样。眼的构造特殊，有单眼和复眼两种。水生或陆生。节肢动物门为动物界最大的一门，又分为三个亚门、七个纲、纲中以昆虫最多，如蜈蚣、中华蜜蜂、地鳖虫、家蚕等。

5. 棘皮动物门

棘皮动物全为海产动物，幼体两侧对称，成体辐射对称。形状多呈星形、圆形、圆柱形或树状分枝；既无体节，又无头部。具有由中胚层形成的内骨骼，主要起支持作用，这些骨骼也形成棘刺伸向体表，故体表有许多棘状突起。具有特殊的水管系统，为体腔的一部分沿边而成，是体腔通往各腕的空腔，主要的功能是运动；体腔发达。常见的如海参、海胆、海星等。

6. 脊索动物门

脊索动物在动物界是身体结构最复杂、进化地位最高等的一门，人类本身也属于此门。分布广泛，种类繁多。有脊索（或脊椎），为位于背部的一条支持身体纵轴的棒状结构。高等脊索动物只在胚胎期间有脊索，成长时期即由分节的脊柱所取代。中枢神经系统呈管状，位于脊索的背面，高等种类中神经管分化为脑和脊髓两部分。

脊索动物门又可分为三个亚门，即尾索动物亚门、头索动物亚门和脊椎动物亚门。其中以脊椎动物亚门最高级，最重要的特点是具有高度发达和集中的神经系统，出现了明显的头部，与药用关系最密切。此亚门又分为鱼纲（如海马、海龙）、两栖纲（蟾蜍、林蛙）、爬行纲（龟、鳖、银环蛇、蛤蚧）、鸟纲（鸡）和哺乳纲（熊、麝、梅花鹿、牛等）。

三、动物类生药的分类

动物类生药可按动物分类系统、药用部位、化学成分、药理及功能主治进行分类。按药用部位常分类的常用动物类生药如下。

（一）全动物类

凡是药用部位为动物全体者称为全动物类药，如水蛭、地龙、全蝎，蜈蚣、土鳖虫、斑蝥、红娘子、青娘子、海龙、海马、金钱白花蛇、蕲蛇、乌梢蛇、蛤蚧等。

（二）角骨类

角骨类指以动物的骨、角及甲等入药的一类生药，如鹿茸、鹿角、羚羊角、水牛角、龟甲、鳖甲等。

（三）贝壳类

贝壳类多指以软体动物的贝壳入药的生药，如牡蛎、石决明、蛤壳、珍珠母、瓦楞子、海螵蛸等。

（四）脏器类

脏器类指以动物的脏器入药的一类生药，如蛤蟆油、鸡内金、紫河车、桑螵蛸、海狗肾、鹿鞭、鹿胎等。

（五）生理病理产物

生理病理产物指以动物正常或非正常的生理病理产物入药的一类生药，如珍珠、蟾酥、牛黄、麝香、僵蚕、五灵脂、夜明砂、蝉蜕、蜂房、马宝等。

（六）加工品

加工品指以动物全体或部分经人工加工后的生药，如阿胶、鹿角胶、鹿角霜、鳖甲胶、龟甲胶、水牛角浓缩粉、血余碳、人工牛黄等。

四、动物药的活性成分

（一）氨基酸、多肽、蛋白质类

1. 氨基酸

氨基酸在生物体内以肽键结合，构成各种功能与结构不同的蛋白质，是维持生命的基本物质。目前作为药用的氨基酸有 100 多种，其中包括参与组成蛋白质的 20 余种氨基酸。动物类生药普遍含有各种不同的氨基酸，有的氨基酸有直接的医疗作用，例如，牛黄中的牛磺酸（taurine），有刺激胆汁分泌和降低眼压作用，地龙游离氨基酸的解热作用与其游离氨基酸含量成正比，紫河车的氨基酸提取物治疗白细胞减少症。此外，氨基酸除还可用于食品添加剂、调味品、香料及抗氧剂，化妆品的添加剂，饲料工业的强化营养剂，农业上除莠剂、杀菌剂、表面活性剂等。

2. 多肽

多肽一般由 2～20 个氨基酸组成，具有直链或环状结构。20 个以上氨基酸组成的多肽与蛋白质无明显界限，动物多肽多具有生物活性。例如，水蛭多肽有抗凝血作用，蛙皮多肽能舒张血管，麝香的水溶性肽类具有显著的抗炎作用，从海洋被囊动物膜海鞘（*Trididemnum* sp.）中分离出膜海鞘素 B（didemnin B）是具有抗癌作用的环多肽，海兔抑制素有抗肿瘤作用，眼镜蛇肽毒可用于晚期癌痛、神经痛、风湿性关节痛、带状疱疹等顽固性疼痛。动物骨如豹骨、狗骨、鸡骨、鲸等，可治疗骨质增生、风湿及类风湿关节炎。现代科学研究证明，有效成分为多肽类。药理研究表明麝香的水溶性肽类具有显著的抗炎作用。

3. 蛋白质类

蛋白质是由 20 个以上的氨基酸通过肽键结合而成的大分子化合物，其水解产物为 α-

氨基酸。蛇毒中精制蝮蛇抗栓酶用于治疗脑血栓及血栓闭塞性脉管炎，蝎毒也具有很强的溶血活性，蜘蛛毒所含的蛋白毒素和酶治疗关节痛和神经痛，蜜蜂蜂毒具有抗炎、抗辐射、抗癌、抗凝血等多种作用；人尿中提制的尿激酶（urokinase）为血栓溶解剂，糖蛋白能治疗白血病，促进骨髓内的细胞增殖等。从软体动物鲍（Haliotis rufescens）、螺（Tegula gallina）、大风螺（Strombus gigas）中提制的糖蛋白类——鲍灵Ⅰ（paolinⅠ）具抗菌活性，鲍灵Ⅱ（paolinⅡ）具抗菌、抗病毒活性。多种动物的糖蛋白如鲍鱼、牡蛎、枪乌贼、风螺有较强抗菌抗病毒作用。峨螺、圆蛤中的蛤毒素有抗肿瘤、抗病毒活性。人尿中的糖蛋白能治疗白血病，促进骨髓内的细胞增殖等。

（二）甾体类

具有生物活性的甾体类，主要有蟾毒内酯类、胆汁酸类、甾体激素、蜕皮激素及海洋甾体类等。

1. 蟾蜍内酯类

其为强心甾类化合物，主要存在于两栖无尾目蟾蜍属动物中。蟾蜍皮肤腺及其耳后腺分泌物（蟾酥）为我国重要的传统中药，在 1902 年就分离出强心甾类化合物，命名为蟾毒他灵（bufotalin）。1911 年分离出纯品，命名为蟾毒精（bufagin）。至今已分离出多种蟾毒配基类（bufogenins）化合物，结构明确的蟾毒内酯约有 20 余种，中药蟾酥种的蟾毒内酯有 15 余种。近年来对蟾蜍的原动物多了大量的成分研究，从国产中华大蟾蜍（Bufo bufo gargarizans）皮中分离出华蟾毒精（cinobufagin）、蟾毒灵（bufalin）、日蟾毒他灵（gamabufotalin）、脂蟾毒内酯（resibufogenin）、蟾毒它灵、远华蟾毒精（telocinobufagin）等，与其耳后腺分泌物中的蟾毒内酯类成分种类基本一致，其他种类主要蟾毒内酯也基本类似。除蟾蜍属外，其他动物中也发现有蟾毒内酯类存在，如（Rfabdophis tigrinus）的颈腺毒，精制后得到几种蟾毒内酯。

蟾蜍内酯类其作用主要表现在增强心肌收缩力，增加心排血量，减慢心率。此外，还有抗菌消炎、抗肿瘤、利尿等作用。蟾毒内酯兼有兴奋呼吸、强心和升高动脉血压等多种药理作用，已用于临床。

2. 胆汁酸类

胆汁酸类是胆甾酸与甘氨酸或牛磺酸以酰胺键连接的结合物，为鱼、蛇、鸡、鹅、猪、羊、牛、熊等脊椎动物胆汁主要成分，也是特征性成分。已知的胆甾酸有 100 多种，常见的有胆酸（cholic acid）、去氧胆酸（deoxycholic acid）、鹅去氧胆酸（chenodeoxycholic acid）、熊去氧胆酸（ursodeoxychlic acid）、猪去氧胆酸（hyodeoxycholic acid）等。胆汁酸能促进脂肪酸、胆固醇、脂溶性维生素、胡萝卜素及 Ca^{2+} 等吸收，有利胆、镇咳、解热、抑菌、抗炎等作用；对神经系统有镇静、镇痛及解痉作用，去氧胆酸有强心作用。

3. 甾体激素类

甾体激素广泛存在于生物体中，是一类重要的内源性生理活性物质。天然存在和人工合成的甾体激素有上千种，按其生理作用可分为糖皮质激素、盐皮质激素、雄激素、雌激素、孕激素 5 种类型。动物药材中已知含有该类成分的品种很多，如紫河车中含有黄体酮（progesterone）、鹿茸中的雌酮（oesterone）、海狗肾中的雄甾酮（androsterone）等，而麝香乙醚提取物中已知含有甾体激素达 15 种以上。

4. 蜕皮激素

蜕皮激素在昆虫及甲壳类动物中分布较广泛，分布的种类和数量因动物的种属而异，主要蜕皮素（ecdysone）和蜕皮甾酮（ecdysterone）等。例如，蚕类蜕皮激素以 α-蜕皮酮为主，蝗虫则以 β-蜕皮酮占优势。蜕皮激素和蜕皮甾酮有促进人体蛋白质的合成，降血脂和抑制血糖升高等作用。

5. 海洋甾体类

海洋甾体类是近年来从海绵动物、腔肠动物、扁形动物、环节动物、节肢动物、棘皮动物等分离出来的结构新颖的甾类化合物（甾体母核上的取代基及 C17 位侧链上的变化多种多样），主要为结构独特的甾醇类。有的具有重要的活性，如异岩藻甾醇（isofucosterol）具有抗菌、抗癌活性，虾夷扇贝甾醇具有降低血液胆甾醇的作用。

（三）生物碱类毒素

生物碱类毒素在动物中分布较广，多数具有类似生物碱的性质，分子中多具有复杂的氮环结构，也有氮直链含氮化合物。重要而常见的成分主要有以下几种。

1. 环外含氮类

如从腔肠动物皮沙海葵科沙海葵属毒沙海葵（*Palythoa toxica*）中分离出来的毒性极强的化合物——沙海葵毒素（palytoxin，PTX），是迄今为止非蛋白毒素中毒性最强的化合物，具有抗癌、溶血的等多种生物活性。此外，动物脑、肝、肾、心脏与神经组织中的胆碱，水产动物肌肉中的甜菜碱（betaine）类均属于此类化合物。

2. 胍类衍生物

胍可看作是脲分子中的氧被亚氨基（=NH）取代而成的化合物，胍分子中除去一个氢原子后的基团叫胍基。例如，从河豚类（*Fugu sp.*）的卵巢和肝中分离出来的河豚毒素（tetrodotoxin，TXT），具有强烈毒性，有镇痛和局部麻醉作用，麻醉强度为可卡因的 1600 倍。从海洋贝类大石房蛤（Saxidomus giganteus）中分离出来的石房蛤毒素（saxitoxin，STX），属神经毒素，其毒性为番木鳖碱的 50 倍，氰化钾的 1000 倍。胍类衍生物有望成为麻醉药和抗癌药。

3. 吡咯衍生物

此类化合物分子中存在共轭体系，因此具有特殊的吸光能力，能够呈现各种颜色。如脊椎动物的血红素、胆汁中的胆红素及氧化产物胆绿素等，具有促进红细胞生成、解热、抗病毒、抗癌、抗衰老等作用。

4. 吲哚类

如从蟾蜍皮肤分泌腺中分离出的活性碱，其中主要是 5-羟色胺（serotonin）及其衍生物。蟾蜍色胺（bufotenine，cinobufotenine）为基本骨架。有 O-甲基蟾蜍色胺、脱氢蟾蜍色胺（dehydrobufotenine）、蟾蜍色胺内盐（bufotenidine）、蟾蜍绿啶（bufoviridin）等。这些成分对肠管、血管等平滑肌有收缩作用，可引起血压上升，呼吸兴奋。

（四）萜类

迄今已从动物获得了单萜、倍半萜、二萜、二倍半萜、三萜、四萜等中多种活性成分，如从斑蝥中提取的斑蝥素具有抗癌、抗病毒及抗真菌作用。从海绵动物、腔肠动物、软体动物等海洋无脊椎动物中，已分离出 1000 余种结构新颖的萜类化合物。例如，从软体动物海兔中提取的海兔萜具有抗肿瘤活性，海绵动物（*Luffariella variabilis*）中分离出一种二倍半萜内酯 manoalide 具有抗癌作用，FDA 已批准临床试验。

（五）多不饱和脂肪酸

二十碳五烯酸（EPA）、二十二碳六烯酸（DHA）等人体营养必需脂肪酸，在人体内不能合成，必须从食物中摄取。海洋鱼类如牡蛎、鲱鱼、鳇鱼、金枪鱼、太平洋比目鱼、鲐鱼及沙丁鱼、马面纯鱼等中提制的鱼油中，富含人体必需脂肪酸 EPA 和 DHA。EPA 和 DHA 具有增强免疫、改变血液参数、改变血小板膜和脉管壁性能、抑制血小板聚集等功能，已开始用于心血管疾病和糖尿病的防治。鱼油不饱和脂肪酸的制剂很多，多为含 EPA 和 DHA 为主要成分的复方制剂。我国鱼油制剂有鱼脂酸胶丸、多烯康胶丸及鱼油降脂丸等。国外商品有 Max EPA 软胶囊，在世界药品市场销售量最多，为世界广泛使用的一种鱼油制品。

第二节　常见动物类生药

全蝎　Scorpio

本品为钳蝎科动物东亚钳蝎（*Buthus martensii* Karsch）的干燥体。主产于河南、山东、河北、安徽等地。虫体的头胸部与前腹部呈扁平长椭圆形，后腹部呈尾状，完整者体长约 6cm。头胸部呈绿褐色，前面有 1 对短小的螯肢及 1 对较长的钳状脚须，形似蟹螯，背面覆有梯形背甲，腹面有足 4 对，均为 7 节，末端各具 2 爪钩；前腹部由 7 节组成，第 7 节色深，背甲上有 5 条隆脊线，背面绿褐色；后腹部棕黄色，6 节，节上均有纵沟，末节有锐钩状毒刺。气微腥，味咸。主要含多种蝎毒（katsutoxin），包括昆虫类神经毒素、甲壳类神经毒素、哺乳动物神经毒素以及抗癫痫活性的多肽等。其他尚含牛磺酸（taurine）、蝎酸（katsu acid）、胆固醇（cholesterol）、卵磷脂（lecithin）、Mg、Ca、Zn 等。本品味辛，性平；有毒。息风镇痉，攻毒散结，通络止痛。用于肝风内动，痉挛抽搐，小儿惊风，中风口喎，半身不遂，破伤风，风湿顽痹，偏正头痛，疮疡，瘰疬。用量 3～6g。孕妇禁用。

蛤蚧　Gecko

本品为壁虎科动物蛤蚧（*Gekko gecko* Linnaeus）的干燥体。主产于广西、云南、广东等地。呈扁片状，头颈部及躯干部长 9～18cm，头颈部约占 1 / 3，腹背部宽 6～11cm，尾长 6～12cm。头略呈扁三角形，两眼凹陷成窟窿，口内有细齿，生于颚的边缘。吻部半圆形，吻鳞不切鼻孔，与鼻鳞相连。背部呈灰黑色或银灰色，有黄白色、灰绿色或橙红色斑点散在或密集成不显著的斑纹。脊椎骨及两侧肋骨突起。四足均具 5 趾，趾间仅具蹼迹，足趾底有吸盘。尾细而坚实，有 6～7 个明显的银灰色环带。全身密被圆形或多角形微有光泽的细鳞。气腥，味微咸。含肌肽（carnosine）、胆碱（choline）、肉毒素（carnitine）、鸟膘吟（guanine），以及甘氨酸等 14 种氨基酸和蛋白质等，与钙、磷、镁、铁等 18 种无机元素等。本品性平，味咸。补肺益肾，纳气定喘，助阳益精。用于肺肾不足，虚喘气促，劳嗽咯血，阳痿，遗精。用量 3～6g，多入丸散或酒剂。

*鹿茸　Cervi Cornu Pantotrichum

（英）Pilose Antler

【来源】　为鹿科动物梅花鹿（*Cervus nippon* Temminck）或马鹿（*C. elaphus* L.）的雄鹿未骨化密生茸毛的幼角。前者习称"花鹿茸"，后者习称"马鹿茸"。

【动物形态】　梅花鹿：中型兽，体长约 1.5m，尾短小。耳稍大，直立，颈较长；四肢细长，前 2 趾有蹄。背中线自耳基到尾端 1 条明显，深棕色或黑色，背脊两侧到体侧有明显的白色斑点排成纵行，其余自然散在。雄鹿有角，雌鹿无角；雄鹿出生 6～8 个月后额骨表皮膨起，内有骨突起称为稚角（习称毛桃）；生后第二年夏天稚角延长生长称为初角茸或锥茸（习称锥角子）；生后第三年所生的角具 1～2 个枝权，其后每年早春脱换新角，增生一权，最多至 4～5 枝权。夏毛薄，呈红棕或栗棕色色；黑色背中线两侧到体侧纵列 4～6 行白斑，臀部有白块斑，腹部及四肢内侧有白毛。冬毛稠密，有绒毛。常群栖于山地草原及林边；主要分布于东北、华北。

马鹿：身长 2m 左右，角可多至 6～8 枝权，全身披棕色或红棕色毛，无白色斑。栖息于高山森林草原；分布于东北、西北、西南及内蒙古。

【采制】　分砍茸和锯茸，有水煮、烘烤、风干等加工方法。①锯茸：雄鹿从第三年开始锯茸，"二杠茸"（具有一个分枝者）每年采两次，第一次在清明后 45～50d，习称"头茬茸"，第二次立秋前后，习称"二茬茸"；"三岔茸"（具有两个分枝者）每年采收一次，常在 7 月下旬锯取。锯下之茸，须立即洗去茸毛上不洁物，排去部分血液，锯口处用线缝合，固定于架上，放入沸水中烫 3～4 次，每次 15～20s，使茸内血液排出，至锯口处冒白沫，嗅之有蛋黄气味为止。然后晾干，次日再烫炸数次，然后在 40～50℃烘干或风干。烘好的鹿茸取出后，应迅速冷却，凉透。②砍茸：生长 6～10 年的老鹿、病鹿，将鹿头砍下，再将鹿茸连脑盖骨锯下，除尽残肉，绷紧脑皮，如上法反复操作。目前养鹿场多加工为带血茸。

【产地】　花鹿茸主产于吉林、辽宁、河北等省，质优。马鹿茸主产于黑龙江、吉林、内蒙古、新疆等地。梅花鹿为国家一级保护动物，马鹿为国家二级保护动物；药用主要靠人工饲养。

【性状】　花鹿茸：呈圆柱状分枝，具有一个分枝者习称"二杠"，主枝习称"大挺"，长 17～20cm，锯口直径 4～5cm，离锯口约 1cm 处分出侧枝，习称"门庄"，长 9～15cm，直径较大挺略细。外皮红棕色或棕色，多光润，表面密生红黄色或棕黄色细茸毛，上端较密，下端较疏；分岔间具一条灰黑色筋脉，皮茸紧贴。锯口黄白色，外围无骨质，中部密布细孔。具两个分枝者习称"三岔"，大挺长23～33cm，直径较二杠细，略呈弓形，微扁，枝端略尖，下部多有纵棱筋及突起疙瘩；皮红黄色，茸毛较稀而粗。体轻，气微腥，味微咸。二茬茸与头茬茸相似，但挺长而不圆或下粗上细，下部有纵棱筋。皮灰黄色，茸毛较粗糙，锯口外围多已骨化。体较重、无腥气（图17-1A）。

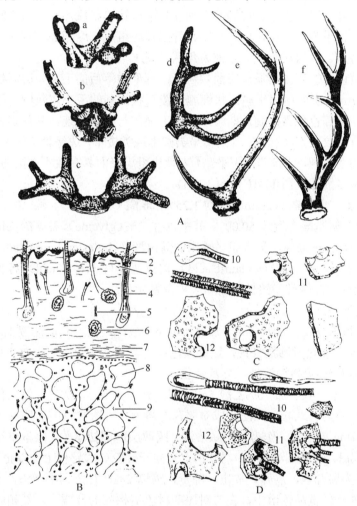

图17-1 鹿茸药材及显微图

A. 药材图：a. 锯花鹿茸及其饮片；b. 砍花鹿茸；c. 砍马鹿茸；d. 锯马鹿茸；e. 梅花鹿角；f. 马鹿角。
B. 花鹿茸横切面及其详图；C. 花鹿茸粉末；D. 马鹿茸粉末
1. 角质层；2. 颗粒细胞层；3. 乳头层；4. 毛干及毛囊；5. 血管；6. 皮脂腺；7. 胶原纤维层；
8. 骨小梁间隙；9. 骨陷窝；10. 毛茸；11. 表皮层碎片；12. 骨碎片

马鹿茸：较花鹿茸粗大，分枝较多，具一个侧枝者习称"单门"；二个者习称"莲花"；三个者习称"三岔"；四个者习称"四岔"或更多。按产地分东马鹿茸和西马鹿茸：①东马鹿茸"单门"大挺长25～27cm，径约3cm，外皮灰黑色，茸毛灰褐色或灰黄色，锯口外皮较厚，灰黑色，中部密布细孔，质嫩；"莲花"大挺长可达 33cm，下部有棱筋，锯口面蜂窝状，小孔稍大；"三岔"皮色深，质较老；"四岔"茸毛细而稀，大挺下部具棱筋及疙瘩，分枝顶端多无毛，习称"捻头"。②西马鹿茸枝大挺多不圆，顶端圆扁不一，长 30～100cm，表面有棱，多抽缩干瘪，分枝较长且弯曲，茸毛粗长，灰色或黑灰色。锯口色较深，常见骨质。气腥味，味咸（图 17-1A）。

【显微特征】　横切面：外有外表层，由角质层、透明层、颗粒层和生发层组成。下为真皮层，由乳头层、毛干、皮脂腺、动静脉小血管等组成。其下为原胶纤维层，由网状纤维组成。再下为骨质层，由骨小梁、骨陷窝等组成。纵切面：茸体自外向内由茸毛、外皮、骨密质、骨松质组成。基部为角柄（图 17-1B）。

粉末：淡黄色。①表皮角质层表面颗粒状；茸毛脱落后的毛窝呈圆洞状。②毛干中部直径 13～50μm，表面由扁平鳞片状细胞呈覆瓦状排列的毛小皮包围，细胞的游离缘指向毛尖，皮质有棕色色素；髓质断续或无。毛根常与毛囊相连，基部膨大作撕裂状。③骨碎片表面有纵纹及点状孔隙；骨陷窝呈类圆形或类棱形，边缘骨小管呈放射状沟纹。横断面可见大的圆孔洞，边缘凹凸不平。④未骨化组织表面具多数不规则的块状突起物。⑤角化棱形细胞多散在（图 17-1C，图 17-1D）。

【化学成分】　含脑素（ceramide）约 1.25%，雌酮（oestrone）、雌二醇，PGE_1、PGE_2 等多种前列腺素；氨基酸含量达 50.00%，其中以甘氨酸（glycine）、谷氨酸（glutamic acid）、脯氨酸（proline）含量最高。另含胆甾醇肉豆蔻内酯（cholesteryl myristate）、胆甾醇油酸酯（cholesteryl oleate）、月桂酸（lauric acid）、肉豆蔻酸（myristic acid）、棕榈酸（palmitic acid）等。其他尚含多胺类、酸性多糖和多种微量元素。

【理化鉴定】

1）取本品粉末 0.1g，加水 4ml，加热 15min，放冷，滤过。取滤液 1ml，加茚三酮试液 3 滴，摇匀，加热煮沸数分钟，显蓝紫色；另取滤液 1ml，加 10%氢氧化钠溶液 2滴，摇匀，滴加 0.5%硫酸铜溶液，显蓝紫色。

2）取本品粉末 0.4g，加 70%乙醇 5ml，超声处理 15min，滤过，滤液作为供试品溶液。另取鹿茸对照药材 0.4g，同法制成对照药材溶液。再取甘氨酸对照品，加 70%乙醇制成每 1ml 含 2mg 的溶液，作为对照品溶液。照薄层色谱法试验，吸取供试品溶液及对照药材溶液各 8μl、对照品溶液 1μl，分别点于同一硅胶 G 薄层板上，以正丁醇-冰醋酸-水（3:1:1）为展开剂，展开，取出，晾干，喷以 2%茚三酮丙酮溶液，在 105℃加热至斑点显色清晰。供试品色谱中，在与对照药材色谱相应的位置上，显相同颜色的主斑点；在与对照品色谱相应的位置上，显相同颜色的斑点。

【药理作用】

1）提高机体的工作能力，减轻疲劳，改善睡眠，促进食欲，改善能量代谢。

2）大剂量使心缩幅度变小，心率减慢，外周血管扩张，血压降低；中剂量引起体外心脏活动明显增强，心缩幅度增大。心率加快，对节律不齐的体外心脏能使节律恢复正常。

3）对动物脑、肝组织单胺氧化酶 MAO 均有抑制作用，其主要活性成分是次黄嘌呤。

4）有抗脂质过氧化、增强免疫功能、有雄性激素样作用。

5）对长期不愈合的溃疡、伤口均能增强其再生能力，并能促进骨折的愈合。

【功效】　性温，味甘、咸。壮肾阳，益精血，强筋骨，调冲任，托疮毒。用于肾阳不足，精血亏虚，阳痿滑精，宫冷不孕，羸瘦，神疲，畏寒，眩晕，耳鸣耳聋，腰脊冷痛，筋骨痿软，崩漏带下，阴疽不敛。用量1～2g。研末冲服。

【附注】

（1）鹿角　为马鹿或梅花鹿已骨化的角或锯茸后翌年春季脱落的角基，分别习称"马鹿角"、"梅花鹿角"、"鹿角脱盘"。具有温肾阳，强筋骨，行血消肿的功能。

（2）鹿角胶　为鹿角加水熬制成的胶块，具有温补肝肾、益精养血的功能。

（3）鹿角霜　为鹿角熬去胶质后的角块，具有温肾助阳、收敛止血的功能。

（4）鹿胎　为梅花鹿或马鹿的水胎（包括胎鹿、胎盘和羊水）的干燥品。有益肾阳，补精血的功能。制剂有鹿胎膏，用于妇科病。

（5）鹿鞭　为梅花鹿和马鹿的干燥阴茎和睾丸。有补肾阳，益精血，强阳事的功能。

*麝香　Moschus

（英）Musk

【来源】　为鹿科动物林麝（*Moschus berezovskii* Flerov）、马麝（*M. sifanicus* Przewalski）或原麝（*M. moschiferus* Linnaeus）成熟雄体香囊中的干燥分泌物。

【动物形态】

（1）林麝　体长70～80cm，肩高小于50cm。头部较小，耳直立，眼圆大，吻端裸露。四肢细长，前肢短，后肢长，形成肩低臀高的特殊姿势，足蹄尖细。全身橄榄褐色，并有橘红色泽，幼麝背面有斑点，成体背面无斑点。雌雄均无角。雄性上颌犬齿特别发达，长而尖，露出唇外，向下微弯，雌性犬齿细小，不露出唇外。成年雄麝部部脐和外生殖器之间有麝香腺，呈囊状，外部略隆起，习称"香囊"，生成的麝香储存于香囊内。栖息于多岩石山地、针阔混交林中，分布于四川、甘肃、陕西、湖北、贵州。

（2）马麝　体形似林麝而稍大，全身沙黄褐色，颈部有栗色斑块。栖息于高原林缘，主要分布于青藏高原。

（3）原麝　体形似林麝而稍大，全身暗深棕色，成麝背部有6行肉桂红色斑点，栖息于高山针叶林及针阔混交林中，分布于东北大、小兴安岭，长白山及河北。

【采制】　野麝多在冬季至次春猎取，猎获后割取香囊，阴干，习称"毛壳麝香"；除去囊壳，习称"麝香仁"，拣去其中细毛和脱落的内层皮膜（习称"银皮"），其颗粒大者习称"当门子"，质量最好。家麝直接从其香囊中取出麝香仁，即将麝固定，略剪去香囊口的毛，消毒后用挖勺直接伸入香囊内，徐徐转动，挖出麝香，阴干或用干燥器密闭干燥。

【产地】　主产于四川、西藏、贵州、云南（称川麝香），其次陕西、甘肃、青海（称西麝香），以及内蒙古、黑龙江（称口麝香）等地。野生麝为国家一级保护动物，国家明令禁止猎杀野麝和收购野生麝香。为中医药的持续发展，"人工养麝，活体取香"成为重要的发展方向。四川马尔康、都江堰，安徽佛子岭，山西镇平，甘肃兴隆山等地先后建立了人工养麝场。都江堰建有养麝研究所。

【性状】

（1）毛壳麝香　　呈扁圆形或类椭圆形的囊状体，直径 3～7cm，厚 2～4cm。开口面的皮革质，棕褐色，略平，密生白色或灰棕色短毛，从四周围绕中心排列，中间有 1 小囊孔。另一面为棕褐色略带紫的皮膜，微皱缩，略有弹性，剖开后可见中层皮膜呈棕褐色或灰褐色，半透明，内层皮膜呈棕色，内含颗粒状、粉末状的麝香仁和少量毛及脱落的内层皮膜（图 17-2）。

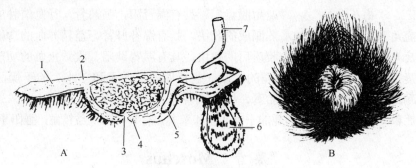

图 17-2　麝香药材图

A. 麝香的香囊和生殖器；B. 毛壳麝香

1. 腹皮；2. 包被的肌肉；3. 香囊开口；4. 尿道鞘开口；5. 龟头；6. 阴囊；7. 阴茎

（2）麝香仁　　野生者质软，油润，疏松，其中不规则圆球形或颗粒状者为"当门子"，表面多呈紫黑色，油润光亮，微有麻纹，断面深棕色或黄棕色；粉末状者多呈棕褐色或黄棕色，并有少量脱落的内层皮膜和细毛。饲养者呈颗粒状、短条或不规则团块；表面不平，紫黑色或深棕色，显油性，微有光泽，并有少量毛和脱落的内层皮膜。气香浓烈而特异，味微辣、微苦带咸。

【显微特征】　　粉末：淡黄棕色或暗棕色。水合氯醛装片观察可见，多数为不定形透明半透明的团块，间有方形、柱形、八面体形或簇状结晶，透明或半透明；油滴类圆形，散在或存在于团块中。表皮组织碎片，无色或淡黄色，有的附着油滴及结晶（图 17-3）。

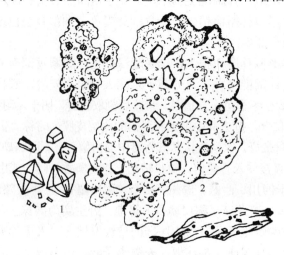

图 17-3　麝香粉末图

1. 分泌物团块及结晶；2. 表皮组织碎片

【化学成分】 主要含麝香酮（muscone），其占 0.9%～5%，为麝香的香气成分，还含有少量麝香吡啶（musopyridine）、羟基麝香吡啶（hydroxymusopyridine）A、B 等大分子环酮，以及雄性酮（androsterone）、表雄酮（epiandrosterone）等 11 种雄甾烷类衍生物，多种氨基酸、胆甾醇、胆甾酸、胆酸等。

【理化鉴定】

1）取细粉加五氯化锑共研，香气消失，再加氨水少许共研，香气恢复。

2）取麝香仁少量，撒于炽热的坩埚中灼烧，初则迸裂，随即融化膨胀起泡似珠，香气浓烈四溢，应无毛、肉焦臭，无火焰或火星出现。灰化后，残渣呈白色或灰白色。

3）气相色谱法：以苯基（50%）甲基硅酮（OV-17）为固定相，柱温 200℃±10℃，取干燥品 0.2g，精密称定，精密加无水乙醇 2ml，密塞，振摇，放置 1h，滤过，取续滤液 2μl，注入气相色谱仪，供试品色谱中应呈现与对照品保留时间相同的色谱峰。

【含量测定】 2010 年版《中国药典》规定，照气相色谱法测定，本品按干燥品计算，含麝香酮（$C_{16}H_{30}O$）不得少于 2.0%。

【药理作用】

1）水提物对实验性小鼠多种炎症有明显抑制作用，其作用直接依赖于肾上腺而不需要垂体参与，多肽是其抗炎的活性成分。

2）小剂量兴奋中枢，大剂量抑制呼吸；能增强中枢缺氧耐受力。

3）强心作用和增加冠状动脉流量作用。

4）能明显兴奋动物的体外子宫，对妊娠子宫更明显。

5）有雄性激素。

【功效】 性温，味辛。开窍醒神，活血通经，消肿止痛。用于热病神昏，中风痰厥，气郁暴厥，中恶昏迷，经闭，癥瘕，难产死胎，胸痹心痛，心腹暴痛，跌扑伤痛，痹痛麻木，痈肿瘰疬，咽喉肿痛。用量 0.03～0.1g，多用丸散，孕妇禁用。

【附注】

（1）麝香的传统经验鉴别 ①取毛壳麝香用特制槽针从囊孔插入，转动槽针，撮取麝香仁，立即检视，槽内的麝香仁应有逐渐膨胀高出槽面的现象，习称"冒槽"。麝香仁油润，颗粒疏松，无锐角，香气浓烈。不应有纤维等异物或异常气味。②取麝香仁粉末少量，置手掌中，加水润湿，用手搓之能成团，再用手指轻揉即散，不应粘手、染手、顶指或结块。

（2）人工麝香 系根据天然麝香的分析结果，以合成麝香酮（dl-muscone）为主，按一定比例其他物质配制而成。经药理试验、理化分析、临床试用证明，人工麝香与天然麝香近似，并对心绞痛有显著的缓解作用。

（3）灵猫香 为灵猫科动物小灵猫（*Virerricula indica* Desmarest）或大灵猫（*Viverra zibetha* Linnaeus）会阴泌香腺的分泌物。历代医籍记载"其阴如麝，功亦相似"。现以人工养殖，自然采香。小灵猫所产香膏含有灵猫酮（zibetone）等大环烯酮类化合物，均有类似麝香的香气，药理作用也相似。

（4）麝鼠香 为仓鼠科动物麝鼠（*Ondatra zibethicus* L.）成年雄鼠麝香腺的分泌物。含有与天然麝香相同的麝香酮、降麝香酮、烷酮等主要成分，其减慢心率的作用比天然麝香还明显，具有抗炎耐缺氧、降血压、消炎、抗应敏、雄性激素等作用，是天然麝香理想的替代品。原产北美洲，20 世纪中期引入我国，先后在黑龙江、新疆、山东、青海、江苏、浙江、湖北、广东、贵州等地饲养。

*牛黄　Bovis Calculus

（英）Bezoar

【来源】　为牛科动物牛（*Bos taurus domestictls* Gmelin）干燥的胆结石。习称"天然牛黄"。

【采制】　全年可收集，宰牛时检查胆囊、胆管，如发现有硬块即滤去胆汁，将牛黄取出，除去外部薄膜，用棉花等包好，阴干。取自胆囊的称"蛋（胆）黄"，取自胆管或肝管的称为"管黄"和"肝黄"。

【产地】　全国各地均产，主产于西北（西牛黄）、东北（东牛黄）、华北（京牛黄）及西南。现已生产"人工培植牛黄"。

【性状】　多呈卵圆形、类球形、三角形或类方形，直径 0.6~3（~4.5）cm，少数呈管状或碎片。表面黄红色至棕黄色，细腻而略有光泽，有的表面挂有一层黑色光亮的薄膜（习称"乌金衣"），有的粗糙，具疣状突起，有的具龟裂纹。体轻，质酥脆，易分层剥落，断面金黄色，可见细的同心层纹，有的夹有白心。气清香，味苦而后甘，有清凉感，嚼之易碎，不粘牙，能将唾液染成黄色，其水溶液可使指甲染黄（习称"挂甲"）；入水变湿不变形，水质色黄清亮（图 17-4A）。

【显微特征】

1）水合氯醛装片，不加热直接镜检，可见有多数黄棕色或红棕色的小颗粒组成的不规则团块，稍放置，色素迅速溶解，并显鲜明金黄色，久置后变绿色。

2）醋酸甘油装片可见不规则片状物（图 17-4B）。

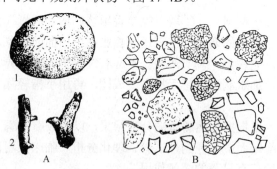

图 17-4　牛黄药材及粉末图

A. 药材外形；B. 粉末
1. 蛋黄；2. 管黄

【化学成分】　天然牛黄含胆色素 72.0%~76.5%，以胆红素（bilirubin）为主；胆甾酸与胆汁酸约 10.0%，如胆酸（cholic acid）0.8%~1.8%，去氧胆酸（deoxycholic acid）3.3%~4.3%以及鹅去氧胆酸等。尚含胆甾酸及胆汁酸盐类、胆甾醇、脂肪酸、卵磷脂、维生素 D、多种氨基酸及多种微量元素。

【理化鉴定】

1）取本品少量，加清水调和，涂于指甲上，能将指甲染成黄色，习称"挂甲"。

2）薄层色谱（对照品）：①取粉末 10mg，加三氯甲烷适量，超声提取，滤过，滤液蒸干，残渣用乙醇溶解作供试品溶液。用胆酸、去氧胆酸对照品混合溶液作对照。用硅胶 G 板，异辛烷-乙酸乙酯-冰醋酸（15∶7∶5）展开，喷以 10%硫酸乙醇溶液，在 105℃ 加热至斑点显色清晰，置紫外光灯（365nm）下检视。供试品色谱在与对照品色谱相应的位置上显相同颜色的荧光斑点。②取粉末 10mg，加三氯甲烷-冰醋酸（4∶1）混合溶液适量，超声提取，滤液作供试品溶液。用胆红素作对照。用硅胶 G 板，环己烷-乙酸乙酯-甲醇-冰醋酸（10∶3∶0.1∶0.1）展开，供试品色谱在与对照品色谱相应的位置上显相同颜色的斑点。

【含量测定】 2010 年版《中国药典》规定，照薄层色谱扫描法测定，本品按干燥品计算，含胆酸不得少于 4.0%；照紫外-可见紫外分光光度法测定，按干燥品计算，含胆红素不得少于 35.0%。

【药理作用】 ①对某些药物引起的小鼠中枢神经兴奋症状有拮抗作用，对多种原因引起的动物发热有解热作用；牛磺酸具有中枢抑制作用，对多种因素引发的狒狒产生的惊厥有抑制作用，小鼠口服或注射牛磺酸时有明显镇痛作用。②牛磺酸具有改善心脏功能，可显著对抗异丙肾上腺素注射后诱发的心肌缺血和损伤，尚能抗心率失常，降血压，降低血胆固醇，增加高密度脂蛋白，防治动脉粥样硬化等。③牛磺酸具有促进肝细胞康复和预防脂肪肝的作用，胆酸尤其是脱氧胆酸均能松弛胆道括约肌，因而具有利胆作用。④尚有抗炎、抗菌、抗病毒、抗肿瘤、镇咳祛痰等作用。

【功效】 性凉，味甘。能清心，豁痰，开窍，凉肝，息风，解毒。用于热病神昏，中风痰迷，惊痫抽搐，癫痫发狂，咽喉肿痛，口舌生疮，痈肿疔疮。用量 0.15～0.35g，多入丸散用。外用适量，研末敷患处。

【附注】

（1）人工牛黄　 系参照天然牛黄的已知成分，由牛胆粉、胆酸、猪去氧胆酸、牛磺酸、胆红素、胆固醇、微量元素等加工制成。本品为黄色疏松粉末，质轻，味苦微甘，入口无清凉感；水溶液也能染指甲。用量 0.15～0.35g，多作配方用。外用适量敷患处。

（2）培植牛黄　 根据天然牛黄形成的原理，通过手术的方法在活体牛的胆囊内植入精制的"小网"（致黄因子），经一定时间的培育，在小网表面形成牛黄样物质，刮取而得。优质的培植牛黄与天然牛黄内在质量完全一致，可代替天然牛黄用。目前培植牛黄市场的占有率微乎其微。

（3）体外培育牛黄　 系在工厂化的环境中，模拟牛胆结石的生成原理，以牛的新鲜胆汁作母液，加入去氧胆酸、胆酸、复合胆红素钙等制成。本品呈球形或类球形，直径 0.5～3cm。表面光滑，呈黄红色至棕黄色。体轻，质松脆，断面有同心层纹。气香，味苦而后甘，有清凉感，嚼之易碎，不粘牙。水溶液能挂甲。2010 年版《中国药典》规定，照薄层色谱扫描法测定，本品按干燥品计算，含胆酸不得少于 6.0%；照紫外-可见紫外分光光度法测定，按干燥品计算，含胆红素不得少于 35.0%。目前认为其完全可与天然牛黄等同使用，且质量可控、安全隐患小。

海螵蛸　Sepiae Endoconcha

本品为乌贼科动物无针乌贼（*Sepiella maindroni de* Rochebrune）或金乌贼（*Sepia esculenta* Hoyle）的干燥内壳。主产浙江、福建、辽宁、山东等地。无针乌贼：内壳呈扁长椭圆形，边缘薄，中间厚，长 9～14cm，宽 2.5～3.5cm，厚 1.2～1.5cm。背面有磁白色脊状隆起，隐约可见细小疣点状突起，腹面白色，尾端到中部有细密波状横层纹，角质缘半透明，尾部较宽平，无骨针。体轻，质松，易折断，断面粉质，显疏松层纹。气微腥，味微咸。金乌贼：内壳较前者大，长 13～23cm，宽约至 6.5cm，厚 0.8～1.2cm。背面疣点明显，略作层状排列；腹面波状横层纹占全体大部分，中间有纵向浅槽；尾部角质缘渐宽，向腹面翘起，末端有一骨针，多已断落。主含碳酸钙（80%～85%）、黏液质，含少量磷酸钙、氯化钠、多种无机元素与氨基酸。本品性温，味咸、涩。收敛止血，涩精止带，制酸止痛，收湿敛疮。用于吐血衄血，崩漏便血，遗精滑精，赤白带下，胃痛吞酸；外治损伤出血，湿疹湿疮，溃疡不敛。用量 5～10g；外用适量，研末敷患处。

蝉蜕　Cicadae Periostracum

本品为蝉科昆虫黑蚱（*Cryptotympana pustulata* Fabricius）的若虫羽化时脱落的皮壳。主产于山东、河北、河南、湖北、江苏、四川等地。本品略呈椭圆形而弯曲，长 3～4cm，宽 1.5～2cm。表面黄棕色，半透明，有光泽。头部丝状触角 1 对，多已脱落，复眼突出。额部先端突出，口吻发达，上唇宽短，下唇延长呈管状。胸部背面呈十字形裂开，裂口向内卷曲，脊背左右具小翅 2 对；腹面有足 3 对，被黄棕色细毛，腹部钝圆，共 9 节。体轻，中空，易碎。气微，味淡。主含甲壳质，异黄蝶呤（isoxanthopterin）和赤蝶呤（erythropterin）等蝶呤类色素，角蛋白，多种氨基酸，有机酸及酚类化合物。本品性寒，味甘。散风除热，利咽，透疹，明目退翳，解痉。用于风热感冒，咽痛音哑，麻疹不透，风疹瘙痒，目赤翳障，惊风抽搐，破伤风。用量 3～6g。

鸡内金　Galli Gigerii Endothelium Corneum

本品为雉科动物家鸡（*Gallus gallus domesticus* Brisson）的干燥沙囊内壁。全国均产。呈不规则卷片，厚约 2mm。表面黄色、黄绿色或黄褐色，薄而半透明，具明显的条状皱纹。质脆，易碎，断面角质样，有光泽。气微腥，味微苦。主含胃激素（ventriculin）、角蛋白（keratin）、微量胃蛋白酶、淀粉酶及谷氨酸、精氨酸、天门冬氨酸等 18 种氨基酸，以及维生素 B_1、B_2 和多种微量元素。本品性平，味甘；能健胃消食，涩精止遗，通淋化石。用于食积不消，呕吐泻痢，小儿疳积，遗尿，遗精，石淋涩痛，胆胀胁痛。用量 3～10g。

穿山甲 Manis Squama

本品为鲮鲤科动物穿山甲（*Manis pentadactyla* Linnaeus）的鳞甲。产于长江流域及其以南各省，广西产者质量最好。动物穿山甲为国家二级重点保护野生动物，属濒危等级物种，国际贸易受到严格控制。本品呈扇面形、三角形、菱形或盾形的扁平片状或半折合状，中间较厚，边缘较薄，大小不一，长宽各为 0.7～5cm。外表面黑褐色或黄褐色，有光泽，宽端有数十条排列整齐的纵纹及数条横线纹；窄端光滑。内表面色较浅，中部有一条明显突起的弓形横向棱线，其下方有数条与棱线相平行的细纹。角质，半透明，坚韧而有弹性，不易折断。气微腥，味淡。鳞甲中含大量角蛋白，多种氨基酸，硬脂酸、胆甾醇、脂肪族酰胺、二肽等成分。本品性微寒，味咸。活血消癥，通经下乳，消肿排脓，搜风通络。用于经闭癥瘕，乳汁不通，痈肿疮毒，风湿痹痛，中风瘫痪，麻木拘挛。用量 5～10g，一般炮制后用。孕妇慎用。

珍珠 Margarita

本品为珍珠贝科动物马氏珍珠贝［*Pteria martensii*（Dunker）］或蚌科动物三角帆蚌［*Hyriopsis cumingii*（Lea）］、褶纹冠蚌［*Cristaria plicata*（Leach）］等双壳类动物受刺激而形成的珍珠。海水珍珠主产于广东、广西、台湾等省区；淡珍珠主产于黑龙江、安徽、江苏及上海等省市。呈类球形、卵圆形、长圆形或棒形，直径 1.5～8mm。表面类白色、浅粉红色、浅黄绿色或浅蓝色，半透明，平滑或微有凹凸，具特有的彩色光泽。质地坚硬，破碎面可见层纹。气微，味淡。本品磨片在显微镜下可见同心性环状层纹。多数磨片在暗视野中可见珍珠特有的七色彩光——"珍珠虹光环"。粉末类白色，呈不规则碎块，半透明，具彩虹样光泽。表面现颗粒性，断面呈薄层重叠状，可见致密的成层线条或极细密的微波状纹理。主含碳酸钙（94%～95%），尚有壳角蛋白（3.83%～4%，水解得 17 种以上氨基酸），多种无机元素（Mg、Mn、Sr、Cu、Al、Na、Zn）。置紫外线灯（365nm）下观察，显浅蓝紫色（天然珍珠）或亮黄绿色（养殖珍珠）荧光，通常环周部分较明亮。本品性寒，味甘、咸。安神定惊，明目消翳，解毒生肌，润肤祛斑。用于治疗惊悸失眠，惊风癫痫，目生云翳，疮疡不敛等病症。用量 0.1～0.3g。

阿胶 Asini Corii Colla

本品为马科动物驴（*Equus asinus* L.）的干燥皮或鲜皮经煎煮、浓缩制成的固体胶。主产山东东阿、平阴及浙江杭州，河南、江苏、河北等地亦产。本品呈长方形块、方形块或丁状。棕色至黑褐色，有光泽。质硬而脆，断面光亮，碎片对光照视呈棕色半透明。气微，味微甘。阿胶是一类明胶蛋白，水解可产生多种氨基酸，并含有钾、钠、钙、镁、铁、铜、铝、锰、锌等 20 多种元素。本品味甘，性平。能补血滋阴，润燥，止血。用于血虚萎黄，眩晕心悸，肌痿无力，心烦不眠，虚风内动，肺燥咳嗽，劳嗽咯血，吐血尿血，便血崩漏，妊娠胎漏。用量 3～9g。烊化兑服。

蟾酥　　Bufonis Venenum

　　本品为蟾蜍科动物中华大蟾蜍（*Bufo bufo gargarizans* Cantor）或黑眶蟾蜍（*B. melanostictus* Schneider）的干燥分泌物。主产于河北、山东、江苏、浙江等地。呈扁圆形团块状或片状。棕褐色或红棕色。团块状者称团蟾酥，质坚硬，不易折断，断面棕褐色，角质状，微有光泽；片状者称片蟾酥，质脆易碎，断面红棕色，半透明。气微腥，味初甜而后有持久的麻辣感，粉末嗅之作嚏。断面沾水，即呈乳白色隆起。粉末淡棕色，甘油水装片观察，呈半透明或淡黄色不规则形碎块，并附有砂粒状固体。浓硫酸装片观察，显橙黄色或橙红色透明的类圆形小块，碎块四周逐渐缩小，表面显龟裂状纹理，稍久置渐溶解消失。主含脂蟾毒内酯、华蟾酥毒基、蟾毒灵、羟基华蟾毒内酯、蟾毒内酯等蟾毒内酯类（bufogenins）化合物，以及蟾酥碱（bufotenine）、蟾酥甲碱（bufotenidine）、去氢蟾酥碱等吲哚类生物碱和甾醇类、肾上腺素及多种氨基酸。本品性温，味辛；有毒。解毒，止痛，开窍醒神。用于治疗痈疽疔疮、咽喉肿痛、中暑神昏、腹痛吐泻等。用量 0.015～0.03g，多入丸散用。外用适量。孕妇慎用。

金钱白花蛇　　Bungarus Parvus

　　本品为眼镜蛇科动物银环蛇（*Bungarus multicinctus* Blyth）的幼蛇干燥体。主产于广东、广西、广东、江西等省。呈圆盘状，头盘在中间，尾细，常纳于口内。盘径 3～6cm，蛇体直径 0.2～0.4cm。口腔内上颌骨前端有毒沟牙 1 对，鼻间鳞 2 片，无颊鳞，上下唇鳞通常各为 7 片。背部黑色或灰黑色，有白色环纹 45～58 个，黑白相间，白环纹在背部宽 1～2 行鳞片，向腹面渐增宽，黑环纹宽 3～5 行鳞片，背正中明显突起一条脊棱，脊鳞扩大呈六角形，背鳞细密，通身 15 行，尾下鳞单行。气微腥，味微咸。背鳞用水装置，观察外表面：鳞片无色或呈黄白色，具众多细密纵直条纹，间距 1.1～1.7μm，沿鳞片基部至先端方向径向排列。此为本品粉末鉴定的重要依据。背鳞横切面观：内、外表皮均较平直，真皮不向外方突出，真皮中色素较少。主含蛋白质、脂肪及鸟嘌呤核苷；头部毒腺中含多种酶，如三磷腺苷酶、磷脂酶等，另含 α-环蛇毒（α-bungarotoxin）、β-环蛇毒、γ-环蛇毒及神经生长因子（nerve growth factor）。本品性温，味甘、咸；有毒。祛风，活络，止痉。用于风湿顽痹，麻木拘挛，中风口歪，半身不遂，抽搐痉挛，破伤风症等。用量 2～5g。研粉吞服 1～1.5g。

第十八章

矿物类生药

第一节　矿物类生药概述

矿物类生药是以无机化合物为主要成分的一类重要药物，包括可供药用的天然矿物（如朱砂、炉甘石、自然铜等）、矿物加工品（如轻粉、芒硝等）及动物或动物骨骼的化石（如龙骨、石燕等）。

在常用的植物药和动物药中，多以有机化合物为主要活性物质，其中无机化合物常被忽视，近年来的研究发现，矿物类药物的利用与人类防治疾病有着密切关系。一些无机盐类有重要的生理功能：构成骨骼、牙齿（如 Ca^{2+}、Mg^{2+}、Na^+、PO_4^{3-}、CO_3^{2-} 等）；调节组织与体液间的正常渗透压和酸碱平衡（如 K^+、Na^+、HPO_4^{2-}、Cl^- 等）；人在生命活动中，具有一定的生物电、生物光、生物磁场等现象，而矿物药温度性、磁性、压电性、放射性、光敏性、吸附性、吸油性、导电性、绝缘性、离子交换、酸碱性等方面可能显示出某种（或某几种）特性，并在调节人体功能上起着重要作用。通过矿物组构对人体的生物化学、生物物理效应产生深刻而微妙的影响。例如，自然铜（主成分 FeS_2）中的铁可以组成人体中的铁硫蛋白，参加体细胞线粒体的氧化体系；FeS_2 晶体结构利于自由电子游动可促进活血化瘀、接骨续筋，效果甚好。

矿物作为药物、与植物药、动物药一样，在我国医学史上有着悠久的历史。我国现存最早的医书《五十二病方》记载矿物药 20 种。《神农本草经》载药 365 种，药用矿物 46 种，《本草纲目》载药 1892 种，所记载的矿物药 161 种，并将药用矿物分为金、玉、石、卤等四类。现代临床和药理研究证实，矿物类生药具有多方面的医疗作用，其中镁（Mg）、钾（K）、钠（Na）等盐类矿物药作为泻下、利尿药；用硫（S）、砷（As）、汞（Hg）等成分的化合物治疗梅毒及疥癣等；用含铜（Cu）、铁（Fe）、钙（Ca）、磷（P）、锰（Mn）等成分的矿物药作为滋养性和兴奋性强壮药；用铝（Al）、铅（Pb）、锌（Zn）等盐类矿物药作为收敛药；用砒霜（As_2O_3）治疗白血病、肝癌、胃癌、结肠癌、淋巴瘤等多种癌症。

因矿物药中常含有重金属，从安全性角度考虑，其临床使用范围有缩小的趋势。但近年来，随着对矿物药毒性的深入研究，如对雄黄等砷类化合物中不同价态砷的毒性差异分析，对朱砂等含汞化合物中不同形态的汞的毒性效应和生物有效性比较，矿物药的毒效关系将被逐渐提示，这将为临床安全、合理用药提供依据。而随着纳米技术等现代技术的引入，必将为矿物药的应用带来新的机遇。

一、矿物类生药的鉴定

我国矿物生药资源极其丰富，研究和利用矿物类生药，也是药学工作者的重要任务之一。矿物类生药的常用鉴定方法以性状鉴定、显微鉴定和理化鉴定三种为主，尤以性状鉴定和理化鉴定最为常用。

（一）性状鉴定

根据矿物的一般性质进行鉴定，除用外形、颜色、质地、气味等检查外，还应注意其硬度、条痕、透明度等的检查。

（二）显微鉴定

对外形无明显特征或细小颗粒状，特别是粉末状的矿物生药，可用显微镜对其形状、透明度和颜色等进行观察鉴定，如朱砂的粉末。在矿物药的研究中，常使用透射偏光显微镜和反射偏光显微镜进行观察，前者主要用于研究透明的非金属矿物的晶形、解理和化学性质，如折射率、双折射率等；后者对不透明与半透明的矿物进行形态、光学性质和测试某些必要的物理常数。偏光显微镜下观察鉴定矿物药，必须利用薄片和碎屑来进行。用碎屑时将药材的细小颗粒置于载玻片上，盖好盖玻片，并且往载玻片与盖玻片之间滴入水或浸油，即可观察其有关光学性质。

（三）理化鉴定

对外形和粉末无明显特征的生药或剧毒的生药，利用物理和化学分析方法，对其所含主要化学成分进行定性和定量分析，鉴定矿物类生药品质的优良度尤为重要，如信石、玄明粉等。

（四）含量测定

对于矿物药的某些主要成分，仍多采用经典的化学分析方法，如用二甲酚橙法测定白矾中含水硫酸铝钾的含量；用氯化亚锡-三氯化钛-重铬酸钾测定自然铜中全铁的含量；用动物凝胶重量法测定海浮石中氧化硅的含量等。

随着现代科学技术的迅速发展，国内外对矿物药的鉴定采用了许多新技术。如用X线衍射法分析龙骨的成分；用X线衍射、差热分析和X线荧光分析滑石的成分；用固体荧光法和比色法测定龙骨中放射性元素铀的含量等。光谱分析包括发射光谱和吸收光谱，其中最常用的是使用粉末样品的原子发射光谱分析。根据其谱线位置的不同，可进行存在何种元素的定性分析，根据谱线的强度，可进行对应元素的半定量或定量分析。

针对矿物药化学成分的现代研究主要集中在主成分的含量测定方法以及微量元素的

种类及其测定方法上。例如，朱砂主要化学成分为 HgS，可采用的测定方法有硫氰酸铵法、铜试剂容量法、硫化汞重量法、双硫腙比色法、选择性离子电极法、重悬浮液分离法等。通过对比研究发现，硫氰酸铵法方法简单，准确度高，重现性好，因此《中国药典》收录此为法定测定方法。其所含微量元素则可采用电感耦合等离子体发射光谱法或原子发射光谱法进行测定。

二、矿物类生药的分类

矿物在矿物学上的分类，通常是以阴离子为依据而进行分类，即氧化物类（磁铁矿、赤铁矿、砷化矿等）、硫化物类（雄黄、辰砂、黄铁矿等），卤化物类（大青盐等），硫酸盐类（石膏、明矾、芒硝等）、碳酸盐类（菱锌矿、钟乳石等），硅酸盐类（滑石等）。

矿物类生药从现代药学的观点来看，阳离子通常对药效起重要的作用，故也可以矿物中的主要阳离子为依据进行分类。现将常见的矿物生药按此分类如下。

（1）钠化合物类　　芒硝（$NaSO_4 \cdot 10H_2O$）、硼砂（$Na_2B_4O_7 \cdot 10H_2O$）、大青盐（$NaCl$）等。

（2）钙化合物类　　石膏（$CaSO_4 \cdot 2H_2O$）、寒水石（$CaCO_3$）、龙骨 [$CaCO_3$，$Ca_3(PO_4)_2$ 等]、鹅管石（$CaCO_3$）、紫石英（CaF_2）等。

（3）钾化合物类　　硝石（KNO_3）等。

（4）汞化合物类　　朱砂（HgS）、轻粉（Hg_2Cl_2）、红粉（HgO）等。

（5）铜化合物类　　胆矾（$CuSO_4 \cdot 5H_2O$）、铜绿 [$Cu_2(OH)_2CO_3$] 等。

（6）锌化合物类　　炉甘石（$ZnCO_3$）等。

（7）铁化合物类　　赭石（Fe_2O_3）、磁石（Fe_3O_4）、自然铜（FeS_2）等。

（8）铅化合物类　　密陀僧（PbO）、铅丹（Pb_3O_4）等。

（9）铝化合物类　　明矾 [$KAl(SO_4)_2 \cdot 12H_2O$]、赤石脂 [$Al_4(Si_4O_{10})(OH)_8 \cdot 4H_2O$] 等。

（10）砷化合物类　　雄黄（As_2S_2）、雌黄（As_2S_3）、信石（As_2O_3）等。

（11）硅化合物类　　白石英（SiO_2）、玛瑙（SiO_2）、浮石（SiO_2）等。

（12）其他类　　琥珀（$C_{10}H_{16}O$）、硫磺（S）等。

第二节　常见矿物类生药

*朱砂　Cinnabaris

（英）Cinnabar

【基源】　本品为硫化物类矿物辰砂族辰砂，亦有人工合成品。

【采制】　天然朱砂自辰砂矿中选取，采挖后选取纯净者，用磁铁吸净含铁的杂质，再用水淘去杂石和泥沙。

【产地】　主产于贵州、湖南、重庆、广西，云南亦产。天然朱砂以湖南辰州（今沅陵）所产为佳，故有"辰砂"之称。

【性状】　本品为粒状或块状集合体，呈颗粒状、片状或块状。鲜红色或暗红色，有的表面有铅灰色或青色。具金刚光泽，不透明或半透明。条痕红色至褐红色，具光泽。体重，质脆，硬度 2～2.5，密度 8.09～8.20。气微，味淡。其中呈细小颗粒或粉末状，色红明亮，触之不染手者，习称"朱宝砂"；呈不规则板片状、斜方形或长条形，大小厚薄不一，边缘不整齐，色红而鲜艳，光亮如镜面而微透明，质较松脆者，习称"镜面砂"；块较大、方圆形或多角形，颜色发暗或呈灰褐色，质重而坚，不易碎者，习称"豆瓣砂"（图 18-1）。

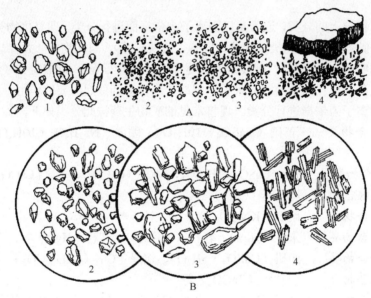

图 18-1　朱砂药材和放大图

A. 朱砂药材图；B. 解剖镜下放大图
1. 豆瓣砂；2. 珠宝砂；3. 镜面砂；4. 灵砂（人工合成）

【显微特征】　反射偏光镜下，反射光为蓝灰色，内反射为鲜红色，偏光性显著，偏光色常被反射掩盖，反射率 27%（伏黄）。透射偏光镜下为红色，透明，平行消光，干涉色鲜红色，一轴晶，正光性。折射率：N_o=2.913，N_e=3.272；双折射率较高，N_e-N_o=0.359。

【化学成分】　天然品主含硫化汞 HgS，但常混有雄黄、磷灰石、沥青等杂质。尚含少量锌、锑、镁、铁、磷、硅等元素；常含微量砷及硒等无机元素。人工制品较纯，一般含 HgS 量可达 99.9%以上。

【理化鉴定】

1）本品粉末用盐酸湿润后，在光洁的铜片上摩擦，铜片表面显银白色光泽，加热烘烤后，银白色消失。

原理：$HgS + 2HCl \longrightarrow HgCl_2 + H_2S$
（黑色）
$\xrightarrow[\text{加热}]{\text{升华}}$ HgS（紫红色）
$\xrightarrow{Cu} CuCl_2 + Hg$（银白色）

2）取粉末 2g，加盐酸-硝酸（3∶1）的混合液 2ml 使溶解，蒸干，加水 2ml 使溶解，滤过，滤液显汞盐及硫酸盐的反应。

3）朱砂与人工制品的 X 线衍射表明，两者的特征衍射线的峰位和强度相同。

【含量测定】　2010 年版《中国药典》规定，采用滴定法测定，本品含硫化汞（HgS）不得少于 96.0%，且规定需检查含铁量；饮片朱砂粉含硫化汞（HgS）不得少于 98.0%，另需检查可溶性汞盐。

【药理作用】　有镇静、催眠、抗惊厥作用。外用能抑杀皮肤细菌及寄生虫。

【功效】　性微寒，味甘。清心镇惊，安神，明目，解毒。用于心悸易惊、失眠多梦、癫痫发狂、小儿惊风、视物昏花、口疮、喉痹、疮痈肿毒。用量 0.1～0.5g，多入丸散服。本品有毒，不宜大量服用，也不宜少量久服，孕妇及肝肾功能不全者禁用。急性中毒（如直接加热形成汞蒸气经呼吸道吸收或煎煮内服由胃肠道大量吸收所致）主要表现为急性胃肠炎和肾脏损害的症状，表现恶心、呕吐、腹痛、腹泻，严重则出现脓血便、少尿、无尿，甚至昏迷、死亡。慢性中毒者（长期内服所致）表现有口腔黏膜损伤（口腔金属味、口腔黏膜溃疡、牙龈炎）、胃肠炎（腹痛、腹泻、呕吐血样物）、神经损害（视物模糊、精神紊乱）、肾功能损害（少尿无尿，甚至肾衰竭）等。急性中毒者，可以用活性炭洗胃，另外可采用二巯丙醇油剂或二巯基丙磺酸钠肌内注射，还可采用青霉胺口服。服汤剂时忌水煎煮，宜用药汤或开水冲服，忌火烘火煅，忌与铝器接触。

【附注】　朱砂合成方法：取适量汞置反应釜内，加水 1.3～1.5 倍量（质量比），硝酸（密度 1.4），任其自然反应，至无汞后，加 1 倍量水稀释，搅拌的同时逐渐加入按汞量计算 1.21 倍量的含结晶水硫酸钠（化学纯）或 0.7～0.8 倍量硫化钠水溶液至反应完全生成黑色硫化汞，反应结束时，溶液 pH 控制在 9 以下。黑色硫化汞用倾斜法反复洗涤 3～4 次，布袋滤过，滤液烘干，加入 4%量的升华硫，混匀后，加热升华，即得紫红色的块状朱砂，其反应式如下：

$$Hg + 4HNO_3 \longrightarrow Hg(NO_3)_2 + 2NO_2\uparrow + 2H_2O$$

$$3Hg + 8HNO_3 \longrightarrow 3Hg(NO_3)_2 + 2NO\uparrow + 4H_2O$$

$$Hg(NO_3)_2 + Na_2S \longrightarrow HgS\downarrow + 2NaNO_3$$

$$HgS \xrightarrow[\text{加热}]{\text{升华}} HgS(\text{紫红色})$$

石膏　Gypsum Fibrosum

本品为硫酸盐类矿物石膏族石膏。主要由化学沉积作用形成，常产于海湾盐湖和内陆湖泊中形成的沉积岩中。主产于甘肃、湖北、四川、安徽等地，以湖北应城及安徽凤阳产者最有名，销全国。为纤维状集合体，呈长方块、板块状或不规则块状。白色、灰白色、淡红色或淡黄色，有的半透明。条痕白色。体重质软，硬度 1.5～2.0，密度 2.5，纵断面具有绢丝样的光泽。有土腥气，味淡。加热至 108℃时失去部分结晶水变成熟石膏。主含含水硫酸钙（$CaSO_4 \cdot 2H_2O$），常夹有有机物、硫化物等，并含少量铝、硅、镁、铁及微量锶、钡等元素。2010 年版《中国药典》规定，采用滴定法测定，本品含含水硫酸钙（$CaSO_4 \cdot 2H_2O$）不得少于 95.0%。尚需检查重金属和砷盐。本品性大寒，味甘、辛。清热泻火，除烦止渴。用于外感热病，高热烦渴，肺热喘咳，胃火亢盛、头痛、牙痛；用量 15～60g，先煎。煅石膏为石膏的炮制品，可收敛，生肌，敛疮，止血。外治溃疡不敛，湿疹瘙痒、水火烫伤、外伤止血。外用适量，研末撒敷患处，大多用制石膏绷带。

雄黄　Realgar

本品为硫化物类矿物雄黄族雄黄。主见于低温热液、火山热液矿床中，常与雌黄共生，也与辉锑矿、辰砂共生。主产于湖南、湖北、贵州、甘肃、云南及四川等地，本品在矿中质软如泥，遇空气后变硬，为块状或粒状集合体，呈不规则块状或粉状。深红色或橙红色，条痕淡橘红色，表面常富有橙黄色粉末；晶体为柱状，晶面具金刚石样光泽；体较重，质脆，硬度 1.5～2.0，密度 3.4～3.6；易碎，断面红色，具树脂样光泽。微有特异的臭气，味淡。精矿粉为粉末状或粉末集合体，质松脆，手捏即成粉，橙黄色，无光泽。本品燃烧易熔融成红紫色液体，并产生黄白色烟和强烈的蒜臭气。主含二硫化二砷（As_2S_2），尚含少量铝、铁、钙、镁、硅等元素。2010 年版《中国药典》规定，采用滴定法测定，本品含砷量以二硫化二砷（As_2S_2）计不得少于 90.0%，并做三氧化二砷（As_2O_3）限量检查。本品性温，味辛。解毒杀虫、燥湿祛痰，截疟。用于痈肿疔疮、蛇虫咬伤、虫积腹痛、惊痫、疟疾。用量 0.05～0.1g，入丸散用，外用适量，熏涂患处。本品有毒，可经呼吸道、消化道或皮肤进入人体，对血液系统、神经系统、肝、皮肤等都有损伤，还可诱发肿瘤。二硫化二砷遇热易分解，生成有剧毒的三氧化二砷，且煎炒时间越长，含砷量（可溶性砷）越高。大剂量易发生急性砷中毒，小剂量长期应用，也可导致慢性砷中毒或蓄积性中毒，内服宜慎，不可久用。孕妇禁用。密闭保存。体外试验对化脓性球菌、肠道致病菌、结核杆菌及常见致病性皮肤真菌有抑制作用。

　　【附注】　雌黄：与雄黄共生，形状相似，呈柠檬黄色，条痕鲜黄色。主含三硫化二砷（As_2S_3）。功用与雄黄类同。古方中，雌黄多内服，雄黄多外用。

炉甘石　Galamina

本品为碳酸盐类矿物方解石族菱锌矿。产于广西、四川、云南、湖南、辽宁、山西、河北等地。为块状或钟乳体状集合体，呈不规则块状，白色、灰白色或淡红色，条痕白色。表面粉性，无光泽，凸凹不平，多孔，似蜂窝状。体轻，易碎，硬度 5，密度 4.1～4.5。气微，味微涩。主要成分为碳酸锌（$ZnCO_3$），另含铁、钴、锰等碳酸盐以及微量的镉、铟等离子；煅烧后碳酸锌分解成氧化锌。2010 年版《中国药典》规定，采用滴定法，本品按干燥品计算含氧化锌（ZnO）不得少于 40.0%。本品性平，味甘，具有解毒明目退翳，收湿止痒敛疮之功效。用于目赤肿痛，睑弦赤烂，翳膜遮睛，胬肉攀睛，溃疡不敛，脓水淋漓，湿疮瘙痒。外用适量。炉甘石洗剂用于治疗皮炎和湿疹。

浮石 Pumice Stone

本品为胞孔科动物脊突苔虫（*Costazia aculeate* Canu et Bassler）、瘤苔虫（*Costazia costazii* Audouin）的骨骼，或火山喷出的岩浆凝固形成的多孔状石块。前者为海浮石，产于浙江、福建、广东沿海；后者为浮石，主产于辽宁、山东、福建、广东沿海。为呈稀松似海绵状的卵形不规则块体，直径 2～7cm，有的可达 20cm。表面粗糙，灰白色或灰黄色，有多数大小不等的细孔。体轻，质硬而松脆，易砸碎，断面有小孔，常有玻璃或绢丝样光泽。气微，味淡。脊突苔虫的骨骼主含碳酸钙（$CaCO_3$），并含有少量的镁、铁等；火山喷出的岩浆凝固形成的多孔状石块，主含二氧化硅（SiO_2），并含有钙、钠、铁、铝、镁、锌、钛、磷等元素。本品性寒，味咸。海浮石有清肺化痰、软坚散结、通淋的功效；用于肺热咳嗽，痰稠，瘰疬。浮石有清肺化痰、软坚散结的功效；用于痰热壅肺，咳喘痰稠难咯，小便淋沥涩痛，瘿瘤瘰疬。两者均为较常用中药，虽皆有清肺、化痰软坚散结的功效，但来源不同，成分有别，临床应用各有所长。

芒硝 Natrii Sulfas

本品为硫酸盐类矿物芒硝族芒硝经加工精制而成的结晶体。秋冬取天然产不纯芒硝（土硝）加水溶解，滤过，取滤液浓缩，放冷后析出结晶，称为"皮硝"或"毛硝"，有的加萝卜片共煮，滤液放冷，析出结晶，晾干。全国沿海各产盐区，山东、江苏、安徽盐碱地带以及四川、内蒙古、新疆内陆盐湖均有产。本品呈棱柱状、长方形或不规则块状及粒状结晶，两端不整齐，大小不一。无色透明或类白色半透明，暴露空气中则表面渐风化而覆盖一层白色粉末（无水硫酸钠，Na_2SO_4）。主含十水硫酸钠（$Na_2SO_4 \cdot 10H_2O$）。2010 年版《中国药典》规定，采用沉淀法，本品按干燥品计算含硫酸钠（Na_2SO_4）不得少于 99.0%。本品性寒，味苦、咸。泻热通便、润燥软坚、清火消肿。用于实热积滞，腹满胀痛，大便燥结，肠痈肿痛；外治乳痈，痔疮肿痛。用量 6～12g。一般不入煎剂，待汤剂煎得后，溶入汤液中服用。外用适量。孕妇慎用。不宜与硫黄、三棱同用。

【附注】 玄明粉：玄明粉为芒硝经风化干燥制得。为白色粉末，气微，味咸，有引湿性。主含硫酸钠（Na_2SO_4）。功效与芒硝类同，用量 3～9g，溶入煎好的汤液中服用。外用适量，治咽喉肿痛，口舌生疮，牙龈肿痛，目赤，痈肿，丹毒。

信石 Arsenicum

信石又名砒石，为氧化物类矿物砷华矿石或由雄黄、毒砂（硫砷铁矿，FeAsS）等矿物经加工制得。主产于江西、湖南、广东及贵州等地。有红信石和白信石两种，但白信石极少见，药用以红信石为主。红信石呈不规则块状，淡黄色、淡红色或红、黄色相间，略透明或不透明，质较脆、断面凸凹不平或呈层状，稍加热有蒜臭气和硫磺臭气。

白信石无色或白色，有的透明，毒性较红信石剧烈。主含三氧化二砷（As_2O_3），常含硫、铁等杂质，故呈红色，尚含少量的锡、铁、锑、钙等元素；本品闭口管中加热，产生白色升华物（纯品 137℃升华）；水溶液为弱酸性，通硫化氢后产生三硫化二砷（As_2S_3）黄色沉淀。本品性大热，味辛、酸，有大毒。祛痰平喘，用于寒痰哮喘、疟疾。用量 1～3mg，多入丸散，不可持续久服，孕妇禁用。外用能杀虫，蚀疮去腐，用于溃疡腐肉不脱、疥癣、瘰疬、牙疳、痔疮等。外用适量，研末撒，调敷或入膏药中贴之，不宜过多，以防局部吸收中毒。

　　【附注】　砒霜：为信石升华精制而成的三氧化二砷（As_2O_3）。为白色粉末。功效与信石同。砒霜的毒性很强，进入人体后，砷化物能破坏某些呼吸细胞酶，使组织细胞不能获得氧气而死亡。能强烈地刺激胃肠道黏膜，使黏膜溃烂、出血，还可损伤心肌、肝、肾，发生中毒性心肌病、中毒性肝炎和急性肾衰竭。研究表明砒霜及其制剂对白血病及晚期肝癌等有一定的疗效，具有抑瘤和生命延长作用，并已用于临床。

重点植物图

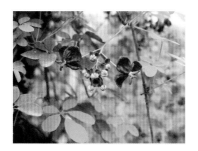

图 1　白木通［*Akebia trifoliata*（Thunb.）Koidz.var. *Australis*（Diels）Rehd.］

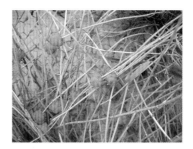

图 2　草麻黄（*Ephedra sinica* Stapf.）

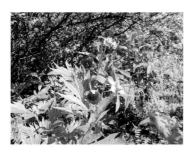

图 3　川赤芍（*Paeonia veitchii* Lynch.）

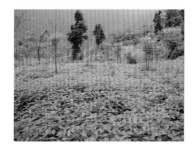

图 4　川牛膝（*Cyathula officinalis* Kuan.）

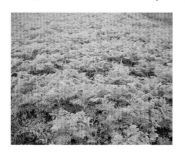

图 5　川芎（*Ligusticum chuanxiong* Hort.）

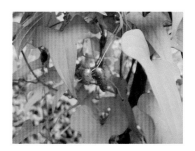

图 6　穿龙薯蓣（*Dioscorea nipponica* Makino.）

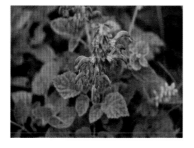

图 7　丹参（*Salvia miltiorrhiza* Bge.）

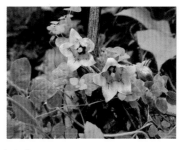

图 8　党参［*Codonopsis pilosula*（Franch.）Nannf.］

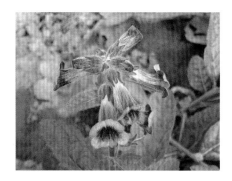

图 9　地黄（*Rehmannia glutinosa* Libosch.）

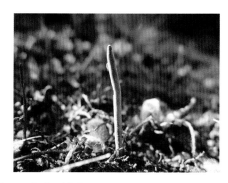

图 10　冬虫夏草［*Cordyceps sinensis*（Berk）Sacc.］

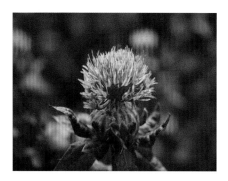

图 11　红花（*Carthamus tinctorius* L.）

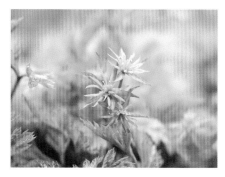

图 12　黄连（*Coptis chinensis* Franch.）

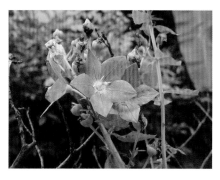

图 13　桔梗［*Platycodon grandiflorum*（Jacq.）A. DC.］

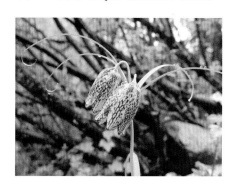

图 14　卷叶贝母（*Fritillaria cirrhosa* D. Don）

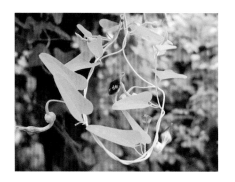

图 15　马兜铃（*Aristolochia debilis* Sieb. et Zucc.）

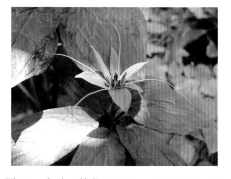

图 16　七叶一枝花（*Paris polyphylla* Sm.）

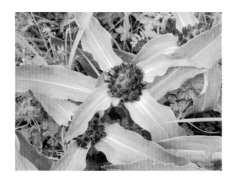

图 17　秦艽（*Gentiana macrophylla* Pall.）

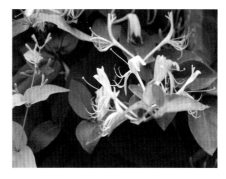

图 18　忍冬（*Lonicera japonica* Thunb.）

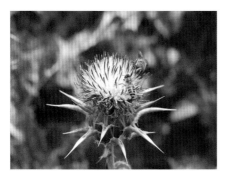

图 19　水飞蓟［*Silybum marianum*（L.）Gaertn.］

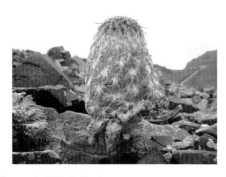

图 20　水母雪莲花（*Saussurea medusa* Maxim.）

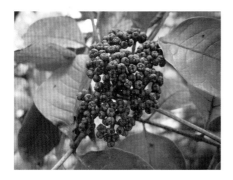

图 21　吴茱萸［*Evodia rutaecarpa*（Juss.）Benth.］

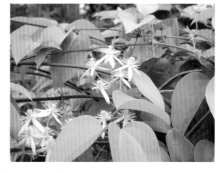

图 22　小木通（*Clematis armandi* Franch.）

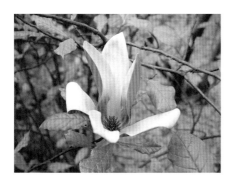

图 23　辛夷（*Magnolia biondii* Pamp.）

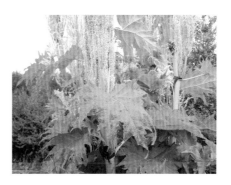

图 24　掌叶大黄（*Rheum palmatum* L.）

重点药材照片

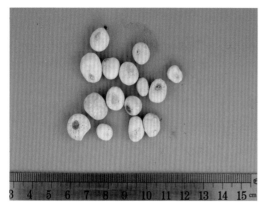

图 25　半夏

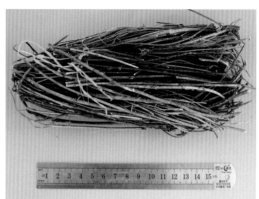

图 26　柴胡

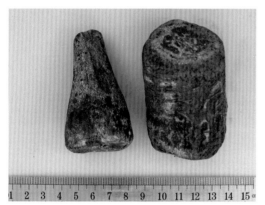

图 27　大黄

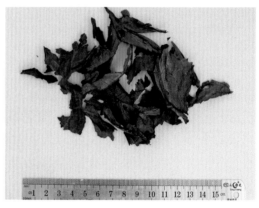

图 28　大青叶

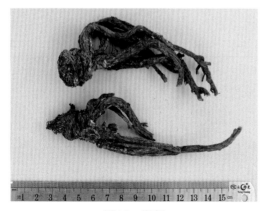

图 29　当归

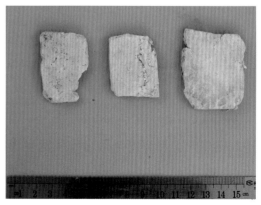

图 30　茯苓

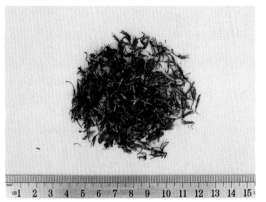

图 31　红花

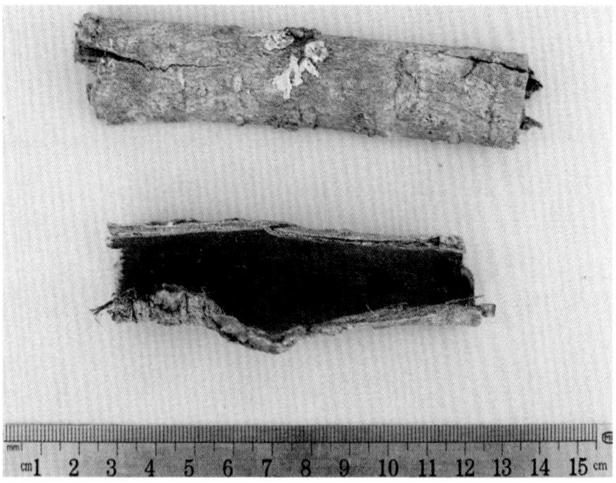

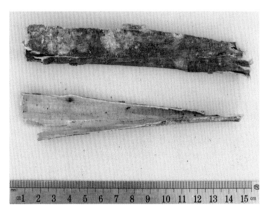

图 33　黄柏

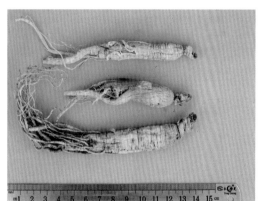

图 34　人参

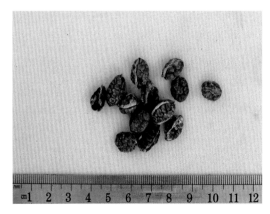

图 35　砂仁

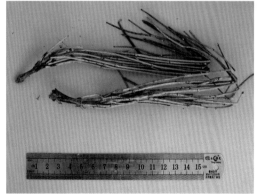

图 36　中麻黄

图 32　厚朴

药材显微特征图

一、显微组织图

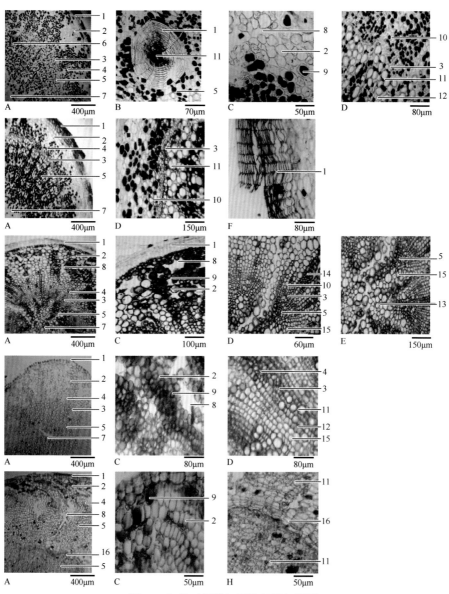

图 37　红景天根横切面的显微组织图

A. 狭叶红景天（*Rhodiola kirilowii*）；B. 云南红景天（*R. yunnanensis*）；C. 大花红景天（*R. crenulata*）；D. 长鞭红景天（*R. fastigata*）；E. 四裂红景天（*R. quadrifida*）

1. 木栓层；2. 皮层；3. 形成层；4. 韧皮部；5. 木质部；6. 管状韧皮组织；7. 髓；8. 裂隙；9. 异细胞；10. 韧皮薄壁细胞；11. 导管；12. 木薄壁细胞；13. 髓部薄壁细胞；14. 筛管群；15. 射线；16. 木间形成层

二、粉末特征图

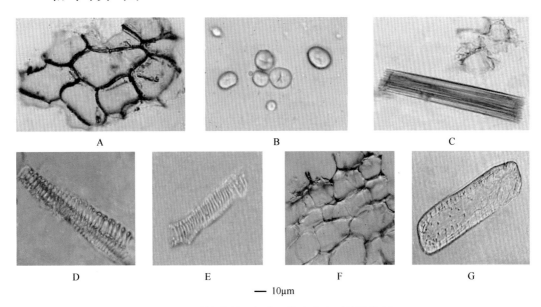

A   B   C

D   E   F   G

— 10μm

图 38　重楼药材（根茎）粉末的主要显微特征

A. 表皮细胞；B. 淀粉粒；C. 草酸钙针晶束；D. 镙纹导管；E. 网纹导管；F. 薄壁细胞；G. 增厚的木薄壁细胞

薄 层 图 谱

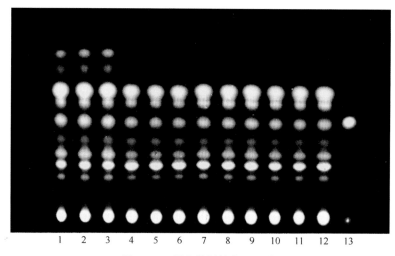

图 39　延胡索药材的薄层图谱

1～12. 延胡索；13. 延胡索乙素

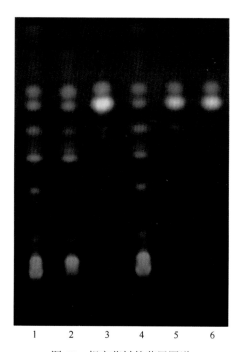

图 40　枳实药材的薄层图谱

1、2. 枳实（酸橙）；3. 枳实对照药材（甜橙）；4. 枳实对
照药材（酸橙）；5、6. 枳实（甜橙）

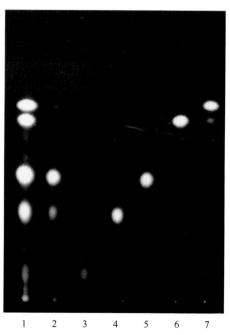

图 41　黄连、黄柏药材的薄层图谱

1. 黄连；2. 黄柏；3. 非洲防己碱+药根碱；4. 巴马汀；
5. 小檗碱；6. 表小檗碱；7. 黄连碱

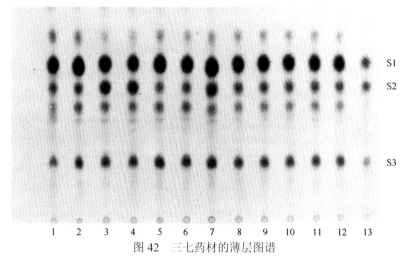

图 42　三七药材的薄层图谱

1~12. 三七；13. Rb1（S1）+R1（S2）+Rg1（S3）

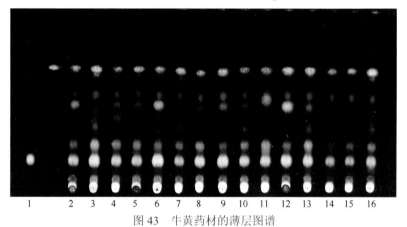

图 43　牛黄药材的薄层图谱

1. 去氧胆酸；2. 胆固醇；3~17. 牛黄药材

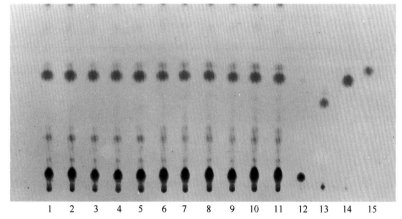

图 44　山豆根药材的薄层图谱

1~11. 山豆根；12. 氧化苦参碱；13. 槐定碱；14. 苦参碱；15. 槐果碱

*薄层图引自药典委员会《中华人民共和国药典中药薄层色谱彩色图集》

药材化学成分图谱

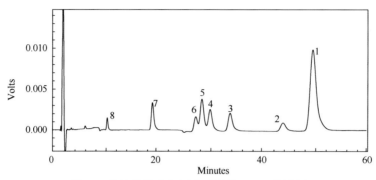

图 45　黄连化学成分标准对照品 HPLC 色谱图

1. 小檗碱（berberine）；2. 巴马汀（palmatine）；3. 黄连碱（coptisine）；4. 表小檗碱（epiberberine）；5. 药根碱（jatrorrhizine）；
6. 非洲防己碱（columbamine）；7. Groenlandicine；8. 木兰花碱（magnoflorine）

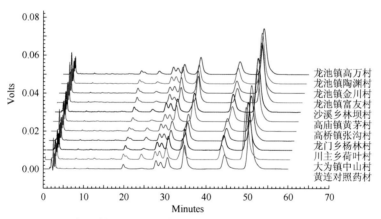

图 46　10 批次黄连与对照药材 HPLC 色谱图（四川峨眉山产区）

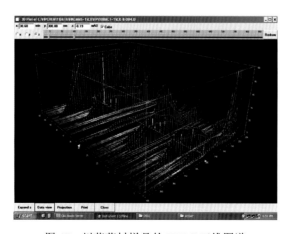

图 47　川芎药材样品的 HPLC 三维图谱

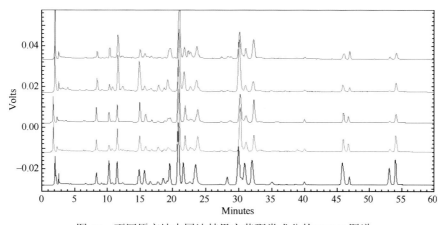

图 48　不同原产地中国沙棘果实黄酮类成分的 HPLC 图谱

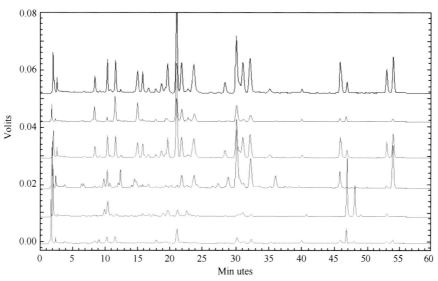

图 49　沙棘属不同种果实的 HPLC 图谱

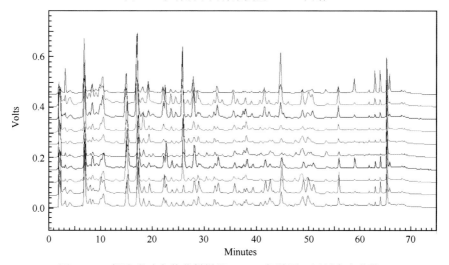

图 50　10 批次掌叶大黄药材样品 HPLC 色谱图（四川康定种植）

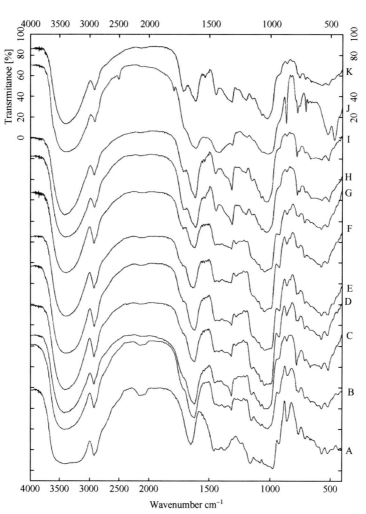

Sample: NO 1~11	Frequency Range: 4000.2B-399.256	Measured on: 2006/03/23
Technique: KBr压片	Resolut: 4	Instrument: VECTOR22	
Customer: Defauit	Zerofiling: 2	Acpuisiton: Double Sided,Fon	

图 51　10 批次芍药药材与对照的红外光谱图